AF300042

VRAI TRÉSOR DE LA SANTÉ

Paris. — Imprimerie de Cosse et J. Dumaine, rue Christine, 2.

LE
VRAI TRÉSOR DE LA SANTÉ

OU

DOCTRINE NOUVELLE

Sur l'Origine, la Nature, la Préservation et le Traitement

DES MALADIES CONTAGIEUSES

DE LA VICIATION DU SANG

DES AFFECTIONS DE LA PEAU

DES AFFECTIONS DES VOIES URINAIRES

et

DE LA DÉBILITÉ PRÉCOCE, ETC., ETC.

Ouvrage adressé aux Gens du Monde

PAR LE DOCTEUR

C. CROMMELINCK

Lauréat de l'Université Royale de Pavie ; Officier de l'Ordre équestre de San Marino ;
Chevalier de l'Ordre du Mérite de la Branche-Ernestine de Saxe ;
du Mérite civil de San Marino, etc., etc.

—

ONZIÈME ÉDITION
Avec 163 gravures intercalées dans le texte.

PRIX : 10 FRANCS

PARIS

CHEZ L'AUTEUR, 83 *bis*, RUE LAFAYETTE

—

1868

Tous droits réservés.

PRÉFACE.

Cet ouvrage est-il écrit avec la prétention de faire d'un chacun son propre médecin? Suffit-il de le lire pour en savoir autant qu'un praticien dont les cheveux ont blanchi au lit des malades?

Non pas !

Il me serait très-facile de prouver que depuis Hippocrate jusqu'à nos jours, la Médecine n'a fait que peu ou point de progrès.

Mais où en est la cause? Faut-il en accuser les médecins ou bien les difficultés de la science?

Ni celles-ci, ni ceux-là.

En général, les médecins sont gens très-instruits et qui rendent, chaque jour, d'immenses services, — trop souvent méconnus, hélas ! — à l'humanité souffrante ; d'autre part, les difficultés de la science sont plus apparentes que réelles.

La cause gît donc ailleurs ; malheureusement, là où elle se trouve, elle est plus difficile à vaincre que si elle dépendait des médecins ou de la science.

Qui ne me croira d'emblée lorsque j'aurai dit qu'elle gît dans l'ignorance et les préjugés populaires?

L'homme est le plus souvent, pour ne pas dire toujours, l'artisan de ses propres disgrâces. J'ai été consulté par des milliers d'individus atteints d'affections chroniques plus ou moins réputées incurables. Examen de conscience fait devant moi, la majorité des malades se trouvèrent forcés de me confesser que ce n'étaient ni les médecins ni les médicaments qu'il en fallait accuser, mais bel et bien eux-mêmes, c'est-à-dire leur négligence, leur ignorance ou leurs préjugés.

Faute de se connaître soi-même, de s'étudier un peu, l'homme commet chaque jour assez de fautes ou d'erreurs pour qu'on soit autorisé à supposer qu'il ait prémédité de se détruire ou au moins de s'empêcher de jouir des bienfaits de la vie.

Interrogez un homme du monde sur quoi que ce soit qui touche à ses intérêts pécuniaires, vous croirez avoir devant vous une encyclopédie vivante; il y aura en lui l'étoffe d'un ministre, d'un député pour le moins.

Parlez à cette même personne de sa santé, elle sera pétrie de préjugés ou vous fera preuve de la plus grossière ignorance. De peur de crotter ses bottes, on n'osera sortir à pied de chez soi par un jour de pluie, mais on prendra un verre d'eau glacée ayant le front ruisselant de sueur à la suite d'une course désordonnée. Tel savant criera à la potence contre les fanatiques, qui portera deux châtaignes dans la poche droite de son pantalon pour se préserver des hémorroïdes !

Je n'en finirais pas si je voulais examiner cette question en détail. Mais à mesure que chaque sujet, que je traiterai dans ce livre, se déroulera sous ma plume, de nombreux exemples de l'espèce viendront se placer d'eux-mêmes au-devant du lecteur.

INTRODUCTION.

Je pose en fait que les maladies des *voies urinaires* déciment l'espèce humaine ;

Elles constituent le ver rongeur de l'enfance et de l'adolescence ;

Elles épuisent les forces physiques et éteignent le feu de la jeunesse ; elles pervertissent ses facultés morales et abrutissent son intelligence ;

Elles ternissent toutes les facultés qui font la joie et l'orgueil de l'âge viril ;

Elles troublent fréquemment la paix entre époux ;

Elles conduisent quantité de victimes au suicide ;

En un mot, elles empoisonnent la vie, ou la détruisent prématurément.

Or l'ignorance et les préjugés, en tout ce qui concerne les *organes génito-urinaires*, sont les causes principales de ces déplorables accidents, ainsi que je le démontrerai dans le cours de cet ouvrage.

En conséquence, instruire les parents, les instituteurs et les jeunes gens des deux sexes sur les graves dangers auxquels les expose cette ignorance, ce sera, suivant moi, rendre un grand service à la société.

Deux importantes questions se présentent ici immédiatement à l'esprit du lecteur.

Premièrement, cette instruction est-elle possible chez celui qui ne se destine pas à la profession médicale ?

Secondement, en cas que cela soit possible, quel profit en retirera ce qu'on appelle vulgairement le commun des martyrs ?

Ces questions, simples et précises, font voir d'abord que je ne cherche pas à tourner les difficultés ni à faire concevoir des illusions. Je prends, comme on dit vulgairement, le taureau par les cornes, et chaque lecteur est appelé à se prononcer sur le mérite de mes prétentions.

Depuis 37 ans, j'ai pris à tâche de communiquer à mes concitoyens par la voie de la presse et de l'enseignement oral, le fruit de mon expérience. Dès le début de ma carrière d'auteur et de professeur, je portai particulièrement mon attention sur les méthodes d'enseignement. J'eus bientôt à me convaincre que le vice de ces méthodes dépassait toutes les bornes. C'était à faire douter de la raison humaine.

Je n'hésite pas à déclarer que si, en toutes choses à peu près, on réduisait logiquement l'enseignement à sa plus simple expression, non-seulement on rendrait les études beaucoup plus faciles, mais on en abrégerait la durée de plus de la moitié.

Aujourd'hui l'élève consacre une forte partie de son temps à s'inculquer des erreurs, et à apprendre difficilement des choses inutiles.

Ce qui domine particulièrement dans l'enseignement, tant oral qu'écrit, de l'*art de guérir*, c'est qu'on y consacre les plus belles années à enseigner ou à étudier des choses, — doctrines, théories, opinions, systèmes, procédés, etc., — qui sont passées à l'état d'erreur ; ce qui veut dire que l'on enseigne ce qui n'est pas ou n'est plus, en place et lieu de ce qui est !

Voulant abréger, je ne citerai qu'un seul fait, mais il sera péremptoire, et on en pourra dire : *ab uno disce omnes* (1).

En commençant l'enseignement de la physiologie (2), le professeur aborde l'étude de la digestion.

Je me rappelle encore, c'était en 1831, comme si c'était hier, tant j'en ai eu l'esprit péniblement frappé, que notre professeur, savant docteur s'il en fut jamais, mit deux mois, à raison de quatre leçons par semaine d'une heure et demie chacune, à nous expliquer le phénomène de la digestion stomacale (chymification).

Les trente premières leçons furent consacrées à expliquer très-longuement, mais très-savamment à coup sûr, ce que la digestion n'était pas et comment elle ne se faisait pas ! Il invoqua à cet effet les hypothèses émises par les auteurs dès la plus haute antiquité. Il nous mit sous les yeux, mais pour en démontrer l'erreur, tous les systèmes qui avaient tour à tour eu cours

---

(1) D'un seul vous les connaissez tous.
(2) Histoire des fonctions du corps humain.

dans le monde scientifique. «Gardez-vous bien de croire, s'écria-t-il, que la chymification soit un phénomène pareil à la macération d'une cerise dans l'eau-de-vie, car vous commettriez une grande erreur ! Ce n'est pas davantage une putréfaction, comme qui dirait un morceau de charogne qui se pourrit sur le fumier ! Ni la dissolution du sucre dans l'eau, ni la fermentation de la bière ne l'expliquent davantage ! L'illustre Spallanzani, finit-il par dire, éventra des chiens, leur prit le suc contenu dans l'estomac, le mêla avec des aliments qu'il (Spallanzani) avait eu le soin de mâcher lui-même, et les porta ensuite sous l'aisselle pendant des semaines, et malgré tout cela, il ne réussit pas encore à leur faire subir la modification que leur imprime l'estomac, c'est-à-dire à les convertir en chyme !»

Jugez, lecteurs, comme les pauvres élèves avaient l'esprit fatigué, ahuri, après ces longues et interminables discussions sur ce qu'on pouvait appeler à juste titre la recherche de la pierre philosophale !

Au bout de deux mois, le professeur nous fit un long et dernier discours qui fut pour nous un bien cruel désappointement, car il nous signifia, à dire d'expert, que l'on ne savait pas ce que c'était que la chymification ; que c'était un acte vital tout à fait particulier, *sui generis*, comme on dit en langage scolastique, et que nul autre que l'estomac ne pouvait l'accomplir !!!

Notons, en passant, que la chymification n'est que l'une des minimes phases de l'importante fonction de la digestion.

Ce n'est pas tout encore que l'enseignement de choses inutiles, de doctrines surannées, de systèmes condamnés et abandonnés depuis longtemps.

Le bon sens nous enseigne que pour procéder logiquement, il faut toujours passer du simple au composé, du connu à l'inconnu, des généralités aux détails.

Ouvrez le premier ouvrage élémentaire venu, dès les premières lignes, l'auteur parle de choses et d'autres dont l'élève n'aura que faire avant six mois. En médecine, par exemple, le professeur d'anatomie débute par l'étude des os (ostéologie). Dès son entrée en matière, il parle longuement des rapports que l'os qu'il a en main a avec les muscles, les tendons, les aponévroses, les nerfs, les artères, les veines, etc. etc., toutes choses dont l'élève entend prononcer le nom pour la première fois et qu'on ne lui apprendra à connaître que six mois ou un an plus tard! C'est donc par l'inconnu qu'on lui enseigne le connu, juste l'antipode de la logique.

Je voulus un jour me rendre compte d'un phénomène astronomique. Je connaissais en fait d'astronomie ce qu'en connaissent, en général, ceux qui n'ont pas dépassé le baccalauréat ès sciences, c'est-à-dire peu ou point. Je me procurai un traité dit élémentaire. Je n'étais pas encore à la moitié de la première page que l'auteur m'avait déjà entraîné au milieu d'une myriade d'étoiles de toutes grandeurs. Je m'y perdis incontinent, et jetai le livre de côté. Un second, un troisième, un quatrième, un cinquième et d'autres encore, eurent le même sort. Au bout d'un mois, je m'étais convaincu qu'il n'existait pas un seul ouvrage élémentaire d'astronomie, ni français, ni anglais, ni belge, ni allemand, ni italien, au moyen duquel un homme passablement instruit pût se tirer seul d'affaire.

Ma curiosité étant singulièrement éveillée par ce fait, je fus porté à examiner les grammaires dans lesquelles j'avais jadis appris les différentes langues que je connais. Je n'y trouvai ni mieux ni pire que dans les traités d'astronomie; partout le même chaos, la même routine, la même négation de la logique, le même *antipodisme* de la raison. J'essayai alors d'écrire moi-même deux livres élémentaires qui ont reçu un accueil très-flatteur en haut lieu (1).

Ces quelques réflexions sommaires suffiront-elles aux lecteurs pour leur faire croire d'avance qu'en simplifiant la méthode d'enseignement, en exposant tout simplement les choses sous leur vrai jour et telles qu'elles sont, ils pourront parfaitement comprendre ce que j'aurai à leur dire, à eux gens du monde, sur le mécanisme, les fonctions et les maladies des *organes génito-urinaires*? Je n'en doute pas un seul instant, et d'autant moins que je n'hésite pas à déclarer que, contrairement à ce qu'on s'imagine peut-être, le mécanisme du corps humain, ses fonctions, ses altérations et ses désordres, sont simples et faciles à comprendre, comme aucune science ne l'est davantage, pourvu toutefois qu'on en élague les erreurs, les contre-sens, les absurdités, les systèmes surannés et les hypothèses fantastiques.

La seconde question, celle de savoir si cet enseignement est utile, ne se résout pas moins facilement que la première.

---

(1) Voir la 4ᵉ page de la couverture.

Au moment où j'écris ces lignes (1er septembre 1867) je me trouve depuis trois ans et demi en Italie. Je viens de consigner sur mon registre le 4172e malade atteint d'une affection chronique des *voies urinaires*, et qui est venu réclamer mes soins *après* avoir lu mon ouvrage (1). Pas un de ces 4172 clients n'a manqué de me déclarer que s'il avait lu mon livre pendant sa jeunesse, les graves désordres dont il souffre depuis longtemps ne lui seraient pas survenus, parce qu'il aurait su comment les éviter, les prévenir ou les combattre à leur début.

En effet, quel est l'homme qui se laissera encore empoisonner le sang par le virus syphilitique, par exemple, lorsqu'il aura appris dans mon livre qu'il y a un moyen sûr et facile de s'en préserver ?

Où rencontrera-t-on encore des jeunes gens qui se livreront à la pratique des *vices secrets*, lorsqu'ils auront appris à en connaître les fatales conséquences ?

Où sera l'homme assez peu soucieux de sa santé pour employer encore, dès le début d'un écoulement, ces remèdes soi-disant infaillibles qui le conduisent en droite ligne à de graves rétrécissements du canal de l'urètre, ainsi que ce sera démontré dans ce livre ?

Je possède des milliers de lettres de remercîments de la part de personnes qui s'étaient crues atteintes d'une affection incurable et qu'elles sont parvenues à guérir en suivant les préceptes exposés dans mon ouvrage.

Que je cite un seul fait à l'appui : mais il en dira plus que de nombreuses pages.

« J'ai guéri plus de *gastrites chroniques* avec une *brosse à dents*, dis-je, un jour, dans une conférence publique, à Bruxelles, que les *cinq cent cinquante-six* médicaments qui sont officiellement casés, de par arrêté royal, dans l'officine de nos pharmaciens ! En voici la preuve :

« La physiologie enseigne que les premiers actes qui assurent, avant toute chose, une bonne digestion stomacale, se passent dans la bouche, et s'appellent mastication et insalivation. Si les aliments ne sont pas bien imprégnés de salive, ils ne se digèrent point ou du moins que très-difficilement. Or, ils ne peuvent bien s'imprégner de salive qu'à la condition expresse d'être

---

(1) Mon ouvrage a eu cinq éditions successives en Italie.

convenablement triturés par la meule dentaire. D'autre part, il ne suffit pas qu'ils soient bien imprégnés de salive, il faut encore que la salive soit de bonne qualité.

Conséquence logique : meule dentaire en bon état, gencives saines, mastication lente, trituration à dire d'expert.

Regardez autour de vous et voyez que de fois on appliquera des sangsues à l'épigastre ; que de fois on avalera des remèdes stomachiques, apéritifs et antigastralgiques, là où il aurait fallu tout simplement une bonne brosse à dents pour enlever le tartre et autres saletés qui empoisonnent la salive, provoquent des indigestions et finissent par vicier le sang ? »

Je me flatte même, vu son caractère éminemment pratique, que mon livre sera utile à plus d'un médecin, car il en est toujours parmi eux à qui les circonstances n'ont pas permis de connaître le dernier mot de la science, ou que le défaut de cas *pratiques* rend inhabiles malgré eux.

Or, voici ce qu'on lit à la page 867 de la 10ᵉ édition de mon ouvrage (1) :

« Cet ouvrage sera-t-il de quelque utilité aux médecins ?

« Voici probablement une réponse péremptoire à cette question :

« Aujourd'hui, 26 août 1866, à 10 heures du matin, M. Gravagni « vint m'appeler pour me rendre chez l'un de ses employés, « M. Maestri, demeurant rue de la Porte du Tessin, à Milan.

« M. Maestri était au lit depuis deux mois, portant une sonde « en gomme élastique à demeure dans la vessie !

« Je constatai : 1° une fistule du canal de l'urètre par où « s'échappait l'urine ; 2° un abcès au scrotum ; 3° un léger « rétrécissement du canal de l'urètre ; 4° un catarrhe vésical « très-intense ; 5° et enfin le malade en proie à une frayeur mor- « telle, parce qu'on lui proposait une dangereuse opération chi- « rurgicale, etc., etc.

« Le médecin traitant était le chirurgien en chef du.....

« Je débarrassai immédiatement le malade de la sonde qu'il avait dans la vessie ; elle était toute purulente et d'une odeur « fétide ;

« J'examinai le canal au moyen d'une bougie exploratrice en « gomme élastique ; je remis ensuite en mains au malade une

---

(1) La 10ᵉ édition (1866) se vend chez l'éditeur, A. *Dante Ferroni*, rue Cavour, à *Florence* ; elle a 872 pages, et contient 162 figures intercalées dans le texte.

« sonde élastique dite Leroy et lui dis : poussez la tout droit
« dans le canal; vous arriverez dans la vessie, et l'urine coulera
« à travers l'instrument dans le vase que je tiendrai devant vous ;
« en d'autres mots : sondez-vous.

« Je jetai dans le vase de nuit le cataplasme de farine de
« graines de lin, que Maestri portait sur le scrotum ;

« Bientôt l'urine coula dans le vase. Je dis alors au malade :
« chaque fois que vous sentirez l'envie d'uriner, sondez-vous
« comme vous venez de le faire. Mangez et buvez comme un
« homme bien portant ; allez vous promener, et dans trois ou
« quatre jours vous serez guéri. Venez me voir l'un de ces jours,
« mais surtout dès demain reprenez votre travail.

« Vingt-quatre heures après, Maestri vint me trouver et avoua
« ingénûment que depuis la veille il se croyait venu de l'enfer
« en paradis ! »

Il y a dix-sept ans que j'ai publié mon *nouveau* procédé opératoire des *fistules urinaires* : « plus de sonde à *demeure* dans la
« vessie, ai-je écrit dans la première édition de mon ouvrage ;
« à bas les traitements actuels cent fois plus dangereux que le
« mal lui-même et toujours accompagnés d'accidents terribles et
« graves ; aujourd'hui, *grâce à ma découverte*, plus de séjour du
« fistuleux au lit ; économie énorme pour les hôpitaux ; plus de
« cessation de travail chez le malade ; guérison radicale simple-
« ment et facilement obtenue en quatre à cinq jours ; en un
« mot, j'ai converti un mal terrible et à peu près réputé incu-
« rable, en une affection dont un traitement des plus simples et
« des plus faciles à exécuter triomphe sans peine en quelques
« jours. »

Or, si le médecin de M. Maestri avait lu ce livre, est-il à présumer qu'il eût encore eu recours à un procédé opératoire qui
met les jours de ses clients en danger ? Ou bien, si, tout simplement, M. Maestri avait lui-même lu cet ouvrage, croit-on qu'il
eût consenti à se laisser mettre au lit pour des mois entiers
avec une sonde à demeure ?

LE
VRAI TRÉSOR DE LA SANTÉ.

DES ORGANES GÉNITO-URINAIRES.

Cette description, quoique complète, sera fort courte, et ne contiendra absolument, en vertu des principes que j'ai émis dans l'introduction, que ce que les gens du monde en peuvent et en doivent connaître.

Faisons observer toutefois que l'appareil génito-urinaire ne constitue pas une portion tellement détachée de l'ensemble de l'édifice humain, qu'on puisse l'en isoler et l'étudier séparément. C'est au contraire une partie importante d'un tout avec lequel elle est dans une corrélation si intime, qu'on ne saurait comprendre l'une sans connaître simultanément l'autre.

Jetons donc un rapide coup-d'œil sur l'ensemble de l'édifice humain.

Du corps de l'homme.

Le corps humain se compose de trois parties principales, savoir : la tête, le tronc et les membres. La tête se divise en crâne et en face ; le tronc, en poitrine, en abdomen et en bassin. Les membres se distinguent en supérieurs et en inférieurs.

Le crâne contient le cerveau ; la poitrine, les poumons et le cœur ; l'abdomen, l'appareil digestif presque tout entier ; les organes génito-urinaires sont pour la plupart logés dans le bassin.

Le corps humain se compose de parties dures (os), de parties molles (muscles, membranes, viscères, vaisseaux, etc.), et de parties liquides (sang, lymphe, bile, larmes, salive, etc.).

Les *os* donnent la forme et la solidité au corps humain ; leur ensemble s'appelle squelette (Voir fig. 1) (1). On appelle articulation la jonction

---

(1) Les figures, représentant des sujets dus à l'auteur, seront spécialement désignées ; toutes les autres sont des copies de sujets depuis longtemps tombés dans le domaine public.

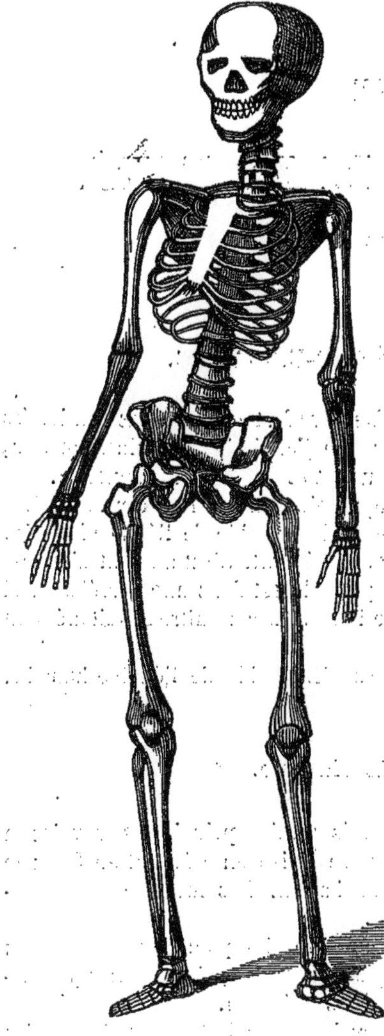

(Fig. 1.)*

et le mode de jonction de deux os. Les articulations sont pour la plupart maintenues en place par des liens qu'on appelle ligaments.

Les os sont mis en mouvement, et le squelette tenu en équilibre par des agents spéciaux, appelés muscles. Les muscles sont formés par la réunion de filaments charnus, qui se contractent sous l'empire de la volonté. L'extrémité d'une masse charnue, constituant un muscle, se convertit ordinairement en un cordon blanc présentant une force de résistance extraordinaire; on l'appelle tendon. En somme, les muscles constituent la chair proprement dite. Dépouillez l'homme de sa peau, vous rencontrez l'homme musculaire ou charnu. Il n'a encore rien perdu de ses formes (Voir fig. 2). Les muscles forment à eux seuls les trois quarts des parties molles dont se compose le corps humain.

Des trois modes d'être de l'homme.

L'homme a trois modes d'être particuliers, ayant chacun une série d'organes appropriés aux fonctions que chacun d'eux est appelé à remplir. Le premier mode d'être s'appelle vie de relation, extérieure ou intellectuelle; le deuxième, vie organique intérieure, ou *nutritive*, et le troisième, *vie de reproduction* ou *de l'espèce*.

L'homme prend connaissance de tous les objets qui sont autour de lui de cinq manières différentes, qu'on appelle les *cinq sens*, à savoir:

---

* Squelette vu de face.

N. B. Il ne sera donné aucune note explicative, toutes les fois qu'à une simple inspection on comprendra la signification de la figure.

le tact, la vue, l'ouïe, le goût et l'odorat. Les agents destinés à cet usage s'appellent *organes des sens*.

Mais les organes des sens ne font que percevoir les impressions et ne sauraient les apprécier par eux-mêmes. Il y a à cet effet un organe central, appelé encéphale ou cerveau (V. fig. 3 et 4), auquel les organes des sens transmettent l'impression reçue au moyen de petits cordonnets ou fils blancs, appelés nerfs. Le cerveau, logé dans le crâne, apprécie, juge l'impression reçue, et réagit en conséquence. Cependant le cerveau n'exécute point par lui-même la détermination que lui fait prendre l'impression reçue ; il en transmet tout simplement l'ordre à l'organe destiné à réagir en raison de la nature de l'impression produite par l'objet extérieur. Cette transmission du cerveau à tous les organes du corps se fait au moyen d'un prolongement de sa substance (moelle épinière) logée dans le canal vertébral (V. fig. 5), et de nerfs spéciaux ; c'est-à-dire que les organes de transmission qui reçoivent l'impression par les organes des sens ne sont pas les mêmes que ceux qui transmettent la détermination prise par le cerveau.

Supposons l'approche d'un animal dangereux. Les yeux le voient ou les oreilles l'entendent. Les organes transmettent cette impression au moyen de leurs propres nerfs au cerveau. Celui-ci apprécie, juge et prend un parti ; il se

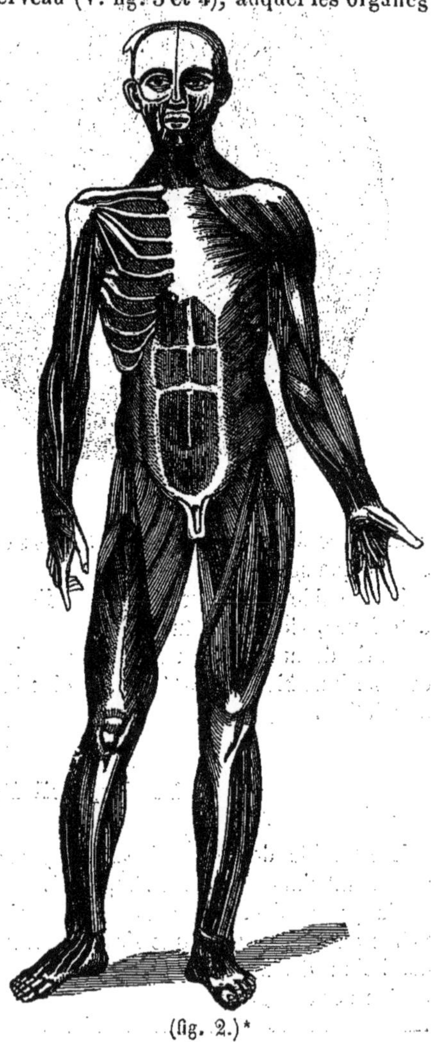

(fig. 2.) *

* Figure 2. A gauche, la peau est simplement enlevée et on aperçoit la couche musculaire superficielle ; celle-ci est également enlevée à droite, et l'on aperçoit la couche musculaire profonde.

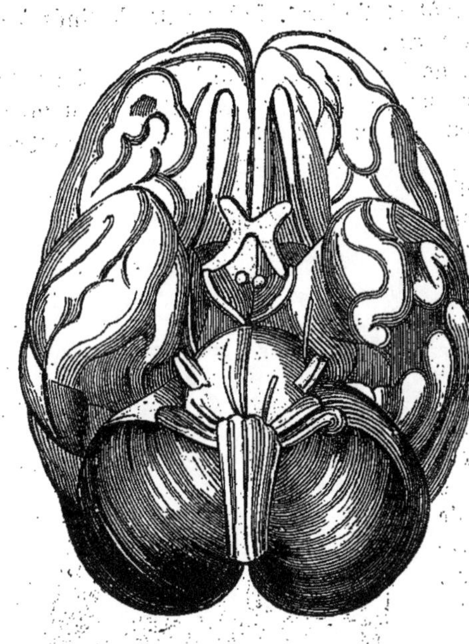

(fig. 3.) *

résout à la fuite ou à la défense, et il en transmet l'ordre, par ses nerfs à lui, aux organes qui doivent ou exécuter la fuite ou se mettre en défense.

Le cerveau non-seulement préside, de la façon que je viens d'établir, aux actes extérieurs de la vie, mais il a également sous sa dépendance absolue tout ce qui est du domaine de l'*intelligence* et de la *morale*. En un mot, il est l'organe exclusif de l'intelligence, de la pensée, de ce que, en un mot, nous appelons la *vie*. Tous les organes qui entrent dans la composition du corps humain, la moindre goutte de sang comme la dernière fibre musculaire sont sous sa dépendance absolue, reçoivent en quelque sorte la vie de lui.

L'ensemble de ce premier mode d'être s'appelle *vie de relation*, vie extérieure, vie intellectuelle.

La vie de nutrition ou deuxième mode d'être de l'homme se compose de fonctions bien distinctes, à savoir : la digestion, la respiration et la circulation.

De l'appareil digestif.

L'ensemble de ces phénomènes, si compliqué qu'il paraisse, est cependant d'une excessive simplicité.

L'appareil digestif commence à la bouche et finit à l'anus. C'est même dans la bouche que s'accomplit non-seulement le premier, mais aussi l'un des actes le plus important de la digestion, à savoir l'*insalivation* des aliments.

---

* La figure 3 représente le cerveau vu par sa face inférieure et tel que cet organe repose sur la surface inférieure et interne du crâne. Les deux petits hémisphères qu'on voit à la base représentent le cervelet, séparés par ce gros cordon qui est le commencement de la moelle épinière.

La cavité de la bouche ainsi que la langue sont tapissées tout entières d'une membrane, appelée muqueuse buccale, et qui sécrète une

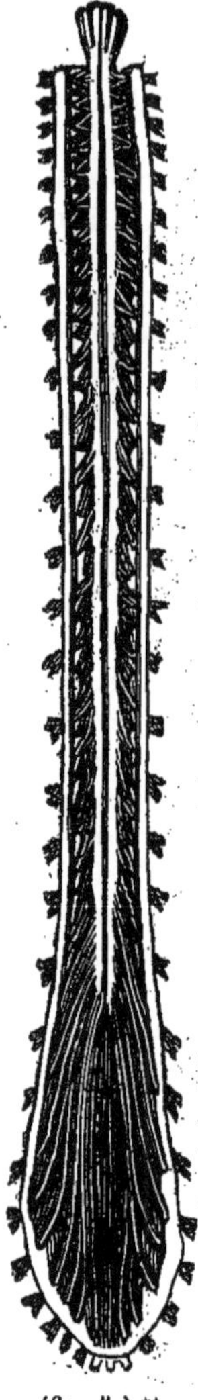

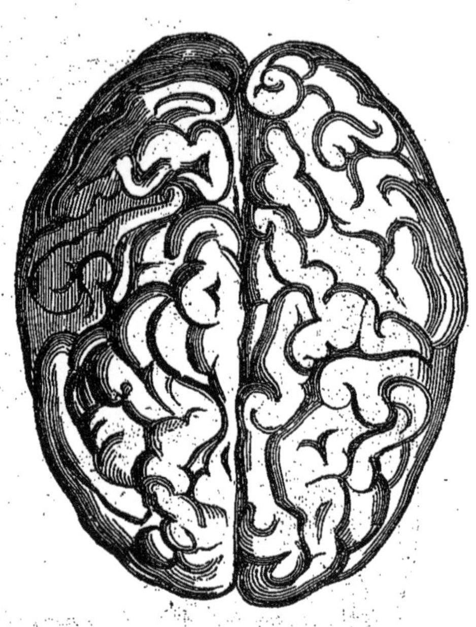

(fig. 4.) *

liqueur spéciale à laquelle on a donné le nom de *salive*. En outre, on rencontre dans la bouche plusieurs organes qu'on nomme *glandes salivaires* (amygdales, parotides, sous-maxillaires et sous-linguales),
lesquelles sécrètent abondamment un liquide semblable à la salive. Tous ces divers liquides se mêlent
ensemble avec les aliments dans la bouche par l'acte
de la mastication.

Les aliments mal imprégnés de salive, ou celle-ci
étant de mauvaise qualité, l'estomac ne peut que difficilement es digérer.

De la bouche, les aliments passent par l'œsophage

(fig. 5.) **

---

* Cette figure représente la surface supérieure du cerveau. La masse cérébrale
est divisée en deux hémisphères, et remplit toute la cavité crânienne.

** Cette figure représente la moelle épinière logée dans le canal vertébral, dont on
a enlevé la paroi postérieure.

dans l'estomac (Voir fig. 6), où ils subissent une nouvelle modification. Les aliments séjournent dans l'estomac, en moyenne, quatre heures

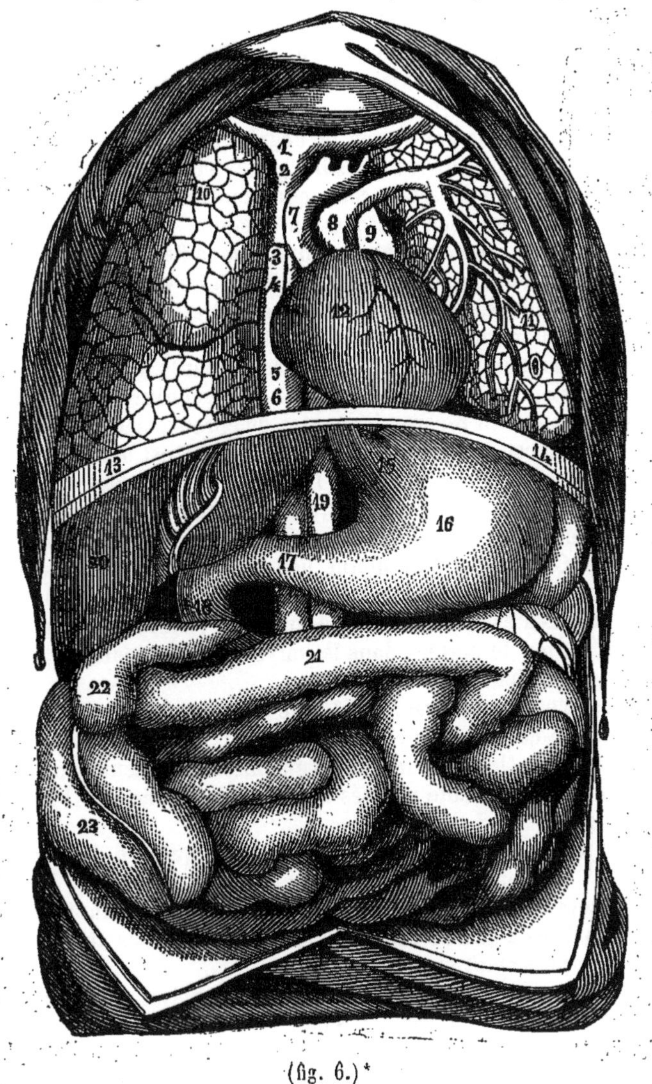

(fig. 6.) *

---

* Cette figure représente les viscères pectoraux et abdominaux. 1, réunion des veines qui descendent de chaque côté du cou pour former un seul tronc, appelé veine cave supérieure ; 2, 3 et 4. Les veines des parties inférieures finissent aussi par ne plus former qu'un seul tronc, appelé veine cave inférieure, 5 et 6. — 7 artère aorte,

chez les enfants et huit heures chez les personnes adultes. La membrane muqueuse qui tapisse l'estomac sécrète un liquide particulier, appelé *suc gastrique*, avec lequel, de même qu'avec la salive, les aliments se mêlent intimement. Pour mieux favoriser ce mélange, l'estomac fait constamment de-gauche à droite un mouvement vermiculaire, dit péristaltique, lequel remue la masse alimentaire absolument comme les battoirs d'une machine à pétrir le pain.

Lorsque les aliments ont acquis le degré voulu de modification, ils passent de l'estomac dans les intestins grêles et notamment dans l'intestin duodénum qui en est le commencement. On a donné le nom de chymification à la modification que les aliments subissent dans l'estomac, et celui de *chyme* au bol alimentaire modifié.

C'est dans le duodénum que le bol alimentaire ou chyme est mis en contact avec la bile, espèce de réactif chimique destiné à préparer la voie à la transformation que les aliments vont subir dans les intestins grêles. Cette transformation est fort simple. Les aliments sont composés en partie de substances qui sont susceptibles d'être converties en substance organique, destinée à réparer les pertes qu'éprouve sans cesse l'organisme, et en substances impropres à cet usage. C'est dans les intestins grêles que cette séparation a lieu. La partie nutritive des aliments est séparée des parties non nutritives, tant à l'aide du réactif (la bile), qu'à l'aide de sucs sécrétés à la surface des membranes muqueuses intestinales. Cette séparation donne lieu à un double phénomène. La partie nutritive prend l'aspect d'un liquide laiteux, connu sous le nom de chyle. Celui-ci est puisé, absorbé par des vaisseaux spéciaux, dits *chylifères*, et qui le portent dans le torrent de la circulation, où nous le retrouverons plus tard.

Les parties non nutritives, appelées excréments, prennent la forme et le caractère que nous leur connaissons.

Des intestins grêles les parties excrémenticielles passent dans les gros intestins pour être ensuite poussés hors de l'économie par l'acte de la défécation.

Soit dit en passant. Interrogez un médecin quelque dix ans après avoir quitté les bancs des écoles, ce que nous venons de dire de la digestion sera à peu près tout ce qu'il en saura encore, tant il a eu hâte d'oublier, s'il les a jamais comprises, les innombrables théories qu'on lui a si laborieusement voulu inculquer !

Le chyle passe des intestins, au moyen de ses vaisseaux propres, dans les poumons où il est converti en sang.

---

8 artères pulmonaires ; 9 oreillette gauche ; 10 poumon droit, vu extérieurement ; 11 poumon gauche, disséqué de façon à laisser voir la distribution de l'artère pulmonaire ; 12 cœur ; 13 et 14 diaphragme ou paroi musculo-membraneuse qui sépare la cavité pectorale de la cavité abdominale ; 15 ouverture cardiaque ; 16 estomac ; 17 pylore ou ouverture de l'estomac dans 18 l'intestin duodénum ; 19 intestins grêles ; 20 foie ; 21 à 23 masse intestinale.

Ce changement de chyle en sang se fait par les poumons moyennant l'intervention de l'air atmosphérique.

De l'appareil de la respiration.

Les poumons (Voir fig. 6), au nombre de deux, logés dans la cavité pectorale, sont des organes spongieux, perméables à l'air, au moyen de tuyaux spéciaux, appelés *bronches*. Les bronches forment une espèce de tronc d'arbre, dont les racines se distribuent dans le tissu pulmonaire, et dont le tronc, appelé trachée - artère, s'ouvre dans l'arrière-bouche. A l'entrée de la trachée-artère est une espèce de mécanisme, auquel on a donné le nom de *larynx*. Le larynx régularise l'entrée de l'air dans les poumons et préside en même temps à la production de la voix (Voir fig. 7).

La conversion du chyle en sang dans les poumons s'appelle respiration. Le sang est de couleur rouge carmin.

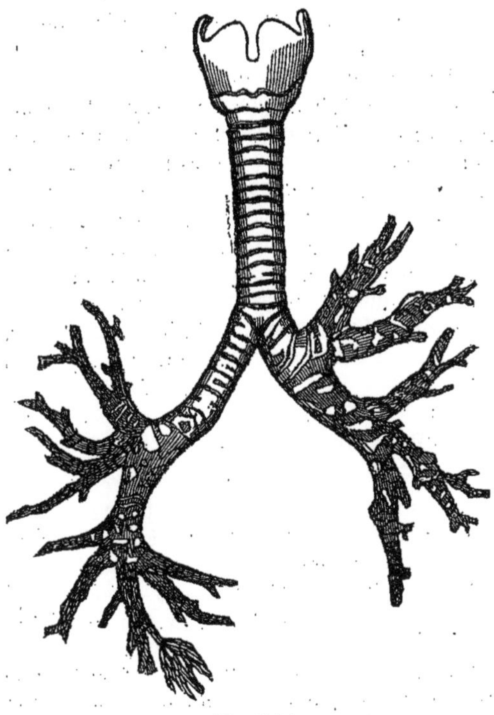

(fig. 7.) *

De l'appareil de la circulation.

Ce sang vient ensuite à être distribué dans tout le corps, jusque dans les dernières molécules des tissus organiques. Chacun d'eux y puise les éléments nécessaires à sa nutrition et propres à l'accomplissement de

---

* Cette figure représente, en allant de haut en bas, le larynx, la trachée-artère et les bronches.

la fonction à laquelle l'organe dont il fait partie est dévolu. Cette fonction a reçu le nom de circulation.

Le cœur est l'organe principal de la circulation. Il est situé au centre de la poitrine, un peu à gauche entre les deux poumons (Voir fig. 6). C'est un muscle creux, doué d'une force de contraction extraordinaire. Il représente une espèce de pompe aspirante et foulante, et est composé de quatre cavités, deux à gauche et deux à droite. Les cavités gauches n'ont aucune communication avec les cavités droites, mais celles-ci communiquent entre elles et la plus grande des deux avec les poumons. De même les cavités gauches communiquent entre elles, et la plus petite avec les poumons. Les petites cavités s'appellent oreillettes (gauche et droite), et les grandes, ventricules (droit et gauche).

Le sang rouge ou nutritif, par l'intermédiaire de deux vaisseaux spéciaux (*veines pulmonaires*), passe des poumons dans le cœur et notamment dans l'oreillette gauche. Celle-ci, en se contractant, pousse le sang dans le ventricule gauche. Du ventricule gauche sort un gros vaisseau, appelé artère aorte, et qui se divise et se subdivise en vaisseaux de plus en plus petits, en guise des racines d'un arbre, et vont ensuite, sous le nom d'*artères*, distribuer le sang nutritif jusqu'aux dernières limites du corps. Suivant l'âge, le cœur, qui ne s'arrête jamais, donne de 60 à 100 coups de piston à la minute. Le battement des artères, appelé *pouls*, donne la mesure de la force et de la fréquence des battements du cœur.

De la nutrition.

Chaque organe prend dans le sang ce qu'il lui faut pour se nourrir et remplir la fonction qui lui est dévolue. Il se passe ici un phénomène à peu près analogue à celui qui se passe dans les intestins grêles. Chaque organe prend dans le sang ce qui lui est nécessaire et abandonne le reste, lequel est devenu noir et s'appelle sang noir. On l'appelle également sang veineux, parce que des vaisseaux, appelés veines, le recueillent pour le porter ensuite dans les poumons. Ce sont ces vaisseaux bleuâtres qu'on voit sous la peau et qui rampent à contre-sens des artères. Le sang y remonte pour ainsi dire contre son propre poids, poussé par une force invisible.

En sortant des organes, le sang veineux n'a pas encore perdu tous ses éléments nutritifs. C'est pour tirer parti de ce qui lui en reste encore que la nature, toujours prévoyante, le recueille, et le transporte dans les poumons, où il se mêle au chyle et est converti, en même temps que ce dernier, en sang rouge, nutritif ou artériel.

De ce qui précède, on voit que la nutrition, encore appelée fonction d'*assimilation*, puise ses éléments de fabrication du liquide nutritif dans le chyle et dans le sang veineux. Il y a, en outre, un troisième agent de réparation et d'augmentation du liquide nutritif.

De l'absorption.

Le principal mobile de la vie chez l'homme, c'est la conservation et le bien-être de son individu. Cela est tellement inhérent à sa nature, qu'elle le pousse toujours à aller au delà de ses besoins. Chaque organe subit lui-même cette tendance, c'est-à-dire que tous prennent dans le sang plus de nourriture qu'il ne leur en faut et se nourrissent au delà de leurs besoins. Ils iraient même tous à un excès nuisible à leur bien-être, si la nature n'avait pris une mesure en conséquence. Voici en quoi cette mesure consiste : elle atteint tout à la fois un but de bien-être particulier et de conservation générale.

Dans chaque organe il existe à profusion de petits vaisseaux dits absorbants, qui puisent dans les tissus organiques le surplus de l'élément nutritif. A l'instar des vaisseaux chylifères dans les intestins grêles, ils convertissent ce surplus en un liquide blanchâtre, laiteux, qu'on appelle *lymphe* et qu'ils portent ensuite dans le torrent de la circulation veineuse, au moment où le dernier tronc veineux verse son contenu dans l'oreillette droite du cœur. C'est le moment de dire que les trois liquides réunis, mais non encore intimement mélangés, passent de l'oreillette droite dans le ventricule droit du cœur, et de celui-ci, au moyen de vaisseaux spéciaux (artères pulmonaires), dans les poumons.

En suite du nom de *lymphe* donné au liquide puisé dans les tissus organiques par les vaisseaux absorbants, on a encore indifféremment donné à ceux-ci le nom de vaisseaux lymphatiques et le nom d'absorption interstitielle à l'ensemble de cette fonction. Les vaisseaux lymphatiques, ou absorbants, rampent ordinairement côte à côte des veines et dans le même sens qu'elles. Ils finissent également par ne plus former qu'un seul tronc avec l'arbre chylifère : on l'appelle canal thoracique.

Nous dirons, en passant, sauf à reprendre en temps et lieu la question en détail, que la sécrétion de l'urine est aux boissons ce que l'élimination des excréments est aux aliments solides.

DE L'APPAREIL GÉNITO-URINAIRE.

Les organes génito-urinaires se composent de deux catégories d'agents essentiellement distincts. Dans le premier se rencontrent les organes destinés à la fabrication et à l'expulsion de l'urine ; les organes de la génération constituent la seconde. Mais les seconds ont besoin du concours des premiers pour l'accomplissement de quelques-uns des actes qui leur sont dévolus ; il faut donc les étudier simultanément. L'ensemble de ces actes s'appelle vie de reproduction, vie de l'espèce.

De l'appareil urinaire.

L'appareil urinaire (voir *fig.* 8, 9 et 10) comprend : 1° les organes (reins) qui sécrètent l'urine ; 2° les conduits (urétères) qui conduisent l'urine des reins à la vessie ; 3° un réservoir (vessie), et 4° l'organe excréteur (canal de l'urètre).

Les reins, au nombre de deux, sont situés un de chaque côté de la colonne vertébrale derrière l'estomac, à la hauteur de la dernière vertèbre dorsale. Ils ont, comme forme, la ressemblance parfaite avec le haricot. On les appelle vulgairement rognons et en ont la couleur rouge-brun.

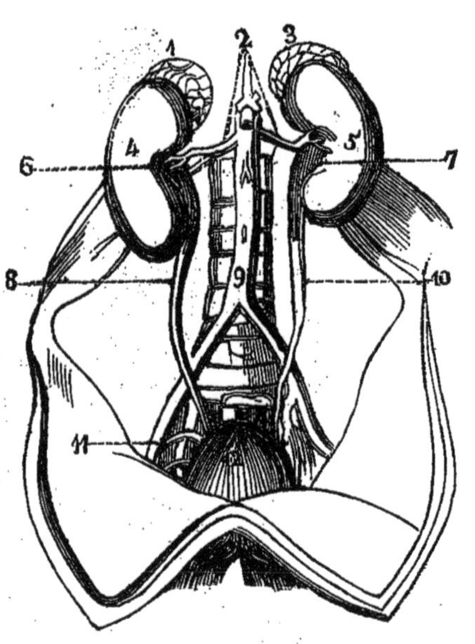

(fig. 8.) *

Les uretères sont deux longs conduits membraneux, cylindriques , du diamètre d'une plume d'oie, à travers lesquels l'urine coule dans la vessie à mesure qu'elle se forme dans les reins.

La vessie est un réservoir musculo-membraneux, logé, en l'état de vacuité, dans la cavité du bassin, chez l'homme, entre la symphyse du pubis et le rectum ; chez la femme, entre la symphyse du pubis et la matrice. Sa structure, identique à celle de l'estomac et des intestins, est susceptible d'acquérir un grand degré de dilatation, au point que la vessie remonte parfois jusqu'au nombril. Sa partie inférieure a reçu le nom de *bas-fond de la vessie*, et se termine en se rétrécissant en une espèce de détroit, appelé *col de la vessie*. Celui-ci est entouré d'une couche musculaire, plus épaisse qu'en aucune autre partie de la paroi externe de la vessie. Cette couche charnue a reçu le nom de sphincter de la vessie.

C'est dans le bas-fond de la vessie, dans un espace triangulaire lisse, que s'ouvrent les uretères.

---

* Cette figure représente l'appareil urinaire vu de face ; 4 et 5, reins ; 1 et 3, capsules surrénales ; 2, artères rénales ; 6 et 7, bassinet et calice ; 8 et 10, uretères : 9, artère aorte abdominale ; 11, artère hypogastrique ; 12, vessie.

Des organes de la génération chez l'homme.

Ce sont : 1° les testicules qui fabriquent le sperme ; 2° le canal déférent ; 3° les vésicules séminales ; 4° la prostate ; 5° les glandes de Cowper ; 6° la verge et 7° le canal de l'urètre.

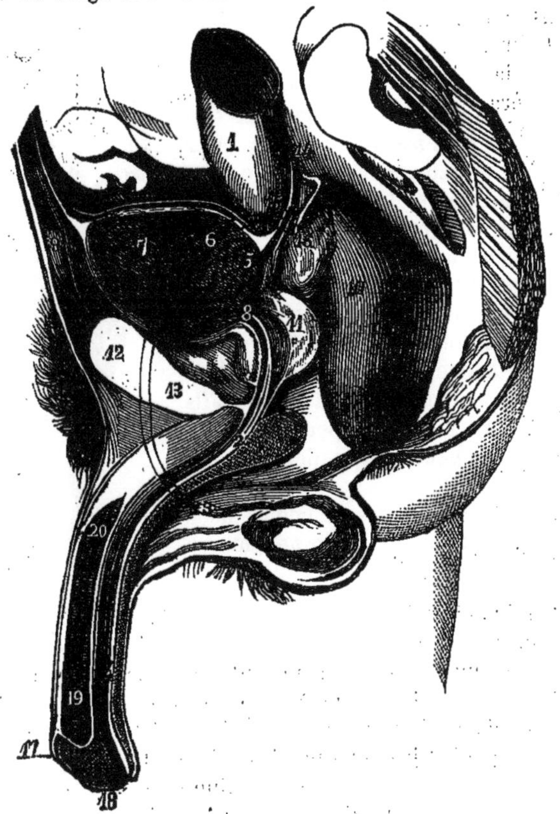

(fig. 9.) *

Les testicules sont deux glandes ovoïdes logées dans un sac vulgairement appelé scrotum ou bourse. Celle-ci est divisée en deux compartiments, logeant chacun un testicule, et ne communiquant point ensemble.

---

* Cette figure représente l'appareil urinaire , vu à la suite d'une coupe verticale ; 4 et 10, intestin rectum ; 5, 6 et 7, vessie ; 4 et 8, canal de l'urètre ; 19 et 20, corps caverneux ; 12 et 13, os pubis ; 11, prostate ; 3, canal déférent ; 17, prépuce ; 18, gland

Les parois du scrotum sont formées de cinq enveloppes juxtaposées qui sont, en allant de dehors et dedans, *a*, une enveloppe cutanée ou peau du scrotum proprement dite ; *b*, une membrane vasculaire, appelée dartos ; *c*, l'érythroïde ou muscle crémaster, une continuation, en quelque sorte, des fibres charnues des muscles abdominaux. Ce muscle soutient le testicule et lui imprime des mouvements pendant l'acte du rapprochement sexuel ; *d*, la tunique fibreuse, espèce de poche allongée qui renferme le testicule ; *e*, la tunique vaginale ou membrane séreuse. Celle-ci sécrète un liquide huileux qui facilite le mouvement des testicules.

Il est très-rare qu'il y ait plus de deux testicules ; il arrive plus souvent qu'il n'y en a qu'un seul. Chez le fœtus, pendant la vie intra utérine, les testicules se tiennent pendant un certain temps dans le ventre même ; ce n'est que vers le huitième mois de la gestation qu'ils descendent dans les bourses. Il n'est pas rare de les voir rester dans l'abdomen toute la vie durante. D'autres fois ils s'arrêtent dans leur parcours et, notamment, dans le pli de l'aine. Plus d'une fois on a vu prendre la tumeur qu'ils y forment pour un bubon ou pour une hernie. Cette méprise peut donner lieu à de fatales conséquences.

Le séjour permanent des testicules dans l'abdomen et dans le pli de l'aine ne diminue en rien la puissance virile.

Le testicule droit est constamment un peu plus élevé que le gauche.

Examiné au microscope, le tissu du testicule semble formé par une infinité de petits canaux, formant un tissu inextricable. On les appelle vaisseaux ou conduits séminifères. En

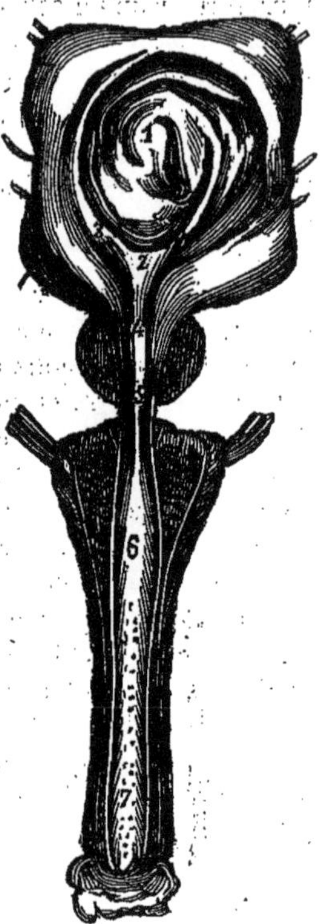

(fig. 40.) *

se réunissant les uns aux autres de mille manières différentes, ils finissent par se transformer en un petit corps oblong situé dans chaque testicule, le long du bord supérieur. On l'appelle épididyme.

Les testicules fabriquent une liqueur spéciale à laquelle on a donné indifféremment le nom de sperme, de semence, de liqueur prolifique ou de liqueur fécondante.

---

* Cette figure représente la vessie et le canal de l'urètre dont les parois antérieures ont été enlevées ; 1, vessie ; 2, urètre ; 3, ouverture de l'urètre droit dans la vessie ; 4, portion prostatique du canal de l'urètre ; 5, portion membraneuse ; 6, portion pénienne ; 7, fosse naviculaire.

De la partie postérieure de l'épididyme naît un canal, appelé canal déférent ; le canal, un pour chaque testicule, monte du testicule vers le canal inguinal, parcourt celui-ci, pénètre dans l'abdomen, rampe sur la paroi postérieure et inférieure de la vessie le long de la partie interne de la vésicule séminale, s'abouche avec elle, en reçoit le conduit excréteur, vers la base de la glande prostate, et s'anastomose avec lui pour ne plus former qu'un seul canal, connu sous le nom de conduit éjaculateur.

Le canal déférent est excessivement délicat, et sa capacité admet à peine un cheveu. En partant du testicule il est contenu, jusqu'à son entrée dans l'abdomen, dans une enveloppe commune aux nerfs et aux vaisseaux (artères et veines) spermatiques. Cette réunion du canal déférent avec les vaisseaux et nerfs spermatiques a reçu le nom de cordon spermatique.

Les vésicules séminales sont deux petites poches membraneuses qui servent de réservoir au sperme jusqu'au moment du rapprochement sexuel. Elles sont placées sous la vessie, entre celle-ci et le rectum, entre les muscles constricteurs de l'anus. Elles n'ont aucune communication entre elles, et mesurent environ quatre centimètres de longueur, dix millimètres de largeur et quinze millimètres de grosseur. Leur extrémité postérieure est plus large que l'extrémité antérieure, du sommet allongé de laquelle sort un conduit qui, en s'unissant avec le canal déférent, va former le canal éjaculateur.

Les canaux éjaculateurs ont environ deux centimètres de longueur, traversent parallèlement la prostate, se réunissent ensemble et se terminent l'un et l'autre par deux petits orifices oblongs dans le canal de l'urètre, sur la paroi inférieure de la partie prostatique, en un endroit appelé verumontanum.

La prostate, située entre le pubis et le rectum, est une glande (1) qui enveloppe le canal de l'urètre au moment où il sort de la vessie. Elle a à peu près la forme et le volume d'une châtaigne allongée ; sa grosse extrémité est en arrière et adhérente à la vessie ; sa plus petite regarde en avant, où elle se perd insensiblement sur la portion membraneuse de l'urètre.

La prostate sécrète un fluide visqueux et blanchâtre, ayant toute l'apparence du blanc d'œuf, et qu'une infinité de petits canaux versent, en temps opportun (nous verrons plus tard combien ces mots sont importants) dans le canal de l'urètre. Ce fluide est connu sous le nom de liquide prostatique.

Les glandes de Cowper ou accessoires sont deux petits corps glanduleux, de forme oblongue, de la grosseur d'un pois chiche, et parallèle-

---

(1) On donne, en général, le nom de glandes à des corps d'un tissu granuleux, dans l'intérieur desquels se sécrète un fluide spécial. Telles sont les glandes lacrymales, qui sécrètent les larmes ; les glandes salivaires, qui sécrètent la salive, etc., etc.

ment situés au-devant de la glande prostate le long du canal de l'urètre. Elles sécrètent un liquide spécial que chacune d'elles verse dans le canal de l'urètre au moyen d'un petit canal qui naît dans leur tissu.

La verge ou pénis, ou membre viril, est l'organe destiné à porter le fluide prolifique dans les parties génitales de la femme. Elle présente une face supérieure ou dos de la verge, et une surface inférieure qui se couche sur le scrotum dans le cas de flaccidité. Son extrémité antérieure s'appelle gland ; son extrémité postérieure, racine de la verge.

La verge est formée par le corps caverneux, le canal de l'urètre et la peau.

La peau de la verge n'offre rien de remarquable sinon un prolongement plus ou moins étendu qui recouvre et dépasse le gland. Ce prolongement s'appelle *prépuce*. La partie libre du prépuce se meut sur le gland, et est tapissée par une membrane muqueuse. Celle-ci est retenue inférieurement au gland par une espèce de pli appelé frein ou filet de la verge.

Le corps caverneux donne la forme et la consistance au membre viril. C'est une espèce de parenchyme ou tissu extrêmement spongieux, vasculaire et érectile. Il s'emplit très-facilement, quasi instantanément, de sang. C'est ce qu'on appelle la verge être en érection.

Le corps caverneux naît en quelque sorte du pubis par deux racines et s'étend du pubis jusqu'à la base du gland. Il est assujetti à la symphyse du pubis par un lien fibreux, triangulaire, qu'on appelle ligament supérieur de la verge.

Le corps caverneux est creusé à sa face inférieure d'un sillon peu profond dans lequel est logé le canal de l'urètre.

Le gland a la forme d'un cône tronqué ; il emboîte l'extrémité du corps caverneux et forme là un bourrelet qui s'appelle couronne du gland. Son tissu est également très-vasculaire. C'est à son sommet qu'aboutit l'ouverture externe du canal de l'urètre, appelé méat de l'urètre.

L'urètre est le conduit excréteur de l'urine ; il s'étend de la vessie jusqu'à l'extrémité du gland. Chez l'homme adulte, il a en moyenne 22 centimètres de longueur ; il en a 10 chez l'enfant en bas âge. L'urètre a la forme d'un S italique ; il doit à cette forme sa division en trois courbures ou portions dites prostatique, membraneuse et spongieuse ou pénienne. En redressant la verge contre le pubis, on réduit les trois courbures en deux et même en une seule, pour ne former qu'un long canal droit, en tirant fortement la verge en bas et en avant !

La portion prostatique est celle qui semble être la continuation du col de la vessie. Elle s'appuie sur le rectum et est enveloppée par la prostate, au tissu de laquelle elle est très-adhérente. Elle a généralement de 2 à 3 centimètres de longueur.

Les parois latérales de la portion prostatique de l'urètre forment en se réunissant, à quelques millimètres au-dessous du col de la vessie sur la face rectale de la prostate, une petite crête qui s'étend jusqu'à la portion membraneuse, et a reçu le nom de verumontanum ou crête urétrale. C'est sur ses côtés que s'ouvrent les canaux éjaculateurs.

Cette portion de l'urètre est susceptible d'une grande dilatation et donne lieu tantôt à de graves désordres, tantôt à de graves méprises, ce dont nous parlerons en temps et lieu.

La membrane muqueuse qui tapisse la portion prostatique du canal de l'urètre est très-mince et très-lisse, circonstance qu'il faut ne point perdre de vue, attendu qu'elle exclut la possibilité de rétrécissements organiques de cette portion du canal. C'est même en suite de ce fait que j'ai apporté dans le traitement de ces affections une modification si importante qu'elle en change du tout au tout le caractère, les difficultés et les dangers.

La portion membraneuse ou musculeuse de l'urètre, étendue de la prostate au bulbe et longue d'environ 2 centimètres, fait suite à la précédente. Au dehors, elle est d'apparence fibreuse, et est tapissée en dedans par une membrane muqueuse, douée d'une grande sensibilité, – se déchirant aisément sous un effort brusque, et se dilatant beaucoup lorsqu'on agit sur elle avec lenteur. Elle est entourée de fibres musculaires.

La portion spongieuse ou pénienne fait suite à la portion membraneuse, moyennant un léger gonflement appelé bulbe de l'urètre. Elle longe la face inférieure du corps caverneux dans le sillon duquel elle est logée.

Cette portion du canal, qui, en somme, aboutit au méat, mesure généralement 17 centimètres de longueur.

La capacité du canal de l'urètre n'est pas conformément la même dans ses trois portions. C'est à la base du gland que son diamètre est le plus grand ; il y a reçu un nom particulier, à savoir celui de fosse naviculaire. En moyenne, le diamètre de l'urètre varie de 6 à 7 millimètres.

Par une dilatation méthodique et régulière, il peut en acquérir jusqu'à 12.

Tout l'intérieur du canal de l'urètre est tapissé par une membrane muqueuse froncée dans le sens de sa longueur. On remarque sur sa paroi inférieure une quantité de petits trous qui répondent à des espèces de lacunes de 2 à 3 millimètres de profondeur, et appelées sinus de Morgagni. Elles siégent le plus souvent à la face supérieure du canal, et peuvent quelquefois arrêter les bougies filiformes.

La verge est pourvue d'un appareil musculaire particulier, prenant ses points d'attache au bassin, et exclusivement destiné à faciliter l'érection et les mouvements du membre durant le rapprochement sexuel.

La longueur des différentes portions du canal et le diamètre que nous avons assigné à sa capacité, sont tels qu'on les rencontre dans la grandissime majorité des cas. Les exceptions sont si rares que les gens du monde et même les médecins n'ont pas à s'en préoccuper.

Des organes de la génération chez la femme.

Ces organes forment quatre groupes bien distincts : 1° la vulve; 2° le vagin; 3° l'utérus ou matrice, et 4° les seins ou mamelles. Les organes sont, les uns essentiels, les autres accessoires (Voir fig. 11).

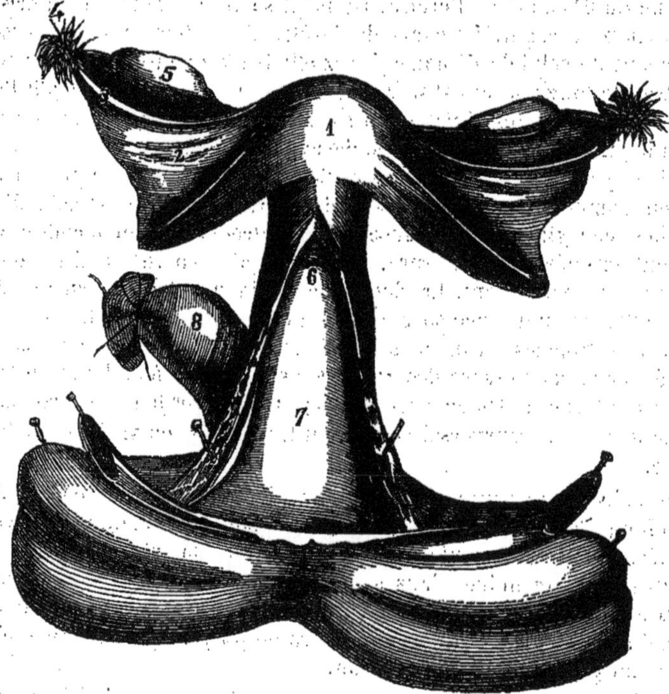

(fig. 11.) *

La vulve est l'ensemble des parties externes de l'appareil génital de la femme. On y remarque : 1° le *mont de Vénus*, éminence arrondie constituée par la réunion des os pubis, et couverte de poils; 2° les grandes lèvres ou plis membraneux qui forment les parois latérales de la vulve ; intérieurement les grandes lèvres sont tapissées par une membrane muqueuse, et il entre dans la composition de leur tissu des fibres musculaires, dont l'ensemble est désigné sous le nom de muscle con-

---

* Cette figure représente les parties génitales de la femme; 1, matrice; 2, ligaments larges de la matrice ; 3, trompe de Fallope ; 4, pavillon de la trompe; 5, ovaire ; 6, col de la matrice; 7, vagin ; 8, rectum.

stricteur du vagin ; 3° le clitoris, petit tubercule, plus ou moins long, occupant la partie supérieure de la ligne médiane et ordinairement caché par la commissure supérieure des grandes lèvres. Son analogie de construction et de structure avec la verge de l'homme, et le développement extraordinaire qu'il prend parfois, ont souvent induit en erreur sur le sexe de l'individu ; 4° les petites lèvres ou nymphes, deux autres replis membraneux, en forme de crêtes allongées, s'étendant le long de la surface interne des grandes lèvres et se terminant vers le centre de la circonférence du vagin ; 5° le *méat urinaire* ou orifice externe du 6° canal de l'urètre. Le méat se trouve entre le clitoris et l'ouverture du vagin. Le canal de l'urètre de la femme diffère essentiellement de celui de l'homme ; chez elle il n'a que trois à quatre centimètres de longueur et est susceptible d'une extrême dilatation ; 7° l'ouverture du vagin, immédiatement sous le méat urinaire. Dans l'état de virginité, il est ordinairement bouché aux trois quarts par une membrane appelée hymen. En général on considère l'existence de la membrane hymen comme une preuve de virginité. Cette preuve est loin d'être absolue, car vingt autres causes que l'introduction du membre viril peuvent en opérer la déchirure, de même qu'on l'a vue persister même après un accouchement. La déchirure de la membrane hymen laisse habituellement une trace sous forme de quatre ou cinq petits tubercules rougeâtres, appelés caroncules myrtiformes ; 8° le vestibule ou espace formé par la commissure des grandes lèvres ; 9° la fourchette ou commissure inférieure des grandes lèvres ; et enfin 10° la fosse naviculaire, ou petit espace transversal compris entre l'orifice du vagin et la fourchette.

Le vagin est un conduit membraneux placé entre la vessie et l'anus ; il est long de 14 à 16 centimètres. Il est obliquement étendu de la vulve à l'utérus, où il forme cul-de-sac. De même qu'à la vulve des fibres musculaires sont répandues dans son tissu, et lui donnent une espèce de contractilité durant l'acte sexuel. La membrane muqueuse qui tapisse le vagin est pourvue d'un grand nombre de plis, ce qui lui permet d'acquérir un grand degré de dilatation.

L'utérus ou matrice avec ses annexes est l'organe destiné à contenir le fœtus depuis le moment de la conception jusqu'à sa naissance. La matrice est une espèce de muscle creux, et ayant son plus grand diamètre de bas en haut ; elle est placée entre la vessie et le rectum, dans la cavité du bassin. La matrice a exactement la forme d'une poire d'environ cinq centimètres de dimension ; son extrémité supérieure a reçu le nom de corps de la matrice, l'inférieure celui de col de la matrice. Celui-ci a environ deux centimètres de longueur sur un de largeur. La partie inférieure du col, appelée museau de tanche, s'avance dans le fond du vagin et présente une ouverture transversale qui a deux bords, dont l'un s'appelle lèvre antérieure, et l'autre lèvre postérieure du museau de tanche.

Les parois de la matrice, dans l'état de vacuité, sont très-minces, et sont intérieurement tapissées par une membrane muqueuse, laissant à peine un vide de quelques millimètres.

Les ligaments qui retiennent la matrice en respect sont fournis par la membrane séreuse qui revêt les intestins et est connue sous le nom de *péritoine*.

C'est dans les parois de ces ligaments que sont logés les ovaires et les trompes de Fallope.

Les ovaires sont deux corps glanduleux un peu moins volumineux que les testicules, avec lesquels ils ont une si grande analogie que d'aucuns les ont appelés les testicules de la femme. Leur tissu, mou et spongieux, contient une vingtaine de vésicules rougeâtres, grosses comme un grain de millet, et considérées, par la plupart des anatomistes, comme l'œuf humain qui n'attend là que le fluide vivifiant.

Les trompes de Fallope sont deux conduits s'étendant de la cavité utérine jusqu'aux ovaires, et destinés à donner passage au sperme qui va féconder l'œuf.

Les seins ou mamelles sont deux éminences hémisphériques, dans chacune desquelles loge la glande mammaire ou lactifère. Au centre de chaque mamelle est un cercle, rose chez la vierge, brun-noirâtre chez la femme-mère, et appelé l'*auréole*. Le mamelon, également rose ou brun, s'élève du milieu de l'auréole. Les *vaisseaux* lactifères de la glande mammaire convergent et aboutissent tous au mamelon.

J'ai dit que l'appareil urinaire appartient à l'appareil digestif, et est aux aliments liquides ce que la digestion proprement dite est aux aliments solides. J'aurai l'occasion de revenir plus longuement sur ce sujet, et j'expliquerai alors la doctrine nouvelle que je professe sur cet important sujet.

Ce que nous connaissons réellement de la fonction de reproduction de l'individu, appelée vie de l'espèce, se borne à fort peu de chose, si peu de chose, que cela devient triste à voir combien de volumes in-folio on a bien inutilement, hélas! écrits sur ce sujet. C'est une véritable tour de Babel!

Chez l'homme, les testicules fabriquent la liqueur fécondante, appelée sperme, semence, fluide prolifique ou liqueur fécondante. Le premier de ces noms est le plus communément employé.

Des testicules le *sperme* est porté dans les vésicules séminales au moyen des canaux déférents. Le sperme séjourne dans les vésicules jusqu'au moment où, par l'acte du rapprochement sexuel, il est lancé par les canaux éjaculateurs, en traversant le canal de l'urètre, dans le vagin de la femme.

Une partie du sperme, si l'acte du rapprochement sexuel est prolongé, provient directement des testicules. Nous reviendrons sur cette circonstance lorsque nous traiterons des causes de la stérilité.

Du vagin, le sperme passe dans la cavité utérine, enfile une des trompes de Fallope et va imprégner l'un des œufs contenus dans l'ovaire. Nous savons qu'il est des cas où deux œufs, et davantage même, sont fécondés simultanément par le fait d'un seul rapprochement sexuel.

L'œuf fécondé vit instantanément, *ipso facto*, et subit instantanément une transformation lente et incessante. Le 15ᵉ jour après la fécondation, cet œuf *vivant*, qui prend le nom d'*embryon*, enfile, à son tour, une trompe de Fallope, suit le même trajet qu'a suivi le sperme, et vient se loger dans la matrice, où il continue à se développer jusqu'au moment de sa naissance.

Il est des cas que nous ne saurions ni déterminer, ni préciser, ni provoquer, où l'embryon dévie de sa vraie route, et, au lieu d'enfiler la trompe, tombe dans l'abdomen, où parfois il se développe aussi bien que s'il était dans la matrice. Cela s'appelle grossesse extra-utérine. Il va de soi que, dans ces cas, l'accouchement ne peut se faire que moyennant l'intervention de l'art chirurgical, et notamment au moyen d'une opération appelée gastrotomie.

Voilà, en vérité, tout ce que nous connaissons de cet acte conservateur de l'espèce humaine, et, à moins de vouloir, à mon tour, m'égarer dans le domaine de la fantaisie, force m'est d'abandonner ce chapitre.

DE LA PUBERTÉ.

Astruc disait que pour parler ou pour écrire, concernant un sujet aussi délicat, il ne faudrait jamais employer d'autre langue que le latin.

Je ne partage en aucune façon l'opinion d'Astruc, car c'est précisément l'ignorance en cette matière, autant chez les parents et les instituteurs que chez les jeunes gens des deux sexes, qui est la cause principale des vices secrets et du libertinage. Mieux vaut, dans l'espèce, le vif éclat de la lumière que le règne despotique de l'ignorance. N'inculquons point des erreurs dans l'esprit de la jeunesse ; donnons-lui au contraire la vérité pour guide.

La virtualité des organes de la reproduction ne se manifeste chez l'homme qu'à une certaine époque de la vie. Dans les premières années elle manque complétement.

Les uns appellent *puberté* l'époque de la vie pendant laquelle les organes de la génération, restés en quelque sorte à l'état rudimentaire, se développent complétement ; les autres, au contraire, appellent *puberté* le moment auquel ces organes ont acquis leur entier développement. Je préfère la première dénomination à la seconde, parce qu'elle représente l'ensemble des phénomènes qui caractérisent cette époque de la vie.

Dès que la puberté commence, d'importants phénomènes physiques, intellectuels et moraux se manifestent ; ils diffèrent dans chacun des deux sexes.

La puberté commence entre la dixième et la douzième année chez la jeune fille ; entre la douzième et la quinzième chez le garçon. Elle est plus précoce dans les climats chauds que dans les climats froids et humides, et chez les enfants élevés dans la mollesse, l'oisiveté et le luxe, que chez les ouvriers et les campagnards.

Lorsqu'il se manifeste une puberté précoce qui peut nuire au développement harmonique et régulier du corps, il va de soi que pour l'arrêter ou la retarder, il suffit le plus souvent de mettre l'enfant dans des conditions opposées à celles qui ont provoqué cette précocité.

Plusieurs autres circonstances encore influent sur la puberté. Il est des affections qui la provoquent, d'autres la retardent et l'empêchent même complétement. La chlorose ou diminution de l'énergie vitale de l'enveloppe cutanée chez la jeune fille : une forte prédominance du système lymphatique dans l'un comme dans l'autre sexe ; certaines affections de l'appareil de la respiration et de celui de la circulation ; toutes espèces de maladies chroniques et particulièrement celles des voies digestives ; des troubles fonctionnels du système nerveux, etc. etc., exercent une grande influence sur la puberté.

Un développement extraordinaire du cervelet détermine en thèse générale une puberté précoce.

Un grand développement des facultés intellectuelles ou une éducation exclusivement intellectuelle, de même que des passions précoces hâtent ou retardent la puberté.

Il suffit de signaler ces faits pour déterminer les moyens à employer en cas d'accidents.

La puberté exerce une influence notable, fondamentale, sur l'économie entière dans les deux sexes.

Chez l'homme, aux formes arrondies et molles se substituent les formes anguleuses, dures et résistantes. Les muscles deviennent saillants sous la peau ; les traits de la physionomie se dessinent vigoureusement ; la tête se redresse, le regard devient assuré, hardi, quasi provocateur ; le port prend une allure de dignité et de noblesse ; la démarche devient lente et ferme. À mesure que la puberté se développe davantage, tous ces signes physiques acquièrent un caractère plus prononcé. D'autres indices ne tardent pas à venir s'y joindre : il pousse des poils sur plusieurs parties du corps ; les organes génitaux augmentent de volume ; la voix devient forte et vibrante.

Sous le rapport intellectuel, les modifications qui surviennent ne sont pas moins importantes. Les jeux enfantins commencent par ennuyer et ne tardent pas à être pris en pitié. Le jeune adolescent recherche bientôt les récréations qui lui donnent le sentiment de sa valeur personnelle ; il court après les luttes, les combats, les victoires surtout. Il se passionne pour les exercices équestres et gymnastiques, les évolutions militaires, l'escrime, la chasse, le billard, etc. Il commence à se complaire dans l'étude des choses sérieuses et utiles. Malheur aux enfants dont les parents tombent dans l'un des deux excès suivants : trop de retenue ou trop de liberté !

Dans l'ordre moral, on voit s'éveiller les pensées érotiques. Celui qui est sous la domination d'une puissante incitation du cervelet, s'y abandonne avec complaisance ; il recherche avidement la société des femmes. Malheur encore une fois à celui qui aura reçu une éducation fausse ou incomplète ! Ce sera un masturbateur ou un libertin, dont la vie sera fanée avant d'être parvenu à la fleur de l'âge !

Dans l'ordre moral, les premiers indices de la puberté sont si évidents, que pour ne pas s'en apercevoir, les parents doivent ne point le vouloir. Que ceux donc qui ne se comportent pas ainsi se hâtent d'imprimer une direction au développement de la puberté, ce qui est toujours facile à cet âge de la vie.

On aperçoit d'abord chez l'adolescent une secrète tendance à se rapprocher du beau sexe ; on ne tarde même pas à le voir se glisser clandestinement dans la chambre des servantes afin de les surprendre à leur toilette. Il caressera involontairement jusqu'à ses propres sœurs sous l'incitation des mêmes aspirations. Suivez ses regards pleins de désirs à travers les plis et les ondulations des robes de la femme ; voyez avec quelle adresse il fera par hasard des attouchements déplacés ! Pris en flagrant délit, voyez-le rougir jusqu'au blanc des yeux, encore même qu'il veuille feindre qu'on ne s'est aperçu de rien ! Regardez-le comme il est sur les épines au milieu d'une conversation grave ; a-t-il hâte de s'enfuir à la sourdine ou balbutier une excuse afin de pouvoir se retirer et pour aller où ? Dans sa chambre ou au jardin où il court s'enivrer de ses propres transports d'imagination. Que de fois vous le surprendrez à lire, plein de béatitude et d'extase, quelque roman ou feuilleton impur !

Interrogez alors l'adolescent qui se conduit de cette façon, vous vous convaincrez bientôt qu'il a reçu une fausse éducation. C'est le moment ou jamais, pour les parents et les instituteurs, de répandre les lumières de la vérité dans cette jeune imagination, s'ils ne veulent pas avoir à déplorer bientôt une victime de l'onanisme ou du libertinage.

L'à-propos de cette doctrine se fait d'autant plus vivement sentir, qu'à cet âge, des questions indiscrètes, autant qu'ingénues, s'échappent à chaque instant, et comme involontairement, de la bouche de l'adolescent. Vous le voyez également prendre, de préférence, le chemin des concerts et des spectacles ; les bals occupent tous ses rêves, et son imagination n'en sort que pleine d'idées lascives. C'est alors aussi qu'on le voit manifester une grande sollicitude pour sa toilette.

Chez la jeune fille, il survient des phénomènes non moins importants. Ses formes physiques acquièrent un développement en sens opposé à celui de l'homme. Les contours s'arrondissent, les creux s'emplissent, les seins se soulèvent, les traits de la physionomie se radoucissent, la pudeur, gardienne fidèle de la chasteté, s'éveille, le regard se fait timide, la démarche devient peu à peu lente et gracieuse tout à la fois, mais surtout la coquetterie ou le désir de plaire au jeune homme se dessine chaque jour davantage.

Le phénomène physique prédominant de la puberté chez la jeune fille est l'apparition du flux menstruel, autrement dit des règles.

La première et principale question qui tombe ici sous la plume est celle de savoir ce que c'est que le flux menstruel?

Pour bien me faire comprendre, je dois me livrer ici à une courte digression, tendante à exposer ma doctrine sur le jeu des fonctions de l'organisme humain et le mode de production des maladies.

Mais, qu'on le sache bien, je ne fais point le procès aux médecins. Tout médecin relève exclusivement de sa conscience. S'il est de bonne foi, s'il a confiance en sa doctrine, le médecin doit être respecté : si la vérité n'a pas encore lui en son esprit, il n'en faut accuser que les difficultés inhérentes à la situation.

La vérité est une et indivisible. Deux doctrines opposées ne peuvent pas être également dans le vrai. Si l'une est la vérité, l'autre est une erreur. On ne saurait sortir de ce dilemme. Si deux médecins ont cru pouvoir étayer chacun une doctrine différente sur des succès égaux, ou bien, en fait de thérapeutique (application de remèdes), tous les chemins conduisent à Rome, et l'empirisme devient notre souverain maître ; ou bien, l'un des deux médecins a mal observé; il n'y a pas à sortir de là. L'un d'eux a attribué le succès à ce qui n'était qu'un effet de la nature ; en d'autres termes, la nature était arrivée à bonne fin malgré la médicamentation, et avait triomphé tout à la fois et du mal et du remède !

Non pas davantage que j'accuse ici mes confrères d'ignorance. J'ai déjà dit pourquoi ; je n'y reviendrai pas. Je me bornerai à dire d'avance à mes confrères, à propos de *ma doctrine*, (que je ne crains pas de déclarer toute *nouvelle*), que je ne commenterai, ni ne discuterai, ni ne dénigrerai leurs théories et encore moins leur thérapeutique. J'exposerai purement et simplement ma doctrine, et de deux choses l'une : ou bien, elle est la vérité ; ou bien, elle est une erreur. Si elle est la vérité, toutes les autres ne sont qu'erreur. Mais j'ajouterai, et je dis ceci tout particulièrement à propos de ma *doctrine nouvelle* (que j'exposerai plus tard), concernant les *affections syphilitiques* : je ne demande pas qu'on l'accepte *à priori*, et surtout qu'on applique sans examen les préceptes pratiques qui en découlent. Bien que mes expériences se comptent par milliers, et se soient faites en grande partie devant un public compétent (clinique d'hôpital), ou *coram populo*, comme on dit vulgairement, je n'entends forcer personne à les accepter aveuglément. Que chacun expérimente consciencieusement par lui-même ; qu'il se rende compte des faits tels quels, mais rien que des faits. Point de métaphysique, mais une véritable observation des faits.

Sans autres commentaires, j'entre en matière, et ce ne sera pas long; car tout ce qui est nature ou vérité est simple et court.

Nous avons vu, à propos de la digestion, que nous n'introduisons aucun aliment dans le tube digestif, lequel soit entièrement assimilable, c'est-à-dire dont toute la substance puisse être convertie en sang. Il en est toujours une plus ou moins grande partie qui n'a point les qualités voulues ; ces parties non assimilables sont séparées des parties assimilables par l'action des organes digestifs. Mais qu'advient-il de ces parties non assimilables, positivement devenues corps étrangers ? La nature les chasse hors du corps ; en terme scientifique, elle les expulse, les élimine. Il n'est point d'exception à cette règle, sinon il y a état de maladie. On voit donc ici, à première vue, que l'état de santé est l'équilibre parfait comme qui dirait entre la production et la consommation. La rupture de cet équilibre constitue l'état de maladie. Il reste, ainsi qu'on le dit vulgairement, des humeurs dans le sang. Le rétablissement de l'équilibre ou l'élimination des humeurs est *ipso facto* le retour à la santé.

Toute autre doctrine est contraire aux lois imprescriptibles de la nature et ne peut conduire qu'à des déceptions. C'est l'histoire de la tour de Babel appliquée aux doctrines médicales.

Comment se fait cette élimination ?

Invariablement sous trois formes différentes, qui sont : la transpiration cutanée, les selles et l'urine.

Il n'est personne qui ne soit parfaitement d'accord sur la nature des matières fécales, également appelées excrémentielles ou selles. Il en est de même pour ce qui concerne la transpiration cutanée, sur laquelle toutefois j'aurai l'occasion de revenir à propos des maladies de la peau.

Mais le même accord n'existe plus lorsqu'il s'agit de l'urine. Je professe à ce sujet une opinion peut-être toute nouvelle, mais j'ai la prétention de croire qu'elle est en tous points d'accord avec les faits que la nature elle-même a soin de nous révéler.

L'homme, par nécessité ou par plaisir, avale chaque jour et souvent en peu d'instants, une quantité considérable de boissons. Supposons un moment que les boissons eussent dû suivre la même voie d'assimilation que les aliments solides, c'est-à-dire leur conversion en chyle d'abord, puis en sang, et enfin en matières excrémentielles, suivant la même voie que les matières fécales. Quels embarras cela n'eût-il pas occasionnés ! Rien que d'y penser on conçoit l'impossibilité de ce mode d'être. C'est pourquoi la nature a placé, dans le voisinage de l'estomac lui-même, un appareil qui remplit directement et promptement l'élimination, sous forme d'urine, des parties non assimilables, excrémentielles, des aliments liquides. Voyez, en effet, avec quelle promptitude a lieu cette opération. On a à peine pris une quantité un peu excessive de boissons, que le besoin d'uriner se fait sentir. Prenez de la térébenthine ou mangez des asperges, et peu d'instants après, l'urine aura l'odeur de là térébenthine ou des asperges. Tout cela serait il possible sans communication directe de l'estomac aux reins ?

On m'objectera probablement qu'en analysant l'urine on y trouve les mêmes éléments étrangers que dans le sang, si, éléments étrangers, il en est dans celui-ci. Je ne nie pas le fait, bien au contraire ; mais il n'infirme en rien ma doctrine. Le sang est le principe nutritif de tous les organes ; les reins ne font pas exception. Si le sang qu'ils reçoivent contient des principes hétérogènes, ils sécréteront une urine qui les contiendra également. Si le sang est vicié, l'urine sera viciée : elle sera graveleuse, il y aura albuminurie, diabète ; ou bien l'urine sera chylifère ; elle contiendra même du pus.

Seulement si l'on me demande le mode intime, le *quo modo* de cette sécrétion, quelle part y ont le sang, le tissu rénal, les boissons, l'influence nerveuse, etc., etc., je dirai franchement que je l'ignore, ou plutôt je répondrai, mais sans faire une démonstration qui durera trois mois, comme celle de mon illustre professeur de physiologie dont j'ai parlé plus haut, que c'est une fonction vitale *sui generis*, et je me borne à en constater les faits, à les étudier, et à me conduire en conséquence.

Il se presse ici sous ma plume une autre question.

L'urine présente-t-elle une modification telle dans ses caractères physiques apparents, pour révéler l'état de maladie ou de santé de l'individu, et en cas de maladie, en déterminer le caractère ?

En raison de ce que je viens de dire plus haut, l'urine contient toujours plus ou moins de substances hétérogènes, mais elle les tient en dissolution, absolument comme le sang. Il faut les y découvrir par l'analyse chimique ; car, à juger sur les caractères physiques apparents, l'urine comme le sang a chez tous les individus les mêmes caractères, ou infiniment peu s'en faut, et cet infiniment peu, en ce qui concerne l'urine, se borne à sa couleur et à son odeur. L'urine est plus ou moins pâle et plus ou moins foncée en couleur ; mais partir de là pour baser un diagnostic sérieux, est tout simplement une prétention ridicule, si pas chose malhonnête.

Autre chose est, je le répète, lorsque l'urine a plus ou moins longtemps tranquillement séjourné dans un vase, exposée à l'air. Elle se décompose alors par l'action de celui-ci, et d'autant plus promptement qu'elle tient plus de matières hétérogènes en dissolution. Mais pour dire quelles sont ces matières hétérogènes, il faut recourir à une analyse chimique ; en outre il devient impossible de déterminer quelle part l'air lui-même a dans la formation de ces dépôts, car autre chose est la nature vivante, autre chose la nature morte. Ainsi l'urine naturelle, saine, n'a aucune odeur au moment de son émission, alors que par son séjour à l'air elle acquiert une odeur des plus âcres.

Nous verrons plus tard que l'urine la plus saine peut charrier toutes espèces de corps étrangers qu'elle entraîne sur son passage, à partir des reins jusqu'au méat urinaire. Ce phénomène induit très-fréquemment les gens du monde, voire même des médecins, en erreur. Nous établirons ce diagnostic différentiel à mesure que l'occasion s'en présentera.

Revenons au sujet principal.

Toute médicamentation qui n'a pas pour base une vertu éliminatrice d'humeurs est une médicamentation qui repose sur une erreur.

En veut-on la preuve?

Il est incontestable que, depuis que le monde est monde, ce sont toujours les mêmes maladies qui ont affligé l'espèce humaine.

Depuis Hippocrate jusqu'à nos jours, tous les ouvrages de médecine traitent invariablement des mêmes maladies. La forme se modifie quelquefois un peu, mais voilà tout; au fond rien n'est changé.

Or, si les maladies sont toujours restées les mêmes, pour peu que l'expérience eût appris quelque chose aux médecins, ils auraient dû dès la plus haute antiquité avoir constamment recours aux mêmes remèdes dans les cas identiques, la vérité étant une, indivisible et imprescriptible.

Les variantes qui auraient pu survenir de çà ou de là dans la pratique, n'auraient dû trouver leur raison d'être que dans la constitution, le tempérament ou les habitudes de l'individu. En principe, le remède serait toujours resté le même; on n'aurait modifié que de çà et de là son mode d'application, sa dose ou sa forme.

En est-il bien ainsi? Non, attendu que la Médecine a toujours dévié jusqu'ici du chemin de la vérité. Ce n'est pas dans la nature qu'elle étudie le mal, mais bel et bien dans un creuset chimique ou au bout d'un microscope! Le fait n'est rien pour elle, mais le *quo modo* tout! Absolument comme je l'ai dit à propos de la digestion. Aussi, observez le médecin, le jeune surtout, et voyez ce qui se passe. On le voit tour à tour employer une infinité de remèdes différents contre le même mal. Il en change du matin au soir avec la même facilité qu'il change d'habit. Aujourd'hui tel médicament est considéré comme une panacée, demain on l'aura oublié à tout jamais. L'emploi d'un médicament passe parfois chez d'aucuns à l'état de mode ou de tic. On voit tel médicament figurer pendant quelque temps dans toutes les prescriptions; puis n'y plus jamais paraître. Et autant le même médecin varie dans ses ordonnances, autant celles de plusieurs médecins diffèrent entre elles. Consultez dix médecins sur le même mal, dussent-ils tous lui donner le même nom, vous recevrez dix prescriptions entièrement différentes les unes des autres; l'un vous mettra à la glace, l'autre vous appliquera le fer incandescent!

Et tout cela parce que tous ceux qui en agissent ainsi ne sont pas dans le vrai.

Il n'y a de vrai en l'*Art de guérir* que la Médecine qui guérit, et celle-là s'appelle *Médecine naturelle.* Elle ne connaît d'autres lois de production de maladies que celles que je viens de signaler, et elle n'a recours qu'à des remèdes d'élimination des humeurs, dits remèdes *dépuratifs*.

Je ne veux pas entrer ici dans les ap et dépendances de cette doctrine, cela me conduirait trop loin. D'ailleurs je l'ai déjà longuement développée en d'autres ouvrages, et j'y renvoie tout lecteur curieux d'en savoir plus qu'il n'en faut pour l'intelligence de celui-ci. D'un autre côté, j'aurai bien de temps à autre une échappée à faire dans ce domaine, et je reviens à la question que j'ai posée à propos du flux menstruel.

Toute augmentation d'activité vitale dans un organe implique nécessairement un surcroît de production et d'élimination d'humeurs. Or, toutes les fois que la nature ne sait pas se débarrasser du surplus d'humeurs par les voies naturelles, elle établit ou il se forme une voie d'élimination supplémentaire ou artificielle.

Dès que la puberté commence chez la jeune fille, la matrice est le siége d'un surcroît d'activité vitale. L'économie entière s'en ressent profondément, à tel point, qu'on peut dire que la femme n'est femme que par le fait de la vie utérine, comme l'homme n'est homme que par le fait des testicules.

La première conséquence de ce surcroît d'activité chez la jeune fille est l'insuffisance des voies d'élimination ordinaires : aussi s'en établit-il aussitôt une supplémentaire qui n'est autre que le flux menstruel. Cela est si vrai et si patent, que sa non-apparition, et bien plus encore sa suppression violente chez la jeune fille, devient immédiatement la source des plus grands désordres fonctionnels; il est rare que la vie n'en soit pas de suite sérieusement compromise.

J'ouvre ici une parenthèse.

On voit très-fréquemment les gens du monde, voire même des médecins inexpérimentés, se laisser entraîner par l'*expression des maladies*.

Disons de suite ce que j'entends par l'*expression de la maladie*, et j'y appelle toute l'attention du lecteur, car c'est la pierre d'achoppement du traitement de la plupart des affections.

Pour arriver au diagnostic ou détermination du siége et du caractère de la maladie, le médecin étudie l'ensemble comme l'individualité des symptômes, puis il fait de la séméiologie, ce qui veut dire qu'il convertit ces symptômes en signes : en d'autres mots, il donne un nom à la maladie, il la qualifie.

Ce procédé est très-logique; il devrait toujours conduire à la découverte du vrai siége et du caractère réel de la maladie, si, faute d'habitude de se rendre bien compte des faits et gestes de la nature, le médecin quelquefois, et l'homme du monde toujours, ne se laissaient entraîner, suborner en quelque sorte, par l'*expression de la maladie*.

Chaque maladie se signale par un cortége de symptômes plus ou moins nombreux, plus ou moins importants, et plus ou moins inconstants. Mais chaque individu a sa manière de sentir à lui et sa peur à lui. Aussi, chaque individu a l'esprit frappé d'une manière diverse;

chaque individu a l'esprit entraîné par le symptôme dominant et le plus alarmant, pour lui, bien entendu, et chacun exprime son mal en raison de ce symptôme dominant. C'est ce que j'appelle l'*expression de la maladie*. Que je cite quelques exemples.

A se plaint vivement d'une douleur d'un côté de la tête. Quoi que le médecin lui dise ou lui demande, *A* répond : Migraine.

B ne se plaint que d'une seule chose ; débarrassez-le de cette chose, *B* sera sauvé. Cette chose est un mal de reins.

C est accablé d'une pesanteur de tête insupportable, d'un mal de tête qui le rend fou ; il ne voit plus, c'est à peine s'il vous entend. Guérissez-le donc tout de suite de cette céphalalgie sus-orbitaire, et il vous en devra une éternelle reconnaissance.

D est insupportable à lui-même ; il se racle sans cesse la langue avec une baleine, sa bouche est un vrai cloaque : vite et vite, docteur, enlevez cette crasse, purifiez cette bouche pâteuse.

E a les membres brisés, il ne se sent pas de lassitude ; pour l'amour de Dieu, rendez-lui la souplesse des mouvements.

F se plaint amèrement de diarrhée.

G est morose, taciturne depuis plusieurs jours ; il est pris d'une constipation qui a résisté à tous les lavements et purgatifs connus.

H est pris de coliques affreuses, intolérables ; il a épuisé toute une fiole de liqueur anodine de Hoffmann et s'est frictionné le ventre avec force laudanum.

I est tourmenté chaque jour ou de jour à autre par des frissons suivis de chaleur et d'abondantes sueurs : il a la fièvre intermittente ; s'il habite un pays marécageux, c'est la fièvre algide, paludéenne, etc. ; il a pris inutilement une dose fabuleuse de sulfate de quinine.

Eh bien ! ces neuf individus se plaignent chacun en apparence d'une maladie différente, et cependant ils sont atteints tous les neuf du même mal, à savoir, un embarras gastrique, vulgairement appelé estomac sale. Que de milliers de fois n'ai-je pas vu chacun de ces cas traités en raison de l'expression de la maladie, et celle-ci rester rebelle, devenir chronique !

Voici un autre exemple frappant de vérité et qui se présentait tous les jours à ma clinique.

Sur cent cas de névralgies céphaliques (douleurs nerveuses de la tête), je pose en fait d'une part qu'il en est quatre-vingt-dix-neuf qui proviennent purement et simplement, soit d'une carie de dents, soit d'une irritation des gencives produites par la présence de tartre à la racine des dents, et, d'autre part, que chacun de ces quatre-vingt-dix-neuf malades a subi un traitement antispasmodique pour combattre directement et *loco dolente*, comme on dit, la maladie nerveuse, c'est-à-dire *l'expression de la maladie* au lieu de la maladie elle-même. Aussi était-ce plaisir de voir à ma clinique d'anciennes et ultra-rebelles migraines, des névralgies temporales, faciales, sus et sous-orbitaires, occipitales, pariétales, etc., tomber d'emblée, comme par enchantement, sous les pinces, les daviers et les grattoirs de notre habile chirurgien-dentiste, *M. Delapierre*, actuellement chirurgien-dentiste des hôpitaux de Bruxelles !

Voici, entre autres, un fait particulier consigné à la page 70 du *Bulletin mensuel du Dispensaire Vésale* et signalé par moi, président et médecin en chef, au comité directeur : « Un septuagénaire de la rue des Mi-« nimes, 25, un nommé Janssens, me fit appeler pour une névralgie « faciale qui, depuis vingt-deux ans, a fait de lui un véritable martyr. « Pour que vous n'en doutiez pas, Messieurs, il me suffira de vous dire « que Janssens a subi quarante-deux fois l'opération de la section d'une « portion de nerf dentaire ou facial. L'acupuncture électrique, l'opé-« ration la plus douloureuse possible, a été faite des centaines de fois. Il « a pris des boisseaux de remèdes antispasmodiques, tous plus violents « les uns que les autres, et jamais Janssens n'a cessé de souffrir un seul « instant. Mais ce qui le tourmentait le plus, peut-être, c'était de baver « sans cesse. Janssens devait constamment se tenir la bouche béante, « pour laisser échapper une salive abondante et fétide. Or, Messieurs, « nous avons guéri ce malheureux vieillard à peu près séance tenante, « grâce à l'intervention de l'hygiène et de notre habile collègue, *M. De-« lapierre*, le chirurgien-dentiste du *Dispensaire*. Chez Janssens, les « quelques dents et chicots qu'il avait encore dans la bouche, étaient « non pas enduits, mais ensevelis sous une montagne de tartre ; c'était « affreux à voir ! Nous y reconnûmes sur-le-champ la cause première, « la seule cause de son long et terrible martyre ; aussi la bouche était à « peine nettoyée et déblayée, que Janssens se sentit monter d'enfer en « paradis, suivant son énergique expression. »

Ce que je viens de dire des affections de l'estomac et des névralgies encéphaliques, produites par une carie dentaire, s'applique en tous points, ainsi que nous le verrons plus tard, à tous les genres d'*expressions du mal vénérien* et d'*affections cutanées*.

Avant de fermer la parenthèse, ajoutons que s'il est vrai qu'on se laisse assez facilement entraîner par l'*expression de la maladie*, il ne l'est pas moins qu'on néglige d'autre part avec non moins de facilité de s'enquérir de la vraie cause productrice du mal. Deux faits, pris au hasard dans ma clientèle, feront mieux ressortir l'importance de cette question.

Madame B... est affligée depuis quelque temps d'une déplorable infirmité : tout ce qu'elle met en bouche lui paraît avoir l'odeur et le goût d'œufs pourris. Elle n'ose plus manger. Elle maigrit à vue d'œil. La vie lui est à charge.

En vain elle a recours à tous les moyens que l'art a pu imaginer ; rien n'y fait : le mal va en s'empirant chaque jour.

La première question que je me pose, en arrivant auprès d'un malade, est celle-ci : Quelles sont les ap et dépendances ainsi que les aboutissants physiologiques de l'organe malade ? Le malade ne contrevient-il pas habituellement à l'une des lois qui en règlent les fonctions ?

A n'examiner que la bouche, on ne voyait rien d'anormal chez Madame B... Mais l'organe du goût a une sentinelle avancée dans l'odorat, à telle enseigne que ce qui déplaît à l'odorat répugne assez généralement au goût.

— Avez-vous l'odorat fin ? lui demandai-je.

— Si fin, répondit-elle, qu'avant de me marier, étant demoiselle de magasin chez un négociant en draps, on venait à chaque instant, de chez tous les voisins, me consulter sur la finesse d'un parfum.

— Et depuis votre mariage ?

— Oh ! depuis lors je suis dans les odeurs jusque par-dessus la tête. J'ai épousé un droguiste, et jusqu'à ma chambre à coucher elle-même est un *refugium peccatorum* de toutes sortes d'odeurs, tant bonnes que mauvaises.

Là était le nœud gordien. De même que trop de lumière éblouit, de même un excès d'odeurs pervertit l'odorat. J'envoyai Madame B... à la campagne, et moins d'un mois après, elle en revint parfaitement guérie. Pour empêcher le retour du mal, je lui conseillai deux à trois heures de promenade en pleine campagne chaque jour.

Dans ma jeunesse, j'entendis souvent dire autour de moi : maudite toux ! ma luette fait encore une fois des siennes ! vite un peu de poivre et remontons-la avec le manche d'une fourchette.

Plus tard je fus frappé de la quantité de personnes qui, prises d'une toux opiniâtre, que rien ne pouvait vaincre, se virent peu à peu périr d'une consomption pulmonaire, quoique rien d'abord n'eût pu faire soupçonner cette issue fatale.

Je me rappelai un jour ce que je viens de dire au début de ce paragraphe, et je ne tardai pas à constater que la titillation produite par l'allongement de la luette provoquait cette toux, laquelle se convertissait peu à peu en irritation, qui, s'étendant de proche en proche, finissait par gagner les bronches. La rescision de la luette était donc le seul moyen qui pût conjurer le mal.

Sans être difficile, cette petite opération est fort délicate. Beaucoup de malades ne parviennent même pas à la laisser exécuter. Il faut d'abord faire abaisser la langue par un aide, puis l'opérateur saisit la luette avec une pince à disséquer, et enfin il la coupe en travers avec le bistouri. Tout cela ne serait rien, n'étaient-ce les nausées qui surviennent, surtout chez les gens qui ont la base de la langue naturellement épaisse.

J'ai imaginé une paire de ciseaux qui rendra désormais cette opération aussi facile que de se couper les ongles. Je l'ai faite même très-souvent sans en prévenir le malade. C'est fait en un clin d'œil. On raccourcit la luette autant qu'on veut, ou pas plus qu'on ne veut. J'abaisse la langue avec un couteau à papier, en même temps que je présente mes ciseaux. J'engage la luette dans l'ouverture que présentent leurs extré-

mités, et d'un coup sec je la coupe. L'inspection de l'instrument (fig.
12 et 13) complétera l'explication et au delà. On comprend que la luette
ne peut fuir devant l'instrument, et qu'on ramène au dehors la portion
enlevée. Il se perd à peine quelques gouttes de sang. L'opération étant
faite le matin, le soir il n'y paraît plus.

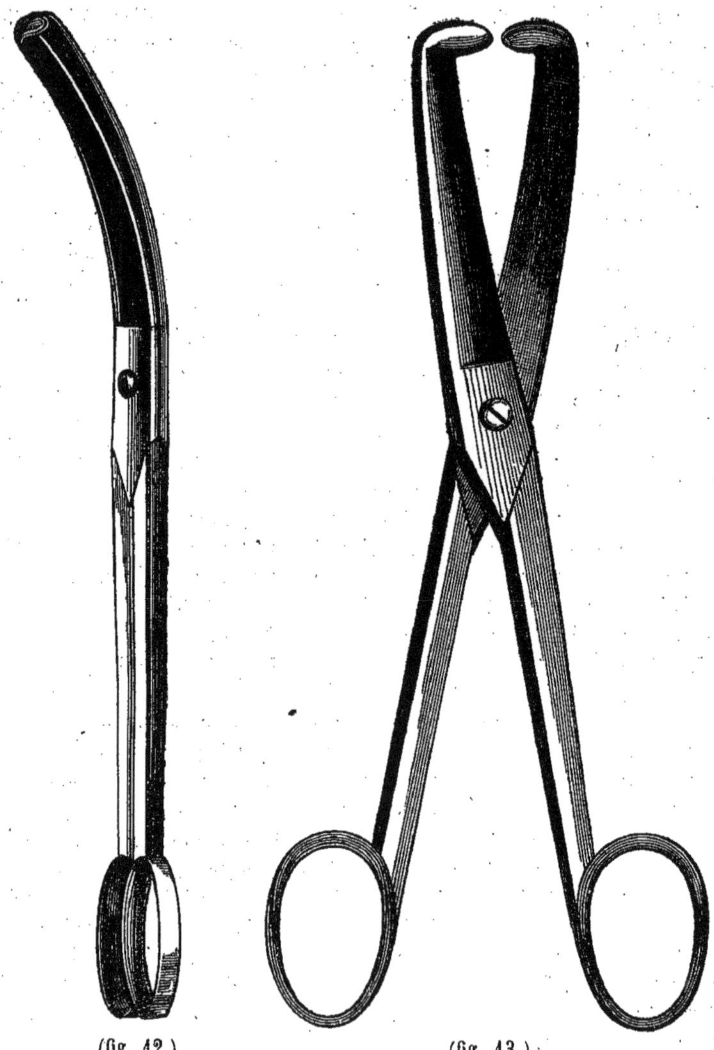

(fig. 12.)   (fig. 13.)

Voici encore deux autres faits à l'appui de tout ce que je viens de dire.
J'ai publié en Italie deux lettres, l'une sur le *mal de mer*, l'autre sur le
choléra. J'y dis qu'à mon avis on s'était jusqu'ici toujours laissé entraî-

ner par l'*expression de la maladie*. Tous les remèdes qu'on a employés ont toujours été dirigés contre l'*estomac*, au lieu que le *siège du mal est dans le cerveau*. Les symptômes gastro-intestinaux ne sont que secondaires ; il en est de même des crampes et de la cyanose dans le choléra. Ces affections, la seconde surtout, ont leur analogue dans l'empoisonnement par le tabac chez celui qui fume pour la première fois. Elles l'ont encore, et encore une fois la seconde surtout, dans l'ivresse. Un homme dit ivre-mort, ressemble à un cholérique comme deux gouttes d'eau se ressemblent entre elles. Beaucoup de narcotiques produisent un mal analogue. En conséquence, je considère le choléra comme le produit d'un poison qui a perverti, anéanti la vitalité du cerveau, et partant le mode de vitalité de l'économie entière.

Il y a un remède qui est appelé, je crois, si j'en juge d'après mes propres succès, à combattre victorieusement aussi bien le mal de mer que le choléra, surtout le choléra, si l'on s'y prend à temps. Ce remède n'est autre que l'*ammoniaque liquide*. On emploie de préférence l'eau de Luce (voir Bouchardat), dont il constitue la base. Tout le monde sait que l'eau de Luce dissipe l'ivresse à l'instant même.

Fermons à présent les parenthèses, et revenons à la question qui fait l'objet de ce chapitre.

De tout ce que je viens dire, on peut conclure, à propos de l'état physiologique ou maladif de la menstruation, que celle-ci entre dans le cercle naturel que j'ai assigné à toutes les fonctions indistinctement de l'économie. Il me reste seulement à prévenir les parents et les malades elles-mêmes, que toutes les fois qu'il y a absence ou excès de flux menstruel, il faut, avant toutes choses, s'assurer de l'intégrité des organes qui concourent spécialement à cette fonction d'élimination.

Je m'expliquerai à ce sujet par un fait qui en dira plus long que bien des pages.

Une jeune fille de vingt et un ans vint me consulter pour une grave affection de l'estomac. La gastrite, disait-elle, durait depuis neuf ans, et avait empêché l'apparition des règles. Chaque mois, pendant quatre ou cinq jours, la jeune malade souffrait à en mourir. On avait appliqué une légion de sangsues à l'estomac, et elle avait pris une infinité de préparations ferrugineuses. Je ne me laissai point entraîner par l'*expression du mal*, et j'allai droit à l'examen des organes génitaux. Bien m'en prit. La membrane hymen était devenue épaisse comme du cuir et obturait complétement l'ouverture vaginale, s'opposant ainsi à l'issue du flux cataménial. Je l'incisai de haut en bas, et dès lors une santé florissante et un flux mensuel convenable remplacèrent la gastrite et toutes ses conséquences.

Indiquer le fait ci-dessus, c'est en déterminer l'application en des cas analogues.

Chez la jeune fille, dès le commencement de la puberté, les organes génitaux internes, restés jusque-là à l'état rudimentaire, acquièrent peu à peu leur entier développement.

Sous le rapport intellectuel et moral, nous voyons survenir les mêmes phénomènes que dans l'autre sexe, avec cette différence toutefois qu'ils sont subordonnés aux mœurs, aux habitudes de la femme, ainsi qu'aux devoirs spéciaux que la nature lui a assignés. Chez la jeune fille, la tête est toujours dominée par le cœur ; elle juge par les sentiments plutôt que par l'intelligence. Elle est gracieuse, timide et modeste ; la pudeur devient son plus bel apanage.

Mais chez la jeune fille, plus que chez l'adolescent, une fausse éducation, de faux principes, conduisent à de funestes conséquences. Au milieu de la société où nous vivons, telle qu'elle est aujourd'hui, les parents et les institutrices ne sauraient veiller avec trop de sollicitude sur les premiers pas que la jeune fille fait dans le monde, car lorsque malheureusement la femme s'adonne à l'inconduite, elle devient plus dépravée que l'homme.

En se conformant aux lois de la nature, on est toujours à même d'imprimer une bonne direction à la puberté, d'en corriger les défauts, et de la conserver pure de toute atteinte qui en détruit l'harmonie et le charme.

Mais comment doivent se conduire les parents et les directeurs de pensionnats, alors qu'ils s'aperçoivent que l'adolescent commence à avoir l'intuition de la cause première et du but de son existence, et que l'attraction vers l'autre sexe, surtout chez le jeune garçon, se manifeste d'une façon évidente, à peine comprimée ?

Je me suis déjà longuement expliqué dans un autre ouvrage, au chapitre relatif à l'instruction de l'enfance, sur la règle de conduite à suivre par les parents ; que j'en rappelle ici cependant les principaux préceptes :

1° Ne commencer l'instruction que lorsque le corps de l'enfant a acquis un développement complet et harmonique ;

2° Les exercices physiques doivent avoir une large part dans l'instruction jusqu'au parfait accomplissement de la puberté ;

3° Il faut toujours conduire l'enfant par la raison. Le mensonge, si adroit qu'il soit, est un danger ;

4° La ligne droite, c'est-à-dire la logique, est toujours le chemin le plus sûr, lorsqu'on sait se mettre à la hauteur de l'intelligence d'un enfant ;

5° Ne jamais lui enseigner volontairement une erreur ou faire un mensonge, dans le vain espoir de détourner son attention de choses que l'on suppose dangereuses à être déjà connues de lui. N'ayez jamais rien à faire désapprendre à votre enfant. Prévenez même ses questions indiscrètes en lui donnant à propos et à temps un enseignement qui ne déflore pas son innocence ;

6° N'imposez jamais l'obéissance par la force ou par caprice ; soyez

l'ami et non le despote de votre enfant ; que la raison préside à toutes
les délibérations que vous prendrez à son égard ; tâchez de vous faire
comprendre logiquement en tout ce que vous exigez de lui ;

7° Ne faites pas aimer Dieu par la crainte de l'enfer, ni la justice par
la peur des gendarmes.

Un parent qui doit punir son enfant a tort ;

8° Sachez vous rendre compte de ce qu'on peut exiger d'un enfant ;
n'ayez jamais volontairement à le gronder pour avoir contrevenu à un
ordre ou commis un acte dont il ne pouvait comprendre ni le caractère,
ni la portée. Par exemple, éloignez du jeune enfant les objets dont il
ne saurait apprécier la valeur et qu'il pourrait casser en jouant ou
autrement ;

9° Lorsque, par hasard, l'enfant vous fait une question dont, pour des
motifs quelconques, il vous est impossible de lui donner la vraie solution, si vous l'avez élevé conformément aux préceptes ci-dessus, il
vous suffira de lui affirmer que, vu son instruction encore trop peu
avancée, vous ne sauriez lui en faire comprendre la raison. L'enfant
vous croira, n'ayant jamais eu des motifs de mettre ni votre perspicacité
ni votre bonne foi en doute ou en suspicion ;

10° Dès sa plus tendre enfance, et en raison du développement intellectuel, habituez l'enfant à connaître la vérité en toutes choses, et tout
particulièrement en ce qui concerne les ressources ou moyens d'existence dont on dispose. Ne lui faites pas tout voir en rose, mais ap-
prenez lui adroitement et prudemment à savoir que dans ce bas monde,
toute médaille a un revers. Ne faites pas un faux étalage de fortune,
pas plus que vous ne pouvez simuler une fausse misère. Apprenez-lui de
bonne heure à distinguer entre le luxe, l'économie et l'avarice. Qu'il
connaisse le plus tôt possible le *doit* et l'*avoir* de la caisse paternelle,
ainsi que la nécessité absolue et les difficultés de les mettre en
équilibre ;

11° Enseignez-lui de bonne heure à ne jamais rechercher de prime
abord le côté mauvais d'un objet qui lui est présenté pour la première
fois. C'est à l'habituer à rechercher le bien avant toute chose qu'il faut
s'appliquer à exercer son esprit. Apprenez-lui surtout à ne jamais faire
de la critique sans une absolue nécessité ; gardez-vous sévèrement de
tolérer qu'il parle mal des absents. Enseignez-lui au contraire à les
défendre au besoin ;

12° Aussitôt que les enfants sentent la différence des sexes, enseignez
au garçon les égards et les prévenances qu'il doit à la jeune fille, et à
celle-ci l'estime et l'amitié qu'elle doit à celui-là. Et surtout inculquez
de bonne heure chez l'un comme chez l'autre les sentiments de pudeur
et de chasteté ; veuillez les faire respecter même entre frères et sœurs
et, en premier lieu, n'habillez pas vos jeunes filles d'une façon im-
morale.

Or, pour en revenir à la question que j'ai posée relativement à la conduite à tenir vis-à-vis des adolescents qui commencent à avoir l'intuition de la raison et du mode d'être de leur existence, ceux qui auront élevé leurs enfants d'après les principes sommairement énoncés ci-dessus, sauront facilement et sans danger les initier insensiblement aux lois de la création. Ce ne seront pas des phénomènes qu'ils leur dévoileront, mais des choses simples et naturelles, dont peu à peu on leur fera connaître le bien et le mal, suivant qu'on en abuse ou qu'on s'y adonne avec sagesse et à l'âge et dans les conditions fixées par la nature, les lois religieuses et les convenances sociales. Il va de soi que c'est à la mère seule qu'appartient la mission délicate d'instruire la jeune fille ; c'est au père qu'incombe le devoir de guider son fils. Si l'un et l'autre se sont faits les amis, les confidents de leurs enfants, ils auront la douce satisfaction de les voir échapper aux dangers qui entourent l'adolescence et la jeunesse, dangers auxquels échappent rarement ceux dont l'imagination aura été pervertie ou surexcitée par une fausse education. Ne nous dissimulons jamais que l'adolescent ignorant, abandonné à ses propres ressources, est désarmé contre les illusions et contre les impulsions de ses passions, et il tombe aveuglément en des périls et des précipices dont il ne soupçonnait pas même l'existence. C'est l'histoire de la plupart des masturbateurs et des libertins précoces.

Je sens ici l'utilité d'entrer franchement et sans détour en quelques détails sur cette matière, tout en ayant égard cependant à l'extrême délicatesse du sujet.

L'homme est animé d'un irrésistible et insatiable désir de tout savoir. Chercher à connaître ce qui est en dehors de lui est un besoin aussi pressant que la faim et la soif. L'homme se résigne aux plus dures privations pour arriver à la découverte de l'inconnu. Avide de toutes espèces d'impressions, il écoute tout ce qu'il entend et veut mettre à nu tout ce qu'on lui veut cacher.

Ruimur semper in vetitum nefas (1), a dit Horace. Toutes les fois que les parents auront la bonhomie de vouloir représenter les actes de la génération comme des phénomènes dont l'adolescent ne peut sonder les mystères, c'est comme s'ils voulaient lui donner l'attrait du fruit défendu, du *vetitum nefas* d'Horace. Si, ensuite, ils poussent l'imprudence jusqu'à lui donner des explications absurdes ; si, par exemple, ils prétendent lui faire accroire que l'enfant pousse dans un chou, etc., etc.; c'est comme s'ils voulaient d'avance donner à l'adolescent un verdict d'absolution pour toutes les imprudences et sottises qu'il pourra commettre afin d'arriver à la découverte de la vérité.

Quoi qu'on dise ou qu'on fasse, l'adolescent est tôt ou tard témoin des amours d'animaux domestiques. Si son intelligence est déjà assez développée pour comprendre ces actes naturels, pour peu que vous l'obser-

____

(1) Nous nous jetons toujours au-devant du fruit défendu.

viez alors, vous voyez tressaillir tout son être. Si, en ce moment, vous voulez détourner son attention et éluder ses demandes, vous exciterez son imagination jusqu'au délire. Mais si vous vous mettez prudemment à la hauteur de son intelligence, et que vous lui expliquiez en termes clairs, nets et précis, sans jamais cesser d'être réservés, par quels merveilleux procédés la nature entière, tant animale que végétale, se reproduit indéfiniment, vous le voyez rougir de plaisir d'avoir été jugé capable de recevoir une pareille révélation. Au lieu d'avoir instillé du poison dans sa jeune âme, ainsi que le prétendent l'ignorance et les préjugés, vous aurez au contraire fait naître en lui un vif désir de se rendre digne de la confiance que vous lui avez témoignée en cette occasion. La chasteté et la pudeur sont innées chez l'homme ; l'exacte connaissance des phénomènes de la génération rendra ces sentiments plus profonds et plus vifs.

Observez au contraire l'adolescent dont on a farci la tête de menteries sur cette matière délicate, il n'est moyen si absurde qu'il soit, devant lequel il recule pour arriver à connaître la vérité. Le premier et le plus dangereux moyen auquel il a recours, c'est de s'adresser à des compagnons plus âgés et plus instruits que lui. Il est rare que ce ne soit pas à quelque être immoral qui s'empressera de lui faire les révélations les plus obscènes. Le malheur est bien plus grand encore s'il tombe entre les mains de quelque servante débauchée, car vous ne tardez pas à voir tomber cette âme candide dans tous les dérèglements des basses passions.

On m'objectera peut-être qu'en initiant de bonne heure le jeune homme aux secrets de la vie de reproduction, vous éveillez en lui prématurément le désir du rapprochement sexuel. C'est une grande erreur ; c'est le contraire précisément qui arrive. Le jeune homme dont l'imagination n'aura pas été surexcitée, celui qui aura été habitué à observer ces phénomènes naturels avec froideur et calme, à l'égal de toute autre fonction de l'économie, et à qui on aura fait connaître les dangers des plaisirs précoces, ce jeune homme-là saura attendre avec réserve et patience l'époque où l'entier développement des es forces physiques l'invitera à accomplir ces nouvelles fonctions. Si, d'autre part, il a reçu de solides notions de religion et de morale, appuyées de bons exemples domestiques, il saura en même temps résister aux excitations et attendre avec calme le moment voulu par les devoirs religieux et les convenances sociales.

Si, cependant, pour une cause ou pour une autre, le jeune homme succombe à l'attrait du fruit défendu, quelle conduite devra tenir le père en vue d'en atténuer ou d'en prévenir les fâcheuses conséquences ?

Absolument la même au fond que celle que j'ai signalée pour l'instruction morale proprement dite. Le père devra aller droit au but, et avec ménagement et réserve exposer à son fils la nature et le caractère des périls qui l'attendent dans cette voie, surtout s'il a le malheur d'abuser de ses forces ou celui de contracter des maladies contagieuses. A propos de ces dernières, le père enseignera particulièrement à son fils combien il est dangereux de les négliger au début, et il le conjurera, le malheureux cas échéant, de s'adresser directement à lui-même, et en cas d'éloignement, à un médecin spécialiste dont la réputation et l'honnêteté sont solidement établies. Il lui fera surtout connaître l'immense danger de confier sa santé compromise à des mains inhabiles ou malhonnêtes.

Règle générale : la puberté est accomplie à vingt et un ans chez la femme, à vingt-cinq chez l'homme.

Mais parfois, durant l'accomplissement des phénomènes qui constituent la puberté, il s'opère de profondes modifications dans l'organisme. Des affections rebelles, jusqu'alors, à tous les efforts de la nature ou de l'art, disparaissent comme par enchantement. Par contre, il en survient, et surtout de celles qui se transmettent par hérédité, qui emportent fatalement le jeune sujet, si l'on n'a pris aucune mesure pour en détruire la nature malfaisante.

Il est surtout à remarquer, en fait de maladies héréditaires, qu'il est généralement reconnu que cette fatale transmission se fait par croisement des sexes. La phthisie, par exemple, passe plus volontiers du père à la fille, de la mère au garçon, qu'en sens opposé.

A l'époque de la puberté, la mère veillera particulièrement à ce que le développement harmonique du corps chez sa fille puisse se faire sans obstacle de la part des vêtements. C'est surtout du côté de la poitrine et du bassin que se dirigera toute sa sollicitude. Que de santés compromises par les fleurs blanches, que de morts prématurées, que d'enfantements laborieux et mortels, etc., etc., se comptent chaque jour par l'usage du *corset !* Cette dernière phrase m'en paraît dire assez pour pouvoir passer outre sur l'action mortelle du *corset !* Il n'est aucun cas possible où il soit nécessaire, et *jamais il n'est utile.* Là où il a le plus d'apparence de l'être, il ne saurait lutter avec les avantages que présente une *gymnastique* bien ordonnée. D'un autre côté, celle-ci ne présente aucun des inconvénients du corset.

D'autre part, le corset détruit, pervertit, gâte la beauté des formes : si une femme était faite telle que le corset la dessine, cette femme paraîtrait une monstruosité.

Il va de soi que pendant la puberté, les parents s'enquerront respectivement si le développement des organes génitaux se fait d'une façon harmonique et régulière. A la moindre apparence de désordre ou de mauvaise conformation, ils auront recours aux lumières d'un spécialiste. Qu'ils ne perdent jamais de vue que ces organes vont bientôt constituer la clef de voûte de l'édifice vivant.

Pour en finir avec la puberté, il me reste à résoudre une question accessoire, mais fort importante.

Qu'est-ce que l'*hermaphrodisme* ?

L'hermaphrodisme, à proprement parler, est la réunion des deux sexes sur un seul et même individu, de façon que celui-ci puisse se reproduire sans le concours d'autrui.

Presque toutes les plantes sont hermaphrodites. Mais, dans le règne animal, et particulièrement dans l'espèce humaine, l'hermaphrodisme serait une organisation en tous points contraire aux lois de la nature, et qu'on pourrait reléguer dans le domaine des monstruosités.

Jusqu'à ce jour, on n'a jamais présenté un hermaphrodite qui réunît les conditions voulues. Dès que ceux qu'on présentait devenaient l'objet d'un examen sérieux et approfondi d'hommes de l'art, l'édifice croulait sur sa base. On avait devant soi des sujets chez lesquels il existait certaines difformités qui avaient trompé l'œil de personnes ignorantes; ou bien à coté des organes d'un sexe plus ou moins bien développés, il se montrait des rudiments, des échantillons atrophiés, ne jouissant d'aucune virtualité des organes de l'autre sexe. En tout cas, là même où la double catégorie d'organes parut le mieux établie, on n'a jamais pu constater la double et réciproque virtualité.

Il est un autre et dernier phénomène qu'on a fréquemment observé. De jeunes sujets, offrant des difformités qui avaient fait douter de la réalité de leur sexe, ou bien qu'on rangeait parmi les hermaphrodites, prenaient insensiblement, à l'époque de la puberté, les premiers, le caractère décidé, moralement surtout, du sexe auquel ils appartenaient positivement; les seconds, celui du sexe dominant ou réel, en dépit de la coexistence d'organes de l'autre sexe plus ou moins développés. A cet âge de la vie, on voit même ces derniers tendre plutôt à s'atrophier qu'à se développer. Les voir alors disparaître complétement, n'est pas chose rare.

C'est enfin à l'époque de la puberté qu'on s'aperçoit définitivement ou au moins plus facilement de l'absence de certains organes de la génération plus ou moins importants. Ces difformités trouveront place dans d'autres chapitres.

DE LA MASTURBATION, DE L'IMPUISSANCE,
DE LA STÉRILITÉ ET DES PERTES SÉMINALES.

L'impuissance ou perte des facultés viriles, et les pollutions ou pertes séminales chez l'homme, de même que la stérilité chez la femme, ne constituent pas des maladies particulières, et ne doivent pas être traitées comme telles, ainsi qu'on l'a toujours fait jusqu'ici. Ces affections sont très-rarement autre chose qu'une funeste conséquence chez l'un et l'autre sexe ou de certaines affections syphilitiques ou de la masturbation, et, comme telles, elles deviennent simplement l'*expression d'une maladie* à l'origine de laquelle il faut constamment remonter, si l'on veut parvenir à établir un traitement rationnel.

Les cas dits idiopathiques (qu'on ne perde point cette qualification de vue), c'est-à-dire ceux où l'impuissance, les pollutions et la stérilité sont exceptionnellement dues à d'autres causes qu'aux altérations organiques des organes génitaux, échappent le plus souvent, sinon toujours, à nos moyens d'investigation, ce qui, malheureusement, fait encore la part très-large à l'exploitation effrontée d'ignobles charlatans. Mais j'espère que, grâce à la lumière que j'ai réussi à répandre sur cette importante question, cette lèpre ne tardera pas à ne plus souiller la société.

Parmi toutes les infractions aux lois de la nature, il n'en est pas une de plus terrible en ses conséquences que la masturbation. Celui qui s'adonne habituellement à ce vice tombe dans un état d'avilissement physique, intellectuel et moral, à devenir tout à la fois odieux à lui-même et un paria dans la société.

En effet, la nature ne laisse jamais ce délit impuni : le masturbateur reçoit tôt ou tard un châtiment exemplaire ; sa vie devient une longue agonie. Car la masturbation, qu'on appelle aussi *onanisme*, détruit peu à peu l'homme comme être matériel, comme être intellectuel et comme être moral. Il est vrai que le châtiment est mesuré à l'étendue et à la fréquence du délit, mais châtiment toujours il y a. Très-souvent il aboutit au suicide, c'est-à-dire au plus vil et au plus lâche des crimes. En tous cas, impénitence finale et mort misérable sont synonymes pour le masturbateur, quel qu'en soit l'âge ou le sexe.

Comme *être matériel*, le masturbateur sent peu à peu les forces physiques lui manquer, comme si un vampire lui suçait goutte à goutte le meilleur de son sang. Il n'y a pas de maladie, si terrible qu'elle soit, qui n'en puisse provenir, comme il n'en existe pas une qui ne prenne

par la masturbation des proportions formidables. La plus bénigne d'ordinaire en acquiert promptement une fatale malignité.

Comme *être intellectuel*, le masturbateur s'abrutit ; son esprit devient
incapable d'aucun effort, pas même pour se relever à ses propres
yeux. Cent fois heureux est le masturbateur qui ne voit pas s'ouvrir
devant lui les portes d'un hospice d'aliénés ou d'idiots. Dans tous ces
établissements consacrés à la plus terrible des misères humaines, les
masturbateurs des deux sexes y pullulent.

Comme *être moral*, le masturbateur voit s'évanouir peu à peu toutes
les plus chères illusions de l'existence ; toutes les joies le fuient, tous
les plaisirs et toutes les consolations de la vie sociale lui échappent.
Pour comble de malheur, plus misérable que le paria, non-seulement il
s'est insensiblement condamné à fuir la société de ses semblables, mais
interprétant à mal tout regard qui s'arrête sur lui, il vit sans cesse au
milieu de soupçons injurieux à l'égard de ceux-là mêmes qui prennent
son mal inconnu en pitié.

Et lorsqu'un jour ses yeux s'ouvrent à la lumière, lorsqu'à un cri
suprême d'angoisse et de douleur de sa conscience, il s'avoue et déplore
sa triste position, bien que l'organisme ait encore conservé les apparences d'intégrité : *trop tard !* répond la nature irritée ; si tu es homme,
point du beau sexe tu ne te rapprocheras ; si tu es femme, point des
joies de la maternité tu ne jouiras ! L'homme est devenu impuissant !
La femme est frappée de stérilité !

L'origine ou cause première de la masturbation gît le plus fréquemment, ainsi que je l'ai démontré, dans la fausse idée qu'ont les parents
de devoir initier le plus tard possible leurs enfants aux mystères, comme
ils les appellent, de la génération. A cette cause première s'ajoute aujour-
d'hui, chez les deux sexes, un autre puissant excitant des sens dans le
jeune âge, à savoir : la littérature moderne représentée par le feuilleton, le roman et le drame.

Où trouver, en effet, une imagination jeune, candide, inexpérimentée
qui sache résister aux décevantes et brillantes séductions de cette école
où le délire des sens, les basses passions, le mensonge immoral, les
crimes, les vices, l'irréligion et l'athéisme reçoivent les honneurs du
Panthéon ou la couronne du martyre !

A ces causes qui enveloppent chaque jour les jeunes imaginations
d'un réseau incendiaire, nous devons ajouter les danses voluptueuses
aux sons d'une musique délirante sur nos théâtres les plus en renom,
et puis les nudités qui s'étalent impudemment sur les places publiques,
dans les rues, et là même où le moindre sentiment de pudeur et de
chasteté devrait leur en interdire l'accès.

Et où trouve-t-on le couronnement de cet édifice démoralisateur, si
ce n'est précisément dans la manie des parents de devancer en toutes
autres choses l'âge des enfants : jeux, toilette, éducation mondaine,
instruction peu édifiante, fréquentation de soirées, bals d'enfants cos-

tumés et non costumés, amis d'un âge plus avancé, connaissances d'un jour, en un mot tout ce qui est capable de faire naître violemment dans la jeunesse des désirs avant l'âge, des passions précoces, le besoin de jouissances, que ni leurs forces physiques, ni leurs facultés intellectuelles et morales ne sont encore en état de supporter?

La *marche* de la masturbation varie suivant une infinité de circonstances, autant celles qui l'ont provoquée, que celles qui l'ont alimentée. Remontez à l'origine de la masturbation; étudiez les conditions de toute nature au milieu desquelles le masturbateur s'abandonne les yeux fermés à ce déplorable vice, vous aurez, en quelque sorte, le thermomètre et le degré exact de cette fatale aberration des sens.

En thèse générale, tout ce qui provoque une puberté précoce tend à exciter la jeunesse à la masturbation, pour peu que les circonstances s'y prêtent. Le cas échéant, si un développement satisfaisant des forces physiques ne vient faire contre-poids à cette funeste tendance ; ou bien et surtout si celle-ci est favorisée par une intelligence précoce ou rendue précoce par le fait d'une éducation mal conçue, le vice de la masturbation dégénère bientôt en passion que rien ne peut refréner. L'économie ne tarde pas à en être tellement meurtrie que le masturbateur ne paraît plus que l'ombre de lui-même.

C'est alors que, le teint livide et les paupières cerclées, le regard hébété, le masturbateur s'égare dans des lieux solitaires, en proie aux excitations de son implacable ennemi. Les propos joyeux de ses compagnons, pour peu qu'ils fassent allusion au beau sexe, lui semblent une amère ironie dont il se croit le but. Toute espèce de récréation devient fatigue et ennui. L'étude des choses les plus simples est un travail pénible ; un effort de mémoire lui donne des frissons ; l'assistance aux leçons le rend fiévreux. La lutte des concours se dresse devant lui comme un fantôme effrayant. Une étrange impatience lui ronge le cœur et tout son corps est pris d'une espèce de tremblement fébrile qu'il cherche en vain à réprimer.

Mais ce qui est étrange, c'est que la présence du beau sexe devient pour lui un sujet de torture inexprimable ; il le fuit avec colère, alors qu'il dévore du regard des images obscènes ou lit avec frénésie des feuilletons ou des romans dans lesquels le délire des sens est retracé en lettres de feu.

Ce qui porte alors le comble à sa misère, c'est que c'est dans le mal lui-même, qui est l'origine et la cause de ses terribles souffrances, qu'il cherche à chaque instant aide et consolation. Comme un Tantale d'un autre genre, il voit près de lui le baume qui pourrait calmer ses atroces plaies, et il va se jeter pieds et poings liés dans les bras de son implacable ennemi.

Bientôt les manipulations ordinaires ne lui suffisent plus, et son imagination délirante est du matin au soir à la recherche de moyens artificiels qui sachent donner satisfaction à ses ardents désirs.

Malheureusement il est peu de ces moyens qui ne se convertissent tôt ou tard en un grave danger local. A chaque instant, et particulièrement chez la femme, on voit, entre autres choses, des corps étrangers pénétrer dans la vessie. Les hommes n'en sont pas exempts. En voici un exemple frappant.

N° 6382 (1), vieillard de 74 ans, médaillé de Sainte-Hélène et huissier de cabinet dans un ministère, deux jours avant de venir réclamer mes soins, avait eu recours à un porte-crayon anglais, espèce de bâtonnet conique, pour se chatouiller le méat urinaire et le commencement du canal de l'urètre. Il s'endormit en exerçant ces funestes titillations. Malheureusement le porte-crayon lui échappa des doigts, se glissa tout entier dans le canal, et alla s'arc—bouter entre le bulbe de l'urètre et le cul-de-sac qui existe au-dessous du bord inférieur du col vésical. Le malheureux vieillard n'osa faire confidence à personne de l'accident qui venait de lui arriver. Deux jours durant, il eut même encore le courage de se rendre à son poste malgré de vives douleurs, des besoins incessants d'uriner, et une anxiété croissante.

En explorant le canal de l'urètre, je constatai la présence d'un corps étranger très-dur, qui obstruait, immobile, la portion prostatique du canal de l'urètre. Mais ma perplexité ne fut pas longue, car le malade me fit immédiatement l'aveu de ce qui était arrivé.

Que faire !

Vouloir pénétrer dans le canal et glisser un instrument entre ses parois et le corps étranger pour le saisir, me faisait évidemment courir le danger de pousser celui-ci dans la vessie, tant il était étroitement, spasmodiquement en quelque sorte, serré dans le canal.

Attendre que le corps étranger se fît jour de lui-même soit en perçant le canal à la suite d'un abcès, soit en rebroussant chemin par un de ces heureux hasards sur lesquels un praticien bien avisé n'a pas l'habitude de compter, était chose impossible, car le besoin d'uriner était devenu impérieux, le malade n'ayant pas évacué une goutte d'urine depuis seize heures.

Je pris instantanément mon parti. Je me trouvai seul et ne pus donc penser à introduire un cathéter-guide à faire tenir par un assistant. Mais j'avais affaire à un vieillard courageux; je le couchai sur ma table

---

(1) Toutes les fois que j'entreprends le traitement d'un cas grave, je l'inscris sous un numéro d'ordre dans un registre *ad hoc*, et j'y consigne jour par jour les détails en présence du malade lui-même. De cette façon et sans avoir aucune indiscrétion à craindre, la relation ne contenant rien qui puisse indiquer l'individualité de mon client, ce registre acquiert tous les caractères d'un factum authentique. Cependant, lorsqu'un client m'en donne, non-seulement l'autorisation formelle, mais une invitation expresse, et que sa position sociale n'a rien à redouter de cette révélation, on comprend que, dans l'intérêt de l'humanité, je m'empresse d'en profiter, et je proclame son nom et sa demeure. Les malades comprendront mieux que personne l'utilité morale qu'ils peuvent retirer de cette mesure.

à opération et lui recommandai la plus parfaite immobilité. J'incisai immédiatement, couche par couche, la région périnéale jusqu'au canal que j'ouvris, dans sa longueur, dans l'étendue d'environ deux centimètres. Je tombai net sur le bâtonnet. Je le saisis immédiatement par le milieu à peu près, et, le faisant reculer en arrière et en bas, je parvins à présenter son extrémité externe à l'ouverture que je venais de faire au canal et je réussis à l'extraire. Il avait onze centimètres de longueur et la grosseur d'une plume d'oie (Je le possède encore dans ma collection). Ses deux extrémités étaient légèrement aiguës.

Le corps étranger retiré par cette voie artificielle, il restait nécessairement une large fistule urinaire. Mais grâce à mon *nouveau* procédé de guérison de ces fistules — procédé que j'exposerai en temps et lieu, — je m'en souciai peu. En effet, je le mis aussitôt en œuvre, et en trois jours le malade était complétement rétabli.

Un mois après, le même n° 6382, vint me trouver à ma clinique du *Dispensaire Vésale* pour le même accident. Seulement il s'agissait cette fois d'un bâtonnet en métal un peu plus long que le premier. Il avait pris la crosse qu'on met en main à certaines statuettes représentant la sainte Vierge.

En explorant le canal, je trouvai le bâtonnet situé dans les mêmes conditions que le premier, excepté qu'il me parut engagé beaucoup plus profondément dans le cul-de-sac, derrière la vessie. Je pus aisément le sentir en introduisant le doigt dans l'anus. J'essayai inutilement de lui faire rebrousser chemin dans le canal; il se trouvait arc-bouté par son autre extrémité dans l'épaisseur des parois de celui-ci.

J'avais les mêmes motifs de faire la même opération que la fois passée ; toutefois le cas me paraissait plus difficile. Mais j'avais des assistants, entre autres, mes médecins-adjoints, MM. *Boniotti* et *Delapière*, outre plusieurs élèves. Le malade étant couché comme pour l'opération de la taille, j'introduisis un fin cathéter dans le canal et parvins à le glisser entre le corps étranger et la paroi inférieure de celui-ci. Dès lors l'incision des tissus du périnée et du canal de l'urètre se fit avec autant de promptitude que de sécurité ; en peu d'instants je fus en possession du corps étranger, et il alla rejoindre son prédécesseur dans ma collection.

La guérison de la fistule s'accomplit non moins bien que la première fois, mais elle exigea une huitaine de jours de plus de traitement, à cause de sa plus grande étendue et du retour non encore absolu des tissus à l'état normal à la suite de la première opération.

Voici à peu près l'ordre dans lequel se succèdent les désordres fonctionnels que détermine la masturbation.

A. Avant toute chose, si le masturbateur est déjà atteint d'une affection quelconque, celle-ci empire immédiatement au delà de toute expression; celles qui lui surviennent accidentellement font de même.

N° 903, jeune homme de la plus belle apparence, perdit un œil à la suite d'un léger réfroidissement. N° 517, valet de chambre, fut pris un jour de sciatique pour s'être couché pendant quelques instants sur une dalle humide. Bien que cette affection parût des plus légères, elle le tint douloureusement cloué au lit pendant trois ans. C'était un masturbateur ! N° 379, jeune homme d'une santé jusqu'alors robuste, se prit un jour de la malheureuse passion de la masturbation, mais le châtiment ne se fit pas attendre. Il fit une chute sur la cuisse. A peine un cataplasme calmant fut-il appliqué et lui-même couché sur un lit de repos, qu'il s'abandonna à sa funeste passion. A l'instant même il fut pris d'un violent tétanos. Pendant huit jours sa famille désolée veilla près de lui, osant à peine espérer qu'il en reviendrait. Le neuvième jour, le malade se sentit mieux, mais il était en proie à une faiblesse inexprimable. Il se guérit à la longue ; toutefois il lui resta un tremblement général, et chaque fois qu'il s'abandonnait à sa passion, il fut pris de mouvements convulsifs qui firent craindre pour ses jours. Sa raison à son tour s'en ébranla. C'est alors que je fus appelé ; je n'eus pas de peine à découvrir l'origine de la maladie, et j'eus bientôt la satisfaction de rendre le jeune homme complétement guéri à sa famille.

N° 763, était une charmante jeune personne mais peu à peu on la vit s'affaiblir, à tel point que, suivant l'énergique expression employée dans l'occurrence, on disait qu'elle allait en mourant. On attribua le mal à un écoulement leucorrhéique très-abondant, mais ce fut en vain qu'on eut recours aux toniques, aux ferrugineux les plus en renom. Je fus appelé auprès d'elle. Après un long interrogatoire qui semblait fort ennuyer la jeune malade, ce que précisément je recherchais, je lui dis tout à coup, à brûle-pourpoint : Mademoiselle ! quand vous êtes-vous fait cela à vous-même la dernière fois ? Cette nuit, Monsieur le docteur ! La réponse lui était échappée comme malgré elle.

Comme bien on pense, les fleurs blanches n'étaient que la conséquence de la masturbation à laquelle la pauvre enfant s'abandonnait avec frénésie ; en un mot, la leucorrhée, était simplement pour moi l'*expression de la maladie* et ne m'occupait que secondairement. Je remontai à l'origine du mal, je réussis à la vaincre, et la jeune demoiselle récupéra une santé florissante.

N° 1429, jeune personne de vingt-deux ans, était cataleptique depuis trois ans. Les accès augmentaient chaque jour en intensité et en durée. Ils persistaient parfois jusqu'à cinq jours. En l'interrogeant avec prudence, elle finit par me confesser qu'elle se livrait au vice secret trois ou quatre fois par jour. Le retour à la santé fut prompt et complet. L'illustre professeur *Vanhuevel*, accoucheur en chef à la Maternité de Bruxelles, m'avait lui-même amené cette malade, et il fut témoin de sa guérison, à laquelle il contribua beaucoup par ses sages conseils.

Le même professeur me présenta, un jour, une jeune demoiselle de Quiévrain, dans un état très-avancé, lui avait-on écrit, de phthisie aiguë. Cette marche accélérée du mal avait d'autant plus étonné tout le monde que, moins de deux mois auparavant, la jeune personne jouissait de la plus brillante santé.

Je parvins à obtenir l'aveu qu'à l'époque où commença le mal, elle s'était éprise, subitement et en cachette, d'un ardent amour pour un jeune employé, et de là à la masturbation elle n'avait eu qu'un pas à faire, car depuis longtemps elle était habituée à la lecture de romans immoraux. De concert avec M. Vanhuevel, je réussis assez promptement à la guérir physiquement et moralement.

B. Il survient peu à peu une faiblesse *nerveuse* qui augmente à chaque instant et qu'on cherche en vain à expliquer. C'est dans les jambes qu'elle se fait le plus sentir; c'est une espèce de fatigue intolérable à laquelle le séjour au lit n'apporte aucun repos. J'ai en ce moment-ci en traitement un jeune homme (c'est le n° 4179 du registre d'Italie) que cette fatigue pousse quasi au délire. Elle a déjà provoqué chez ce malheureux des idées de suicide. C'est un masturbateur forcené.

C. Une impatience irrefrénable, une irascibilité irrésistible ; un besoin incessant de changer de place ; des douleurs indéfinissables dans toute l'économie, se manifestent bientôt, mais seulement comme prélude à des désordres beaucoup plus graves. En effet, des points pleurétiques, la consomption pulmonaire, l'asthme, l'hystérie, l'épilepsie, la catalepsie, la danse de Saint-Guy, les pertes séminales et l'impuissance succèdent rapidement à ces premiers désordres du système nerveux. Malheur alors à l'individu qui ne trouve pas dans un profond sentiment de religion et de morale un contre-poids au penchant au suicide qu'il sent peu à peu naître en lui !

Mais ces désordres généraux ne sont ni les seuls ni les plus terribles. Ce sont cependant ceux-là qui jusqu'ici ont exclusivement à peu près suscité les préoccupations des hommes de l'Art ainsi que celles des gens du monde, et fait diriger inutilement contre eux des légions de remèdes, contre les deux dernières affections surtout — les pollutions et l'impuissance ; et plus tard la stérilité de la femme, — car les autres sont généralement rangées dans le cadre nosologique ordinaire. Les trois dernières affections sont, en effet, les désordres les plus évidents, et en apparence les seuls directs de la masturbation. Mais jusqu'ici on s'est toujours trompé sur leur véritable nature. Consultez les auteurs spéciaux et autres qui ont écrit sur cette matière ; écoutez les avis qu'émettent les médecins, tous, sans exception, envisagent ces trois désordres comme un effet de la faiblesse de l'économie en général, et d'une affection de la moelle épinière en particulier, c'est-à-dire un état plus ou moins avancé de ramollissement de celle-ci.

Le hasard me fit découvrir un jour que jusqu'ici l'on s'était généralement trompé sur le caractère du mal. Premièrement, la moelle épinière n'entre que très-rarement et pour une part bien minime encore dans la production de ce mal, et la faiblesse générale ou locale, jamais, au moins, en tant que cause efficiente. Elle aggrave, il est vrai, la situation comme elle aggraverait toute autre affection, mais rien de plus.

Le mal ne dépend pas de ces désordres généraux. Il prend sa source dans un désordre *local*, résultant de la masturbation, chez l'homme surtout, mais également chez la femme. Voici comment je fis cette précieuse découverte.

N° 1134, secrétaire de M. le comte de...., se plaignait de ce que son membre viril devenait chaque jour de plus en plus petit : « A peine dépasse-t-il encore le volume de celui d'un nouveau-né, m'écrivit-il un jour. En outre, il s'est racorni comme du vieux cuir mouillé, puis séché au four. Ce qui m'inquiète beaucoup, ajouta-t-il, c'est que j'urine avec un filet si mince que je mets un quart d'heure à obtenir une quantité qu'autrefois j'eusse pu évacuer en un clin d'œil. Mais tout cela me tourmente beaucoup moins que l'impossibilité où je me trouve de me rapprocher encore du beau sexe, faute d'érections. »

Je ne vis alors dans cette affection autre chose qu'une atrophie de la verge, et, par suite, des difficultés d'uriner par étroitesse du canal de l'urètre. J'appris incidemment que n° 1134 se livrait avec fureur à la masturbation, mais je n'y pris pas particulièrement garde, autrement que pour la proscrire comme attentatoire à la santé générale.

En conséquence de ce diagnostic, je dirigeai tous mes efforts à donner une issue plus facile à l'urine. Mais à mesure que le canal s'élargissait et reprenait son calibre normal, la verge aussi revenait peu à peu à son volume primitif, et un beau matin je vis le malade faire irruption chez moi ivre de joie. « Docteur ! s'écria-t-il du plus loin qu'il me vit : Hosannah ! hosannah ! cette nuit, j'ai réussi trois fois !!! Mais j'avais beaucoup compté sur le succès, car depuis plusieurs jours j'avais senti les érections me revenir, et c'est même ce qui m'a déterminé à tenter l'entreprise. »

Sans toutefois m'en rendre encore un compte bien exact, cette circonstance me frappa vivement.

A cette même époque, un autre fait vint jeter dans mon esprit une profonde lumière sur cette importante question.

Je traitais M. le député X....., pour une goutte militaire ou suintement chronique, entretenu par un léger rétrécissement de la portion membraneuse de l'urètre. Lorsque je fus arrivé à peu près à la recalibration complète du canal, M. X. me dit un jour : « Ce n'est pas tant la plus grande facilité d'uriner qui me fait me féliciter du succès du traitement, que la nouvelle vigueur acquise en ces derniers jours par le membre viril. Depuis longtemps déjà les érections étaient si faibles et si incomplètes, que je pouvais bien me considérer comme impuissant. Aujourd'hui cela ne laisse plus rien à désirer. »

M. X., peu d'années auparavant, s'était adonné avec frénésie à la masturbation, encore même qu'il eût commerce avec des femmes.

Est-ce que par hasard, me disais-je alors, la masturbation déterminerait des altérations matérielles du canal, lesquelles deviendraient, par a suite, causes d'impuissance?

Cette simple question et ces deux faits, quasi simultanés, m'ouvrirent les yeux en même temps qu'un nouveau champ d'observations. Je constatai, en peu de temps, non sans une très-grande satisfaction, que la MASTURBATION *provoquait presque toujours des* ALTÉRATIONS ORGANIQUES, MATÉRIELLES, MÉCANIQUES *en quelque sorte, des organes génito-urinaires, lesquelles altérations déterminaient presque constamment une* IMPUISSANCE *absolue ou relative, complète ou incomplète, et comme corollaire de ce phénomène pathologique, la* GUÉRISON DE CES ALTÉRATIONS AMENAIT LA CESSATION DE L'IMPUISSANCE.

J'appelle *impuissance absolue* celle où, quoi qu'il fasse, la femme présente ou absente, l'homme n'arrive pas même à un semblant d'érection; et *impuissance relative*, celle où la moindre introduction dans le vagin, au moindre attouchement aux parties génitales, et quelquefois avant même d'en arriver à ce point, l'*éjaculation* a lieu sans que l'homme puisse ultérieurement obtenir la moindre érection. J'appelle encore *impuissance relative* celle où l'homme a des érections en l'absence de la femme, le matin au lit, par exemple, mais en aucune façon la femme étant présente. Les érections *complètes* et *incomplètes* ou *insuffisantes* ont leur signification dans leur qualification elle-même.

Depuis le jour où je fis cette découverte, je guéris des milliers d'individus frappés d'impuissance absolue ou relative.

Disons d'abord en quoi consistent ces altérations. Mais prévenons aussi le lecteur, si déjà il n'a préjugé la question, que je suis avant tout observateur mathématique des lois immuables de la nature; que je prends les faits pour ce qu'ils sont, et ne m'inquiète que médiocrement de leur *quo modo*, du comment cela se fait-il, ou comment cela se peut-il? Un fait étant donné, tel autre lui étant opposé, j'obtiens tel résultat, et cela me suffit. Je guéris parce que je guéris, et je me suis toujours aperçu que mes clients n'en demandaient pas davantage!

Altérations locales produites par la masturbation dans les organes génito-urinaires.

Chez l'*homme*, ce sont :

1° L'allongement du prépuce et l'épaississement de son bord libre;
2° Le relâchement et la chute du scrotum;
3° Un gonflement mou ou spongieux des testicules ou une diminution notable de leur volume;
4° Un état variqueux des vaisseaux spermatiques;
5° Les pollutions ou pertes séminales;
6° La flaccidité ou l'atrophie du pénis;
7° Une sensibilité exagérée de l'intérieur du canal de l'urètre;
8° Une déviation de direction du canal de l'urètre;

9° L'étroitesse ou angustie du canal de l'urètre ;

10° Un épaississement plus ou moins notable des portions bulbeuse et prostatique de la muqueuse urétrale ;

11° Des rétrécissements organiques, des excroissances charnues du canal ;

12° Un gonflement de la glande prostate ;

13° Le priapisme ;

14° Le satyriasis.

A ces désordres locaux on doit ajouter le ramollissement du cervelet et celui de la moelle épinière conduisant aux mêmes résultats, mais d'une façon plus absolue, déplorable même.

Ces diverses altérations n'existent jamais toutes simultanément ; tantôt elles sont isolées, tantôt il en existe deux, trois, etc. Il en est qui surviennent rarement, d'autres presque toujours, et notamment, parmi ces dernières, les déviations et l'angustie du canal, ainsi que l'épaississement de la muqueuse urétrale. Celles-ci ne manquent jamais de produire une perte plus ou moins complète des facultés viriles ; en d'autres mots, elles conduisent fatalement à une impuissance absolue ou relative, fréquemment précédées ou accompagnées de pollutions.

Voici un autre fait pratique que j'engage le lecteur à ne jamais perdre de vue. En général, la nature arrive à d'immenses résultats à l'aide de moyens très-restreints. Cela se voit chez elle en bien comme en mal.

Dans l'hospice des aliénés de Saint-Julien, à Bruges, j'ai fait, en présence de plusieurs médecins, l'autopsie d'une femme qui, de son vivant, en l'espace de trente-six ans, à la suite d'une brûlure au crâne, avait successivement vu se fondre, en une espèce de bouillie purulente, la calotte crânienne, les hémisphères cérébraux jusqu'au corps caleux. Depuis longtemps on en pouvait dire qu'il ne lui restait plus que la moitié inférieure de la masse cérébrale, et encore, celle-ci était-elle sillonnée de plusieurs conduits fistuleux par lesquels le pus se faisait jour jusqu'à la base du crâne. Cette femme, gardienne en chef dans l'établissement, avait toujours conservé intact l'usage de ses facultés intellectuelles. Elle mourut d'une gastro-entérite. (Le procès-verbal authentique de ce fait étonnant existe encore, et j'en ai publié une copie, il y a trente ans, dans mon *Traité d'Anatomie descriptive et raisonnée.*)

Ce fait n'est pas isolé.

D'autre part, la moindre atteinte au cerveau peut déterminer une mort instantanée.

Tous les organes de l'économie sont dans une position analogue.

Ainsi, la moindre des altérations que je viens de signaler comme résultant de la masturbation, peut produire l'impuissance, alors que des lésions graves laissent quelquefois intacte la virtualité des facultés viriles.

Toutefois, ainsi que je l'ai déjà dit, apprenons à ne pas nous préoccuper des exceptions, car on trouve toujours dans l'expérience pratique des règles générales de quoi y pourvoir. Un vrai praticien n'est jamais pris au dépourvu.

Chez la *femme,* les désordres locaux sont :

1° Un développement considérable du clitoris ;

2° Les besoins fréquents d'uriner ;

3° Une sensation de brulûre , fort incommode, au passage de l'urine ;

4° Un prurit insupportable aux organes génitaux ;

5° L'inflammation, le relâchement et la chute de la muqueuse vaginale, et par suite, la leucorrhée ou fleurs blanches.

6° Un flux menstruel désordonné ;

7° Des déplacements de l'utérus.

La stérilité, la nymphomanie, l'hystérie, sont des résultats tout spéciaux de ces altérations, comme l'impuissance l'est des altérations que j'ai signalées chez l'homme, et elles donnent lieu aux mêmes observations que j'ai faites à son sujet.

Je passerai maintenant en revue chacune de ces altérations locales, mais je préviendrai le lecteur qu'en aucun cas, si l'on veut arriver à un succès complet, il ne faut négliger d'avoir recours aux moyens généraux.

Pour éviter plus tard des répétitions, j'indiquerai le traitement *local* pour chacune de ces altérations. Le lecteur devra encore se rendre compte d'une difficulté tout autre que celle des répétitions, à savoir; celle de réunir dans un même cadre, dit nosologique, tout ce qui ressortit à une seule et même maladie. Ici les difficultés sont grandes, souvent invincibles. Tel symptôme est dominant dans telle affection, et accessoire dans telle autre. Il existe souvent à un degré plus ou moins important dans plusieurs affections à la fois. Où le signaler ? Le répéter chaque fois ? Ce serait oiseux.

Le devoir de l'auteur est de se rendre clair et concis, et de ne rien oublier. Le lecteur jugera si j'ai bien réussi. Mais qu'un malade qui se borne absolument à ne lire que le chapitre relatif à son affection, ne s'étonne pas si, parfois, il n'y rencontre pas *tout* ce qui paraît le concerner.

Des altérations organiques chez l'homme.

1° *Allongement du prépuce avec épaississement de son bord libre.* — Il prend parfois des proportions démesurées chez le masturbateur, au point de rendre matériellement l'érection impossible. Il ne faut pas confondre cette difformité avec le phymosis accidentel ou de naissance. Ici le retrait du prépuce, et par conséquent la mise à découvert du gland sont impossibles ; il n'en est pas de même dans le cas dont il s'agit ici.

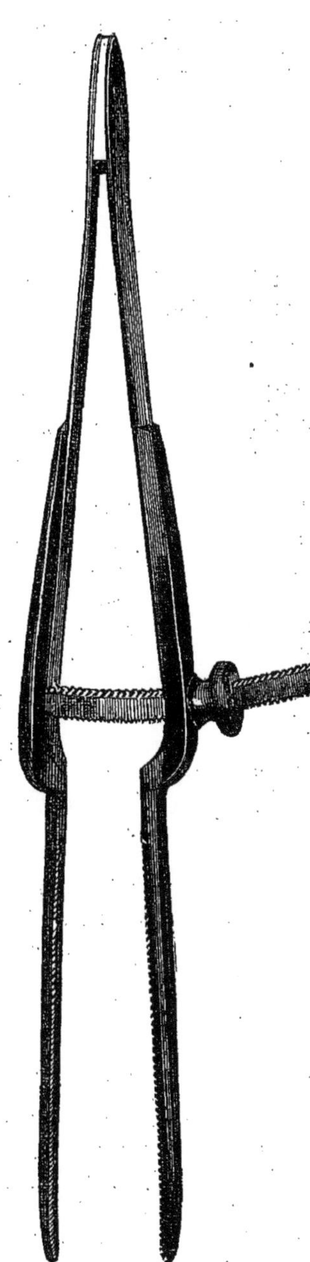

fig. 14.)

Traitement local. — On peut essayer des compresses d'eau froide et du bain froid local ; mais pour peu que le cas soit prononcé, il faut recourir à l'ablation d'une portion du prépuce. Cette opération devient plus nécessaire encore si, à l'impossibilité des érections, se joint un malaise d'abord, puis une difficulté d'émission de l'urine ; ce symptôme se présente assez fréquemment, comme je le démontrerai plus tard, quand il s'agira de la formation des rétrécissements.

L'excision totale ou partielle du prépuce, opération qui a reçu le nom de circoncision, est de très-facile exécution.

Prévenons d'abord le lecteur que la circoncision n'est applicable que dans le cas d'allongement et d'épaississement du prépuce dont il s'agit ici. Nous verrons plus loin que, pour le phymosis, il existe un autre mode opératoire.

L'opérateur trace à l'encre une ligne circulaire sur le prépuce, là où il décide de l'enlever. Il attire le prépuce à lui jusqu'à ce que la ligne noire dépasse l'extrémité du gland. Il applique alors verticalement sur la ligne noire une pince (Voir fig. 14 pour le nouveau modèle que j'ai imaginé) et l'y fixe au moyen de la vis de pression (Voir fig. 15). Il plonge alors un bistouri pointu au milieu du prépuce le long de la pince, et rase celle-ci en levant d'abord la moitié supérieure ; il retourne ensuite le bistouri et coupe la moitié inférieure. Ce temps de l'opération achevé, il enlève la pince et coupe à l'aide de ciseaux particuliers (Voir fig. 13), le cul-de-sac formé par la muqueuse. Le gland est mis à découvert. On rajuste les bords excisés de la muqueuse et de la peau à l'aide de serre-fines, de quelques points de suture au besoin, et l'opération est terminée.

L'hémorrhagie, quoique parfois très-abondante, exige rarement d'autres moyens que l'application de compresses d'eau froide. Vingt-quatre

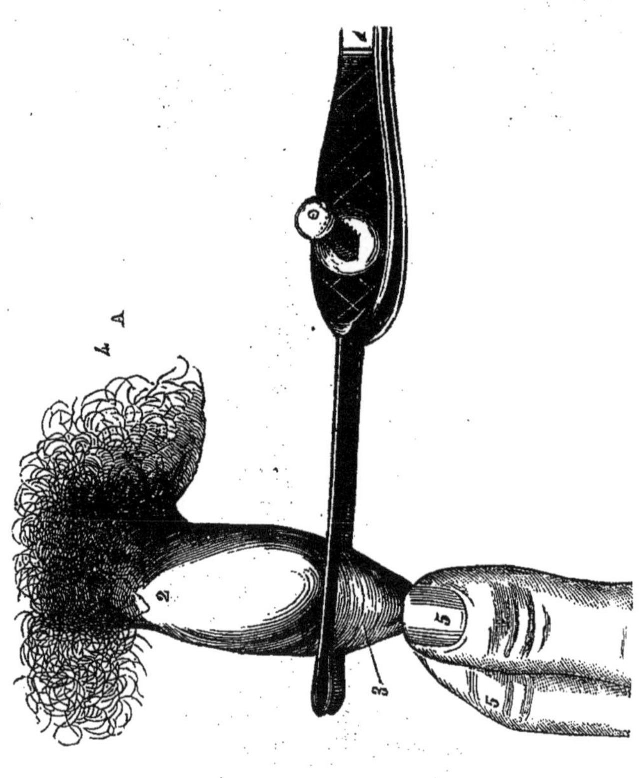

(fig. 15.)

à trente-six heures après l'opération, on enlève successivement une serre-fine après l'autre.

2° *Relâchement et chute du scrotum.* — C'est une extension démesurée du scrotum, entraînant avec elle la descente des testicules, et déterminant par conséquent l'allongement forcé et le tiraillement du cordon spermatique. Cette affection n'atteint quelquefois qu'une seule poche et un seul testicule. Les vaisseaux veineux sont toujours plus ou moins variqueux. Les testicules deviennent fréquemment très-mous et par conséquent perdent de leur virtualité.

Cette affection naît quelquefois spontanément et sans cause connue ; on la voit également exister de naissance (Voir fig. 16 et 17).

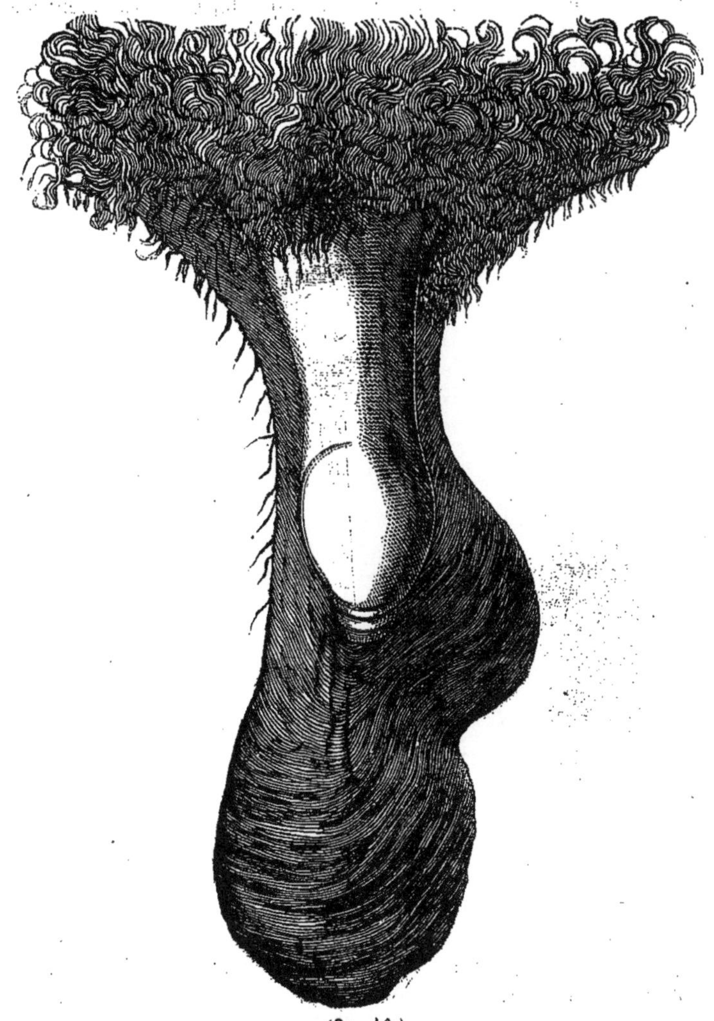

(fig. 16.)

Dans l'un comme dans l'autre cas, il survient ordinairement une impuissance plus ou moins complète.

Traitement. — Le malade portera un suspensoir élastique à sous-cuisses, exerçant une légère compression sur les testicules. On appliquera trois ou quatre fois par jour, immédiatement sur la peau du scrotum, des compresses en quatre doubles trempées dans l'eau froide. Ces compresses, appelées excitantes suivant la méthode hydrothérapeutique de *Priessnitz,* pour les distinguer des compresses *calmantes* qu'on trempe à chaque instant dans l'eau froide, se dessèchent sur la peau, et en se desséchant, s'échauffent et exercent ainsi une action excitante sur la peau. Si la peau rougit et menace d'érysipèle, on suspend leur application aussi longtemps qu'on le juge nécessaire; deux jours suffisent ordinairement.

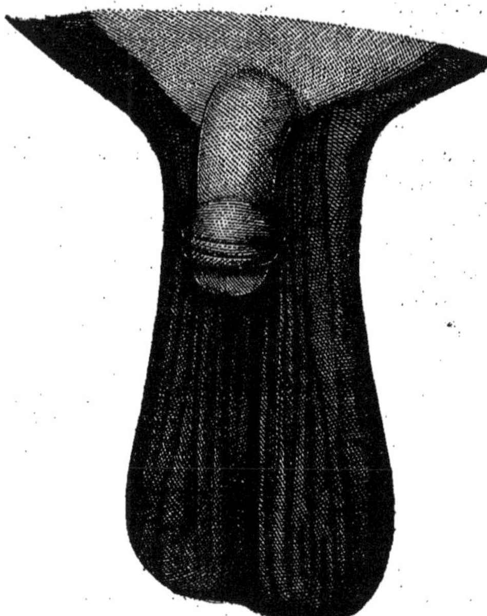

(fig. 17).

Une ou deux fois par jour, un bain de siége froid de dix minutes de durée est un moyen qui s'ajoute très-avantageusement au précédent. Le malade doit se plonger dans l'eau *ex abrupto.*

En changeant de suspensoir, que le malade tient jour et nuit, il a soin de soutenir les bourses, afin de ne jamais laisser aux testicules le temps de descendre et de tirailler, même très-momentanément, le cordon spermatique.

3° *Gonflement mou ou spongieux des testicules ou diminution de leur volume* (atrophie).—Ce sont deux affections qui conduisent au même résultat, c'est-à-dire à la perte plus ou moins absolue de leur virtualité, et par conséquent à plus ou moins d'impuissance. Il ne faut pas confondre la première de ces affections avec le varicocèle. Je viens d'en indiquer le traitement dans le paragraphe précédent; c'est le même pour l'atrophie.

4° *Etat variqueux du cordon spermatique.* Son nom même indique le caractère de cette affection. Il est quelquefois naturel. Il faut lui opposer le même traitement que dans les deux affections précédentes.

Mais outre la masturbation, comme cause de l'accident, il se présente fréquemment ici une cause mécanique, à savoir : l'emploi d'un bandage herniaire inguinal trop serré. Je l'ai vu également survenir à la suite d'une ceinture trop fortement serrée pour maintenir le pantalon. Indiquer le mal, c'est en indiquer le rémède.

5° *Pollutions ou pertes séminales*—.Ce sont des émissions involontaires de sperme en dehors de l'accomplissement de l'acte sexuel et de la masturbation.

Nous savons que le sperme est sans cesse sécrété par les testicules, et qu'au moyen des canaux déférents il est charrié, à mesure de sa formation, dans les vésicules séminales, où la liqueur prolifique séjourne en réserve jusqu'au moment de son émission, soit par l'acte sexuel, soit par d'autres causes.

Si l'homme, arrivé à l'état viril, vit dans une continence trop prolongée, les vésicules séminales s'emplissent outre mesure, et il se peut alors que le trop-plein soit rejeté. Ce moyen de soulagement apparent, employé par la nature, s'appelle pollution ou perte séminale involontaire.

La pollution se fait constamment avec sensation voluptueuse, et a lieu la nuit, le plus souvent à la suite d'un songe lascif. Il est très-rare que l'homme n'en soit point réveillé.

On ne peut pas dire précisément que cette perte séminale soit un état maladif; cependant la nature n'y a recours que contre son gré, et si je puis m'exprimer ainsi, quasi à titre d'avertissement, car l'homme se trouve volontairement ou involontairement dans des conditions de vie anormales. En effet, ces pertes se reproduisent bientôt périodiquement, le plus souvent de dix-sept jours en dix-sept jours. Mais ces intervalles ne tardent pas à se raccourcir, et dès lors les pollutions constituent l'homme en état de maladie. Un relâchement général de l'économie se manifeste peu à peu, et l'individu se sent pris de malaise ou de faiblesse générale.

Il est des individus qui, sans idée préconçue de masturbation, se débarrassent de ce qu'eux-mêmes ils appellent leur trop-plein, et croient sérieusement s'être soulagés et avoir prévenu une incommodité. J'ai connu des milliers de cas où des médecins inexpérimentés avaient conseillé cette imprudente mesure. Que de malheurs j'en ai vu survenir !

N° 752 souffrait depuis quatre ans d'un asthme qui s'était effroyablement empiré depuis quelques mois. Il venait de se déclarer une difficulté de prononciation, en même temps que de vives douleurs au bas des reins.

Il vint me consulter, et en suite du minutieux interrogatoire que je lui fis subir, j'appris que s'étant plaint à son médecin, un an auparavant, de ce que, de temps à autre, il lui survînt des pollutions nocturnes, le médecin lui conseilla de se soulager en se débarrassant en temps opportun de son trop-plein !

N° 1042 me fit l'aveu que s'étant épris d'un profond amour pour la fille de son patron, il avait immédiatement renoncé à la fréquentation d'aucune autre femme. Mais il ne tarda pas, les rêves lascifs aidant, à être pris de pertes nocturnes.

Il alla consulter son médecin et en reçut le même conseil que n° 752. Des symptômes alarmants se manifestèrent, et il ne tarda pas à s'apercevoir qu'il était devenu impuissant !

Mais le trop-plein des vésicules séminales n'est pas la seule cause déterminante des pollutions. Il est excessivement rare que le masturbateur ne finisse pas par en être affligé, tout en s'appliquant fréquemment à satisfaire son malheureux penchant. Sous ce dernier rapport, j'ajouterai même ici que lorsqu'à la suite de la masturbation il est survenu des désordres qui provoquent des pollutions, celles-ci continuent parfois quand même le masturbateur aurait renoncé à son vice et se serait adonné au commerce des femmes. Dans ces cas, c'est la même cause locale qui produit le même effet, et cette cause locale n'est autre que l'une ou l'autre, ou plusieurs à la fois, des altérations organiques que j'ai signalées au début de ce chapitre. Toutes les causes matérielles d'impuissance sont également causes de pollutions, de même que les pollutions ne sont souvent que les symptômes précurseurs de l'impuissance, comme elles en peuvent être la cause déterminante. Cet enchaînement et cette réciprocité de faits se comprennent aisément.

Devenues fréquentes au point de constituer l'homme en état de maladie, et particulièrement lorsqu'elles ont lieu en suite d'une masturbation excessive, les pollutions prennent le nom de spermatorrhée. Arrivées à ce point, elles peuvent se répéter chaque nuit, voire deux fois dans la même nuit. Mais la sensation voluptueuse qui les accompagne au début ne se fait plus qu'à peine sentir; le malade n'en est plus complétement réveillé ; c'est à peine qu'il s'en souvient le lendemain, encore lui faut-il parfois la vue d'une tache sur son linge pour s'en convaincre totalement. En outre, le sperme est devenu tellement liquide qu'il tache encore à grand'peine le linge.

Voici le moment d'entrer en quelques détails sur la nature et les qualités de la liqueur prolifique.

Le sperme, quoique parfaitement élaboré dans les testicules, acquiert néanmoins des qualités prolifiques plus prononcées par son séjour dans les vésicules séminales. Plus ce séjour y est long, plus le sperme s'y caractérise.

C'est à l'issue du sperme hors des canaux éjaculateurs, soit par l'effet de l'acte sexuel, soit par celui de la masturbation, ou enfin par celui de la pollution, que l'homme éprouve la sensation voluptueuse *sui generis* dont j'ai déjà parlé. Or cette sensation est d'autant plus vive que le sperme est plus vieux, si je puis m'exprimer ainsi. Lorsqu'au contraire il y a eu émission fréquente, ou bien lorsque les vésicules ont été épuisées par une cause ou par une autre, et par conséquent, lorsque le sperme qui est éjaculé vient directement des testicules, la sensation voluptueuse est quasi nulle.

Outre qu'il produit une sensation plus voluptueuse au moment de l'éjaculation, le sperme qui a fait un long séjour dans les vésicules prend par l'éjaculation les apparences d'un liquide plus épais, tel que du sirop gommeux ; il empèse alors le linge ; la quantité émise est beaucoup plus considérable, et l'élancement plus énergique ; son odeur est âcre et forte ; son goût est salé et sa couleur d'un blanc jaunâtre.

Le sperme au moment de sa sortie des testicules présente des caractères opposés ; viennent ensuite des degrés intermédiaires suivant qu'il a plus ou moins longtemps séjourné dans les vésicules.

Mais ce qui distingue encore éminemment les deux extrêmes, c'est la vertu fécondante beaucoup plus énergique de celui qui a fait un long séjour dans les vésicules. Nous reviendrons plus loin sur cette qualité à propos de la fécondation de la femme.

Le sperme examiné au microscope présente des animalcules qu'on a appelés spermatozoaires, lesquels ont donné naissance à des théories fantaisistes de la plus belle venue, mais jamais à une application pratique sérieuse. Je ne parle des combats à mort que leur fait livrer *Spallanzani* dans les ovaires de la femme que lorsqu'il me prend l'envie de faire rire ceux qui m'écoutent. D'ailleurs, depuis que j'ai vu des myriades d'animaux monstrueux dans une simple goutte d'eau, au moyen d'un microscope solaire grossissant quatre-vingt-dix millions de fois, mon admiration pour les *microscopophiles*, qui n'avait jamais été bien vive, s'est singulièrement amoindrie.

Lorsque les pollutions deviennent fréquentes, l'économie tout entière s'en ébranle ; peu à peu même le malade présente, moins violemment peut-être, tous les symptômes de la masturbation démesurée. Et dans le cas où elles proviennent de celle-ci, les symptômes que j'ai déjà signalés, s'en aggravent singulièrement. Il vient alors même un moment où, malgré tous ses efforts physiques et moraux, le masturbateur ne parvient plus à provoquer une émission, ce qui ajoute aux symptômes existants déjà une singulière dépression morale du malheureux. Le symptôme dominant est une véritable consomption sèche, dont le résultat final est le suicide, attribué par les journaux à des malheurs d'argent ou à un amour contrarié ! ! !

Un symptôme qui se manifeste assez fréquemment chez les personnes atteintes de pollutions et qui les alarme vivement, consiste en une sensation de froid insupportable au gland, laquelle s'étend très-souvent le long du membre viril jusqu'aux bourses elles-mêmes.

Inutile d'ajouter qu'il y a toujours impuissance absolue.

C'est le cas de signaler ici qu'on a constamment pris l'*expression du mal* en place et lieu du mal lui-même, aussi bien pour l'impuissance que pour les pollutions.

Une grande faiblesse dominant tous les autres symptômes, c'est contre la faiblesse comme cause efficiente qu'on a sans cesse dirigé toutes les médicamentations.

Sur cinq mille malades de cette catégorie réputés incurables que j'ai rencontrés, je n'en ai jamais vu un seul chez qui le médecin se fût avisé d'examiner les organes génitaux, et surtout l'intérieur du canal de l'urètre.

Comment expliquer cette absence absolue d'examen rationnel, logique, de la part du médecin surtout ?

Aussi toutes les médicamentations toniques, ferrugineuses, excitantes, les *cantharides* et la *noix vomique*, de fatal emploi, inclusivement, échouent constamment de la plus belle façon ; les malheureux continuent à traîner le boulet, alors que par un traitement local approprié, joint aux moyens généraux pour la plupart hygiéniques, je parviens constamment en peu de temps, en deux ou trois mois au plus, à triompher de leur terrible et implacable ennemi.

Jusqu'ici on a généralement distingué les pollutions en nocturnes et en diurnes ; c'est une profonde erreur. Il n'y a pas de pollutions diurnes, dans le sens de spermatorrhée plus ou moins continue, involontaire, et sans produire la sensation spécifique. Il est vrai que parfois, chez des individus démesurément prédisposés aux pollutions, il faut une cause bien légère parfois, par exemple, un croisement de jambes, se mettre à cheval sur un corps arrondi, une lecture érotique, etc., pour provoquer un semblant d'émission, mais, le cas échéant, il y a toujours sensation voluptueuse plus ou moins prononcée.

Les microscopophiles, la chose vue de près par un praticien consommé, n'ont fait, dans l'espèce, en ce qui concerne les soi-disant pollutions diurnes, que de la fantaisie de haute école.

Mais ce qui a aidé à propager cette funeste erreur, c'est que le liquide spermatique, à première vue, peut être confondu avec d'autres fluides naturels ou artificiels, ainsi que je vais le démontrer dans le paragraphe suivant.

Dans des moments donnés, il se sécrète sur la paroi interne du membre viril un liquide visqueux, semblable à du blanc d'œuf, et pouvant à première vue être confondu avec le sperme. Cela est d'autant plus facile que le liquide en question se montre quelquefois très-abondant, au point qu'à la suite d'un grand effort de défécation, on voit des hommes pouvoir en recueillir jusqu'à une cuillerée à café. C'est cet écoulement qu'on envisage généralement comme étant une perte séminale diurne. Je l'ai vu, en mille occasions, inspirer les plus vives inquiétudes et mettre les prétendus malades en danger de mort par suite des traitements incendiaires, les cautérisations au nitrate d'argent en tête, auxquels on les soumettait.

Or, rien n'est plus loin de la vérité que cette manière de voir, et je crois pouvoir me flatter que nul auteur avant moi n'ait démontré ce fait.

Nous savons tous qu'à la vue d'un mets délicieux nous sentons l'eau nous venir à la bouche : ceci est tout simplement un surcroît de sécrétion de salive.

Survienne une érection prolongée, et alors surtout qu'elle est provoquée par une passion ardente ou des attouchements aux parties génitales par une personne du sexe, la sécrétion dont il s'agit ici se manifeste immédiatement, et l'on voit apparaître au méat des gouttes de cette liqueur blanc d'œuf, qu'on n'est que trop tenté de prendre pour une émission hâtive de sperme. Il n'en est rien, comme je viens de le dire Mais la nature ne faisant jamais rien pour rien, la sécrétion de ce liquide visqueux a un but déterminé, à savoir de lubrifier le gland et le prépuce, et ainsi faciliter le glissement du membre viril dans les parties génitales de la femme ; en d'autres mots, c'est l'huile qui graisse l'essieu de la roue.

Seulement cette sécrétion ne se fait pas toujours dans des limites normales ; en outre, elle se fait quelquefois, et plus ou moins abondamment, en dehors des moments d'érection à la suite d'excitations érotiques. C'est ce qui a principalement occasionné les fatales méprises dont il est question ici.

Ce liquide provient de deux sources : premièrement de certaines petites glandes spéciales répandues sur la surface de la muqueuse urétrale ; secondement et surtout de la glande prostate elle-même, d'où on peut lui donner logiquement le nom de prostatorrhée, lorsqu'elle a lieu en dehors des érections. Ce phénomène est assez généralement un symptôme de la masturbation, et coexiste ordinairement avec la sensibilité exagérée du canal, dont il sera question plus loin ; elle exige le même traitement.

Il est à noter encore, ainsi que je l'expliquerai plus loin, que ce phénomène se représente également chez la femme dans le même but déterminé, c'est-à-dire que chez elle aussi il y a, dans des moments donnés, sécrétion d'un liquide visqueux et filant à la surface interne du vagin pour y faciliter l'entrée du membre viril. On l'a souvent pris pour des fleurs blanches.

Ce liquide, prostatique ou mucoso-urétral chez l'homme, n'est pas le seul que l'on a pris pour du sperme, et qu'ensuite on a qualifié de pollution diurne. Le suintement dit goutte militaire, affection qui sera minutieusement décrite plus loin, a fréquemment suscité cette cruelle méprise. Espérons que dorénavant il n'en sera plus ainsi.

Disons enfin que la prostatorrhée peut exister abondante et incessante, indépendamment de toute masturbation, ainsi que de toute altération de prostate, altération manifeste ou au moins sensible à nos moyens d'investigation, moyens dont il sera question à propos du gonflement de cet organe. Cette prostatorrhée, très-rare du reste, n'a ordinairement aucune influence sur la santé générale et disparaît ordinairement *ipso facto* par le mariage ; si cependant celui-ci est impossible, ou bien si l'affection se maintenait malgré le mariage, elle se dissipe assez aisément devant l'emploi des mêmes moyens que je vais recommander pour combattre la sensibilité exagérée du canal de l'urètre.

Traitement des pollutions. — Nécessairement, avant de songer à prescrire un traitement pour triompher des pollutions, il faut en déterminer les causes et le caractère des désordres que celles-ci ont produits, afin de savoir combattre ces désordres par des moyens appropriés que j'ai indiqués, à mesure que j'ai signalé ou que je signalerai les altérations produites par la masturbation. Parmi ces altérations, je le dirai dès à présent, il faut ranger au premier rang l'épaississement de la portion membraneuse du canal de l'urètre et la sensibilité exagérée de celui-ci : deux affections dont je ne tarderai pas à donner la description, en indiquant des moyens sûrs d'en triompher.

Mais les pollutions ne proviennent pas essentiellement de la masturbation. Elles reconnaissent encore d'autres causes. Ainsi les excès vénériens de toute nature peuvent les déterminer ; en voici deux d'une nature toute particulière, pouvant conduire l'homme aux plus fâcheuses conséquences, et qui n'ont jamais, je crois, été signalées par aucun auteur.

La première consiste dans l'excitation fréquente et prolongée des organes génitaux, et notamment du membre viril, par les attouchements, les caresses, et même par la seule présence d'une femme aimée, sans que l'homme accomplisse l'acte sexuel. La lecture d'ouvrages érotiques, l'image de la femme adorée, quoique absente, aidant, peut conduire au même résultat, et avoir la même funeste conséquence, à savoir l'impuissance absolue ou relative.

Le récit du fait suivant fera mieux comprendre le caractère de cette affection.

Un officier russe vint me consulter pour une impuissance absolue, accompagnée de pollutions excessivement fréquentes : « Il y a deux ans, « me disait-il, je jouissais de toute la plénitude de mes vigoureuses « facultés viriles. Je fis la connaissance d'une courtisane dont, pour « mon malheur, je devins éperdûment amoureux. Pendant une année « entière elle sut m'allécher par des promesses décevantes, qu'elle par- « venait sans cesse à éluder. Chaque jour je me croyais sûr d'arriver « le soir au but de mes ardents désirs, et chaque jour elle sut adroite- « ment déjouer mes combinaisons. J'étais dans un état de paroxysme « difficile à décrire. Peu à peu il me survint des pollutions, qui ne tar- « dèrent pas à se reproduire chaque nuit, et nécessairement au milieu « des rêves les plus lascifs.

« Afin de me soustraire à ma passion insensée, je me mis à voyager. « C'est ce que d'ailleurs m'avaient conseillé mes médecins, lesquels « étaient loin, cependant, de soupçonner le vrai mal et ne voyaient en « moi qu'une langueur et une faiblesse d'hypocondriaque que les « voyages dissiperaient. En effet, les forces me revinrent, mais dès la « première fois que je voulus me rapprocher d'une femme, je m'aperçus « que j'étais frappé d'une immense calamité : j'étais impuissant ! Les « médecins que je consultai immédiatement à ce sujet, m'envoyèrent « qui à Hombourg, qui à Wiesbaden, qui ailleurs. Enfin me voilà depuis

« deux mois à Ostende, à prendre les bains de mer du Nord, et je suis
« aussi impuissant que jamais ! »

Comme toujours, nul n'avait songé à examiner les parties génitales.
Chose extraordinaire ! un organe est frappé d'une infirmité, et on ne
s'en inquiète pas plus que s'il n'existait pas ! Au moment même où j'écris
ces lignes, j'entreprends le traitement du n° 4183 de mon registre d'Italie.
Ce monsieur, employé à la banque populaire de Milan, est atteint depuis
trois ans de paralysie de la vessie ; ses urines lui échappent involontairement sitôt qu'il reste plus de quinze à vingt minutes sans lâcher l'urine.
C'est le malade qui s'est lui-même déclaré atteint de paralysie, et les
nombreux médecins qu'il a consultés, ont ajouté à ce diagnostic la qualification de ramollissement de la moelle épinière. Jamais on ne lui a
exploré ni le canal de l'urètre, ni la vessie !

Ainsi, voilà un individu qui accuse formellement un organe important
(la vessie) de ne pas remplir ses fonctions, et nul ne s'avise de s'assurer
s'il est en bon ou en mauvais état ! L'*expression du mal* a suffi à édifier
tout le monde.

Je fais d'abord uriner le malade dans un verre à éprouvette ; son urine
charrie du musco-pus et est fort trouble (catarrhale) : donc il y a affection
de la vessie, et probablement du canal aussi. A l'exploration de celui-ci,
je le trouve obstrué par une tumeur qui empêche aucune bougie de
pénétrer en deçà de la portion bulbeuse de l'urètre. En conséquence,
ce n'est pas une paralysie de la vessie que j'ai devant moi, mais un
obstacle au libre cours de l'urine ; celle-ci s'échappe par regorgement
(on verra plus loin ce que cela signifie). Quant à la moelle épinière,
elle ne présente aucune trace de ramollissement.

C'est le cas de rappeler ici une autre erreur de diagnostic que je vois
fréquemment commettre. Il existe souvent entre deux organes plus ou
moins éloignés un si étroit enchaînement, que l'un ne saurait souffrir
sans que l'autre en soit incommodé. On appelle cela mal par sympathie. Certaines affections de l'estomac provoquent des maux de tête,
entre autres celui dit migraine. De même, toutes les affections des voies
urinaires peuvent faire souffrir la moelle épinière par sympathie. Je
crois être le premier auteur qui ait signalé cette particularité, et mis,
par conséquent, les malades en garde contre la trop grande facilité avec
laquelle on les décrète de faiblesse, d'inflammation ou de ramollissement
de la moelle épinière !

A l'exploration du canal de l'urètre, chez l'officier russe, j'en constatai la sensibilité exagérée, affection dont il sera bientôt question. J'y
opposai le traitement local voulu, et en peu de temps mon client fut
rendu à la santé la plus absolue et à la vigueur première de ses facultés
viriles.

La seconde cause de pollution consiste dans une excitation toute
spéciale produite en certaines circonstances. Ainsi il est des hommes
qui, pour prolonger le plaisir, se retiennent, suspendent l'acte sexuel, au

moment où ils sentent que l'éjaculation va se faire, pour le reprendre de plus belle quelques instants après. D'autres, dans le but d'éviter la conception, s'arrêtent dans les mêmes conditions, se retirent et accomplissent l'acte d'une autre façon. Dans ces deux espèces d'infraction grave aux lois de la nature, j'ai vu fréquemment survenir la sensibilité exagérée du canal de l'urètre, avec toutes ses conséquences, l'impuissance chez l'homme et la stérilité chez la femme inclusivement.

On me demandra peut-être ici comment cette funeste influence peut-elle se produire chez la femme, elle qui n'est pour rien dans cette infraction ?

Ceci me ramène à une question extrêmement intéressante et qui, jusqu'ici, a peu réussi à captiver chez les gens du monde, et même chez plus d'un médecin, l'attention qu'elle mérite. Toutes les fois que le mariage reste improductif entre époux, le mari décrète immédiatement sa femme de stérilité ! Et, en raison des désirs qu'ont les époux d'avoir de la progéniture, on s'adresse à tous les charlatans de bas étage connus, pour obtenir des remèdes contre la stérilité de la femme !

On est ici aussi illogique que dans les cas d'impuissance, où l'on ne se soucie pas d'examiner les organes génitaux. Comment ! pour accomplir l'acte sexuel et en avoir un produit, il faut le concours de deux individus de sexe différent, et, en cas d'insuccès, on se borne à le mettre exclusivement à la charge de l'un d'eux seulement ! On drogue la femme sans jamais songer au mari ! Est-ce que le plus simple des paysans en agirait ainsi dans le cas où ses champs demeureraient stériles ? N'examinerait-il pas scrupuleusement et ses champs et ses semences ?

Posons simplement en fait que, pour en arriver chez la femme à la conception, il faut absolument l'intervention des organes génitaux de l'homme, dans *toute leur intégrité*. En conséquence, il y a l'homme stérile, comme il y a la femme stérile, et plutôt, grâce à une foule de circonstances qu'il est inutile de rappeler ici, les premiers en plus grand nombre que les secondes.

Mais la femme n'a pas une intervention passive dans l'acte sexuel; ses organes génitaux ont aussi leur orgasme à eux, non pas celui qu'on pense et duquel je parlerai en temps et lieu, mais celui de l'utérus en particulier, et qui consiste en une espèce de force d'aspiration du fluide séminal (*aura seminalis*) dans un moment donné. Or, si l'on provoque cet organe sans y donner suite, si je puis m'exprimer ainsi, comme dans les deux cas de retenue ci-dessus chez l'homme, il s'ensuit qu'à son tour la matrice finit par être frappée d'impuissance.

La matrice peut encore être frappée d'impuissance en une autre circonstance, et tout opposée à la précédente, à savoir dans les cas où l'acte sexuel est trop fréquemment répété; elle est prise alors d'une espèce de fatigue d'abord, et bientôt d'atonie, qui empêche l'orgasme et anéantit, par conséquent, la force d'aspiration. C'est ce qui explique pourquoi, entre nouveaux mariés, la conception a rarement lieu; et

pour cause, dès le premier jour. Ce n'est que plus tard que les époux
ont la satisfaction de voir leurs désirs se réaliser. Chez les prostituées,
la même cause produit le même effet; il en est peu qui deviennent
enceintes.

Cet orgasme de l'utérus est encore la source d'un autre phénomène.
Ce n'est point le sperme proprement dit qu'il aspire, mais en quelque
sorte l'esprit de ce liquide, l'éther prolifique, l'*aura seminalis* des anciens. De cette façon nul ne peut dire s'il faut une grande ou une petite
quantité de liqueur séminale pour que la fécondation puisse s'ensuivre.
L'observation des faits est également parvenue à constater que cette
aspiration peut se faire à distance, c'est-à-dire que besoin absolu n'est
pas que le sperme parvienne jusqu'au col utérin; il suffit qu'il dépasse
l'ouverture de la vulve. On conçoit cependant que la chance de réussite
est d'autant plus forte que le sperme est plus vivement lancé dans l'intérieur du vagin, et va, pour ainsi dire, lui-même titiller le col utérin.
On conçoit encore que de toute nécessité le sperme doit se trouver dans
le rayon d'aspiration de la matrice : restant en dehors de la vulve, la
conception est impossible. Mais que l'on y prenne garde : certaines positions de la femme suffisent pour entr'ouvrir l'orifice vaginal, même en
retirant le membre, il reste plus ou moins entr'ouvert ou ne se referme
pas assez promptement, surtout si la femme conserve les jambes écartées. Aussi, plus d'une fois, les calculs du mari ont été trompés. Heureux
alors pour lui s'il n'en conçoit pas quelques injurieux soupçons !

Outre les excès vénériens dont il vient d'être question plus haut, il
est encore d'autres causes de pollutions ; telles sont : une continence
absolue, les injections astringentes dans le canal de l'urètre, et, notamment, à l'aide de solutions de nitrate d'argent (pierre infernale), et bien
plus encore les cautérisations, les rétrécissements, une constipation
habituelle, des tumeurs et le séjour de vers ascarides dans le rectum,
une position constamment assise, l'équitation, et enfin l'abus de liqueurs
alcooliques et de remèdes aphrodisiaques.

Signaler ces causes, c'est en même temps signaler les remèdes.

6° *Flaccidité et atrophie du pénis.* — La première est caractérisée
par une espèce de relâchement tout spécial du tissu propre du membre
viril. Cet organe est, pour ainsi dire, converti en une pâte molle, re-
couverte d'une peau flasque, sans consistance ni élasticité.

L'atrophie se caractérise particulièrement par l'angustie croissante
du diamètre du canal de l'urètre, accompagnée d'une émission d'urine
ayant un filet s'amincissant chaque jour davantage.

Traitement local. — On oppose à la première de ces deux affections
les mêmes moyens que j'ai indiqués contre le relâchement du scrotum.
Quant à la seconde, le lecteur n'a qu'à se rappeler l'histoire ci-dessus
du n° 1134.

7° *Sensibilité exagérée du canal de l'urètre.* — Elle est extrêmement fréquente chez le masturbateur. Mais elle ne se manifeste point d'elle-même ; il faut avoir recours à l'introduction d'une fine bougie élastique dans le canal pour s'en assurer. Toutefois des besoins plus fréquents d'uriner que d'habitude peuvent la faire soupçonner.

L'introduction d'un corps étranger dans le canal de l'urètre donne constamment lieu à une sensation plus ou moins désagréable. Lorsque le canal est sain, cette sensation n'est point douloureuse. Dans le cas dont il s'agit, l'introduction de la bougie, si fine qu'elle soit, est au contraire très-pénible, souvent excessivement douloureuse, surtout vers la portion prostatique, au point de faire tomber le malade en défaillance. C'est lorsque cette sensibilité est plus prononcée vers la portion prostatique, que les pollutions, à cause du voisinage des vésicules, deviennent plus fréquentes.

Chez ces malades l'érection est rarement complète, ou à peine a-t-elle lieu que l'éjaculation du sperme se produit, mais sans énergie ni force d'élancement. La sensation voluptueuse est à peine prononcée, le sperme sort en bavant, et le membre viril retombe flasque et sans pouvoir se redresser encore au moins pour assez longtemps. D'ailleurs l'individu se démoralise sur-le-champ au delà de toute expression. C'est là la véritable impuissance relative.

Il ne faut même chez ces malades que quelques attouchements caressants, et surtout s'ils sont réciproques, pour provoquer l'éjaculation. On ne doit pas confondre celle-ci avec la vraie pollution. Si je me suis bien expliqué, nul ne saura s'y méprendre, ni qualifier cette éjaculation prématurée de pollution diurne.

Traitement local. — Le même que celui que j'appelle *traitement de tolérance* dans les rétrécissements du canal de l'urètre, desquels je m'occuperai plus loin.

8° *Déviation de direction du canal de l'urètre.* — Cette déviation, qualification qui indique suffisamment de quoi il s'agit, s'étend ordinairement du commencement de la portion bulbeuse à la fin de la portion prostatique. Le canal, au lieu de se diriger droit en avant vers la vessie, se courbe au contraire et le plus souvent de droite à gauche. Quiconque a un peu l'habitude de l'exploration du canal de l'urètre, ne manque jamais de s'en apercevoir. Elle est presque toujours accompagnée d'impuissance plus ou moins absolue.

Ce qu'il y a d'extraordinaire, c'est que j'ai rencontré de ces déviations chez des individus qui ne s'étaient jamais adonnés à la masturbation, mais dans ces cas il n'y avait point d'impuissance.

Traitement local. — Le même que celui du rétrécissement.

9° *Étroitesse ou angustie du canal.* — Elle n'exige pas absolument l'atrophie de la verge ; elle peut exister indépendamment de cette affection, mais son caractère et ses conséquences sont plus ou moins les mêmes ; il en est de même du traitement.

10° *Epaississement plus ou moins notable des portions bulbeuse et prostatique de la muqueuse urétrale.* — Son nom indique la nature de cette affection ; elle est très-fréquente. Cela s'explique facilement. L'irritation artificielle continuelle, à laquelle cette portion de la muqueuse urétrale est constamment assujettie, y détermine une sécrétion morbide d'une espèce d'humeur plastique, qui adhère aux parois et finit par y former une couche artificielle qui s'ajoute à leur épaisseur normale.

Cette même couche plastique se forme également et très-fréquemment même à la suite d'injections astringentes prolongées et intempestives dans le canal de l'urètre. C'est l'une des causes de la chronicité de la blennorrhagie.

Cette couche rend le passage des bougies ayant le diamètre normal du canal difficile, douloureux et quelquefois impossible. C'est ce qui distingue cette affection de la sensibilité exagérée, où le passage de la plus fine bougie élastique provoque une sensation douloureuse *sui generis.*

Traitement local. — Le même que le précédent.

11° *Rétrécissements organiques et excroissances charnues du canal.* — Ces affections ne sauraient se confondre, en raison de leur mode de formation, avec les rétrécissements d'origine syphilitique proprement dits. Toutefois j'ai hâte de dire que la masturbation, quoique n'ayant pas déterminé des rétrécissements, y prédispose singulièrement l'individu atteint plus tard de blennorrhagie. Toutes choses égales, son affection deviendra plus rebelle, plus aisément chronique et plus facile à se convertir en rétrécissement organique.

Pour bien comprendre la formation des rétrécissements dont il s'agit ici, il faut étudier d'abord avec soin le mode de formation de ces affections. Cette étude trouvera nécessairement sa place dans le chapitre relatif à ce genre de maladies. Je dirai seulement, dès à présent, qu'à la suite de la masturbation il se forme fréquemment une espèce de rétrécissement fibro-élastique à l'intérieur, au début du canal, et que j'ai désigné sous le nom d'*anneau* au méat. Cet *anneau,* que j'ai eu l'avantage de signaler le premier d'une façon toute spéciale, peut à lui seul occasionner l'impuissance, et il détermine toujours tôt ou tard des difficultés d'uriner, des rétrécissements de l'urètre, etc., etc.

Traitement local. — Tout à fait spécial, ainsi qu'on le verra dans le chapitre mentionné dans le paragraphe précédent.

12° *Gonflement de la glande prostate.* — Je dois ici nécessairement renvoyer le lecteur au chapitre concernant les maladies de cet organe.

13° et 14° *Priapisme* et *Satyriasis.* — Ces affections trouveront plus naturellement leur place dans le chapitre sur la *continence,* auquel je renvoie le lecteur.

Du ramollissement de la moelle épinière.

Le ramollissement de la moelle épinière provient le plus souvent de la masturbation. S'il survient à un âge viril un peu avancé, on l'attribue alors généralement à l'excès des plaisirs vénériens. Il reconnaît également d'autres causes (refroidissement subit du corps étant en transpiration, équitation excessive, etc., etc.) ; il survient même sans cause appréciable, c'est-à-dire que nous sachions déterminer.

Quoi qu'il en soit, c'est une altération organique de la moelle épinière dont la conséquence la plus fatale et inévitable est l'impuissance absolue, devant laquelle échouent tous les efforts de l'Art.

Cette affection débute ordinairement par une irritation de la moelle épinière, irritation dont le symptôme dominant consiste en de violentes et fréquentes érections qui poussent le malade à se masturber ou à se livrer au coït, suivant qu'il est marié, ou célibataire, s'adonnant à la masturbation. Aux érections succèdent assez généralement et plus ou moins vite d'autres symptômes dans l'ordre suivant : absence absolue et invincible d'érections, douleurs à la région lombaire, fourmillements dans les extrémités inférieures, quelquefois mais rarement dans les extrémités supérieures ; crampes dans les mollets surtout ; difficulté de marcher et particulièrement après être resté longtemps assis ; faible paralysie d'abord, puis complète des jambes ; insensiblement difficulté d'uriner et bientôt paralysie de la vessie ; constipation opiniâtre ; amaigrissement général, épuisement physique de tous les organes, mort lente mais inévitable.

Avant de parler ici du traitement, j'ai une observation générale à faire. Ordinairement toutes les fois qu'on se résout à faire une cure, comme on dit, on a d'abord recours à des remèdes légers, en se disant : Si cela ne va pas mieux dans quelques jours, nous emploierons un moyen plus énergique. Malheureusement le jour où l'on se détermine à avoir recours à ce moyen plus énergique, le mal lui-même est devenu plus intense, et le nouveau remède, qui eût été énergique hier, est aujourd'hui faible et impuissant.

Voici un tableau peint d'après nature précisément à propos du ramollissement de la moelle épinière :

Premières douleurs. — On prescrit :	Repos. Immobilité !
Le mal augmente.	Onguents révulsifs !
Le mal empire.	Sangsues. Ventouses.
Le mal continue à faire des progrès.	Vésicatoires.
Le malade se prend de la crainte de mourir.	Potasse caustique.
On sent en effet venir la mort.	Moxas.
La mort est proche, la cause est désespérée.	Cautère actuel.

Le malade succombe, et cependant, dit-on, on a eu recours à tous les moyens imaginables, le cautère actuel inclusivement !

Oui, mais pourquoi n'a-t-on pas eu recours au cautère actuel dès le début, c'est-à-dire à un moyen puissant alors que le mal était encore faible ?

Je crois n'en pas devoir dire davantage ici afin de ne blesser aucun amour-propre, et je pose sans exception la règle générale, inflexible que voici : toutes les fois que vous vous trouverez devant une affection débutante qui peut o qui doit nécessairement devenir grave si on ne l'arrête pas immédiatement dans sa marche, opposez-lui de suite, sans retard, sans hésitation, les remèdes les plus énergiques que vous connaissiez.

Je me résume : l'affection de la moelle épinière ayant été reconnue, et tant mieux si c'est à son début plutôt qu'au milieu de sa marche ou à sa dernière période, il faut recourir immédiatement au *cautère actuel*, c'est-à-dire au seul remède qui guérisse. Toute autre manière d'agir est le fait d'un esprit faible.

Des altérations organiques chez la femme.

1° *Développement considérable du clitoris.*—On a considéré le clitoris comme le siége du sens de la propagation de l'espèce. Qui peut jamais savoir cela ? Le mieux n'est-il pas d'avouer ici comme à propos du *quo modo* de la fécondation, que le sens intime nous en échappe, comme il nous échappe à propos de tous les actes de la nature ? Bornons-nous donc ici comme ailleurs à étudier les faits palpables, et retirons-en tel fruit que de droit et de raison.

Le clitoris est très-sensible au moindre attouchement manuel, à la titillation surtout. Lorsque la titillation continue, sa sensibilité s'exalte jusqu'à l'orgasme avec sensation de volupté. C'est ce qu'on appelle la masturbation chez la femme. Mais il n'y a point d'éjaculation. Tous ceux qui l'ont cru se sont trompés. De même que dans un moment donné chez l'homme, ai-je déjà dit, il se sécrète chez la femme, à la surface interne de la vulve, à l'orifice du vagin, et jusque dans le vagin lui-même, un liquide visqueux, comme du blanc d'œuf, dont le but est de faciliter l'entrée et les mouvements du membre viril dans le vagin. Nous avons vu que ce liquide peut se sécréter chez l'homme par le fait d'une simple érection à la suite d'attouchements corporels et même de simples pensées érotiques. Le même phénomène a lieu chez la femme, et tout particulièrement par les attouchements manuels du clitoris. On voit parfois cet écoulement devenir si abondant qu'il s'épand sur les parties génitales externes et sur la face interne des cuisses, lesquelles en sont parfois toutes baignées. C'est alors qu'on peut confondre cet écoulement avec les fleurs blanches. Mais cette confusion ne peut résister à la simple observation que le premier est momentané et n'a lieu que dans des circonstances déterminées, tandis que l'autre est continu.

Voici une autre observation en faveur de cette doctrine. Chez l'homme, après l'éjaculation, l'orgasme cesse; une espèce de langueur, agréable après l'acte sexuel, et d'épuisement pénible après la masturbation, lui succède immédiatement; et pour le moment il ne saurait en faire davantage. Chez la femme, au contraire, comme elle n'éprouve aucune perte, la titillation peut se prolonger indéfiniment; il n'y a que l'excès de la sensation de volupté, et qui peut par là même se convertir en douleur et en spasmes ou des convulsions s'ensuivre, qui la force à s'arrêter.

On aura remarqué que j'ai dit: attouchements manuels, parce qu'en effet, il faut des attouchements manuels, illicites en quelque sorte, de la masturbation en un mot, pour provoquer chez la femme cet état d'orgasme dont il s'agit ici. Par le fait de l'acte sexuel accompli selon les vœux de la nature, cet orgasme ne se produit pas, non pas simplement parce qu'il est matériellement impossible, mais aussi et surtout parce qu'il serait contraire aux lois de la reproduction de l'espèce, ainsi que je le démontrerai à propos du mariage.

Par suite de la masturbation, le développement du clitoris acquiert très-fréquemment un développement considérable. Celui-ci se produit non moins souvent à la suite d'abus de l'acte sexuel chez les courtisanes. On l'a vu, dans les deux cas, acquérir les proportions du membre viril d'un enfant.

Le développement outré du clitoris est sans influence sur la santé. Cela ne peut apporter qu'une gêne par le fait de son volume. Mais la vue de cet organe hypertrophié inspire du dégoût, et par son origine rappelle un vice déplorable.

On l'enlève par le bistouri, et tout est dit, bien entendu, sauf la douleur de l'opération.

2° Besoins fréquents d'uriner.—C'est une affection qui a une grande analogie avec l'affection que j'ai désignée chez l'homme sous le nom de sensibilité exagérée du canal de l'urètre. Chez la femme, ces besoins sont en outre accompagnés d'une sensation de brûlure tout le long du canal. Elle en souffre cruellement, et ce qu'il y a de pire, c'est qu'elle s'en trouve plus violemment excitée à la masturbation.

Traitement local.—Absolument le même que celui que j'ai désigné sous le nom de traitement de tolérance au début de la cure des rétrécissements du canal de l'urètre chez l'homme.

Cette affection est absolument rebelle à tout autre moyen de traitement.

3° Sensation de brûlure au passage de l'urine. — C'est le même que celui que nous verrons plus tard être produit par la blennorrhagie. La production de cette sensation se conçoit facilement, car les titillations exercées sur le clitoris s'étendent de là très-facilement jusqu'au méat urinaire et y déterminent une irritation qui donne lieu à la sensation de brûlure dont il s'agit ici.

Cette sensation porte la femme à se gratter, et, le voisinage du clitoris aidant, il y a là un nouveau motif matériel qui la pousse au-devant de son ennemi. Ainsi qu'on le voit à chaque pas que nous faisons dans cette étude, la masturbation est un vampire interne qui produit des effets nuisibles devenant, à leur tour, aliments du vice.

Ce n'est pas tout encore. Ne trouvant pas de soulagement dans le simple acte de se gratter, la malheureuse a bientôt recours à des corps étrangers pour se titiller. Aussi est-il prodigieux le nombre de fois qu'il faut extraire des corps étrangers (épingles, crayons, etc., etc.) de la vessie, qui se sont échappés pendant l'orgasme, et ont immédiatement pénétré dans la vessie, à cause de l'extrême brièveté et de la grande largeur du canal de l'urètre. Nous verrons plus tard que ces corps étrangers deviennent constamment le germe d'un calcul, et, par conséquent, la source d'atroces souffrances.

4° Prurit aux organes génitaux.—Il siége ordinairement au pourtour de la vulve, de l'orifice vaginal et du méat urinaire. Ce que je viens de dire de la sensation de brûlure s'applique en tous points au prurit.

Traitement local. — Il est le même dans les deux affections, c'est-à-dire avant toute chose, cessation d'attouchements et de masturbation ; puis bains de siége et lavements froids, boissons rafraîchissantes.

Je ne puis abandonner ce chapitre sans faire mention d'un phénomène pathologique tout particulier qui, bien qu'en apparence étranger à l'affection dont il s'agit ici, a néanmoins une grande influence sur elle, soit pour la produire, soit pour l'alimenter.

Voici ce dont il s'agit. Dans la partie inférieure de l'intestin rectum séjourne fréquemment une espèce de petits vers, gros comme un bout de fil blanc, d'un à trois millimètres de longueur, et appelés ascarides vermiculaires. Ordinairement à l'approche du soir, ces petits animalcules ont la singulière faculté de franchir le sphincter de l'anus et venir se promener aux alentours de celui-ci. Chez la jeune fille ils étendent leurs pérégrinations jusqu'à la vulve, voire encore jusqu'au pourtour de l'orifice vaginal. Ces petits parasites provoquent dans toutes ces parties une démangeaison et un prurit insupportables ; c'est pis que la gale. On a vu des enfants des deux sexes en gagner des convulsions, voire la catalepsie, la danse de Saint-Guy, en suite desquelles ils mouraient au milieu d'atroces souffrances.

Mais l'effet presque constant des frottements que cette démangeaison provoque chez la jeune fille, est de pousser involontairement la jeune enfant à des attouchements au clitoris ; de là, ainsi que cela se devine du reste, à la masturbation et tout ce qui s'ensuit, il n'y a qu'un pas.

On ne saurait donc trop se hâter de détruire ces petits hôtes incommodes autant que dangereux. Heureusement il existe un spécifique qui es tue d'emblée. Il consiste en un lavement d'assa-fœtida administré le soir (3 grammes d'assa-fœtida, dissous dans 180 grammes d'eau à l'aide d'un jaune d'œuf). Il est rare qu'il faille renouveler la dose. L'enfant évacue parfois un nombre incalculable de ces petits vers, réunis souvent en grosses boules, comme une pelote d'épingles.

5° *Inflammation, relâchement, chute de la muqueuse vaginale, et, subséquemment, leucorrhée ou fleurs blanches.* — Ces affections trouveront plus naturellement leur place dans le chapitre spécial qui leur est consacré dans le cadre des maladies vénériennes, dont elles ne diffèrent, du reste, que par la cause efficiente.

6° *Flux menstruel désordonné.* — En exposant dans un précédent article ma *doctrine nouvelle* sur la cause première et le mode de formatiou des maladies, sur le traitement à leur opposer, lequel doit toujours être *végétal dépuratif* (voir plus loin, pour les détails d'exécution, le chapitre spécialement consacré à ce traitement à l'occasion des maladies vénériennes), je me suis épargné l'obligation d'entrer en aucun détail sur l'affection qui fait l'objet de ce paragraphe. Au fait, à quoi pourrait servir un étalage long, pompeux et richement émaillé de symptômes plus ou moins formidables, si le peu brillant cortége tout entier n'est qu'une conséquence forcée de deux faits principaux, la masturbation et le désordre du flux menstruel ? A quoi bon faire ensuite l'exhibition du décevant et peu édifiant kaléidoscope d'antichlorotiques, d'emménagogues, de ferrugineux et d'autres drogues inutiles et dangereuses *ejusdem farinæ* ?

7° Les *déplacements de la matrice,* congénitaux ou accidentels (ceuxci comme suite à la masturbation) seront également plus naturellement placés dans un chapitre spécial qu'on trouvera plus loin, et que je recommande tout particulièrement au lecteur, en raison de l'influence de ces affections sur l'aptitude à concevoir chez la femme. Ce qui veut dire que la plupart de ces affections, le plus souvent ignorées ou méconnues, rendent la femme *stérile* par cause mécanique en quelque sorte, d'où résultent encore une fois l'imposture et la cupidité des inventeurs de spécifiques infaillibles.

8° La *nymphomanie.* — Jusqu'ici on attribuait assez généralement ce trouble fonctionnel du système nerveux à une aberration mentale occasionnée par un amour contrarié. C'est très-rarement le cas ; la nymphomanie est presque toujours suite ou compagne de la masturbation, et est en outre alimentée par quelque altération des organes génitaux, à telle enseigne qu'on pourrait presque dire qu'elle y a son siége. Cependant le symptôme dominant est le désir de l'union sexuelle, au point de pouvoir appeler la nymphomanie le satyriasis de l'homme. Pour quiconque n'en a pas été témoin, il est impossible de se figurer jusqu'à quel dévergondage, jusqu'à quelles obscénités, jusqu'à quelle dépravation conduit parfois la nymphomanie. Le désir du rapprochement sexuel est tellement ardent, que ne pouvant le satisfaire, la femme se livrerait à la masturbation en face de la terre entière. C'est plus d'une fois cette force irrésistible qui pousse la jeune fille dans cet enfer terrestre qui s'appelle prostitution.

S'il est vrai que les extrêmes se touchent, c'est bien ici le cas, car la continence absolue, aidée par des lectures immorales, peut également provoquer la nymphomanie.

Traitement. — C'est dans l'hygiène, la morale et surtout dans le mariage qu'il faut chercher la guérison, bien entendu, en tenant compte des désordres locaux.

9° *Hystérie.*—C'est une espèce de malaise général insupportable accompagné de spasmes à la gorge, y simulant la présence d'un corps étranger que les femmes désignent vulgairement sous le nom de bâton ou de balle dans la gorge laquelle leur semble partir du fond de la matrice. Beaucoup même s'expriment de façon à faire supposer que c'est la matrice qui remonte jusqu'à la gorge, et les y suffoque. S'il survient des convulsions générales, ainsi que cela arrive fréquemment, la vie de la femme est bientôt gravement compromise.

Un désordre menstruel, la suppression inclusivement, est un symptôme qui précède ou accompagne presque toujours l'hystérie. C'est même à peu près toujours à ce trouble fonctionnel qu'on attribue la maladie. Je ne prétends point que cela ne soit pas possible, mais c'est beaucoup plus rare qu'on ne pense. Quoi qu'il en soit, il faut en tous cas rechercher la cause première.

Traitement. — Il est nécessairement subordonné à la cause efficiente du mal.

Il est à noter que dans toutes les affections nerveuses, le moral, c'est-à-dire la volonté, joue un grand rôle. La personne qui s'abandonne à son mal —et ceci est applicable à toutes les maladies sans exception,— en sera plus aisément victime que celle qui a la ferme volonté de ne pas lui céder le terrain sans combat.

L'illustre Boerhaave, de Leyde, reçut un jour une femme hystérique dans son hôpital. Peu de jours après, soit par esprit d'imitation involontaire, soit par influence morale, la plupart des femmes qui étaient couchées dans la même salle que l'hystérique, furent prises d'accès du même genre et contre lesquels tous les remèdes avaient échoué. Le mal se propageait au contraire, et allait en grandissant.

Boerhaave dit un jour en pleine salle et de façon à être entendu de toutes les malades : Allons! il le faut. Aux grands maux les grands remèdes, et il ordonna à l'infirmier d'apporter un réchaud allumé dans la salle et d'y faire rougir à blanc des fers à cautère. Aussitôt qu'une malade sera prise d'un accès, dit-il avec le plus grand sang-froid, appliquez-lui trois cautères au bas des reins, et il s'en alla.

A partir de ce moment l'hystérie cessa comme par enchantement.

Le *traitement dépuratif*, approprié à chaque individu, est souverainement efficace, surtout dans les cas de suppression ou de diminution de la menstruation.

Terminons cette longue série d'affections, tant générales que locales, qui prennent leur source dans la masturbation, par deux mots en particulier sur l'*impuissance* et la *stérilité*.

Par ce que je viens de dire des altérations organiques locales, produites par la masturbation et de leurs fatales conséquences, chacun doit être convaincu à présent que l'impuissance n'est ni une maladie essentielle (existant par elle-même), comme disent les médecins, ni le résultat d'une faiblesse générale, pas même ou du moins que très-rarement, un symptôme de ramollissement de la moelle épinière.

L'impuissance est dans neuf cent quatre-vingt-dix cas sur mille le résultat d'un désordre organique dont le siége est dans l'un ou l'autre organe de l'appareil génito-urinaire. C'est là qu'il faut en rechercher la cause, et c'est celle-ci qu'il faut combattre par des moyens locaux combinés avec le régime général.

Toutefois il existe une espèce d'impuissance que j'appelle artificielle, accidentellement due à une influence morale. On la combat par des effets contraires.

La délicatesse excessive du sujet ne me permet pas d'entrer en de plus longs détails. Celui qui n'aura pas saisi la question devra en référer, au besoin, à un praticien spécialiste.

Quiconque réfléchira un tant soit peu sur tout ce que je viens de lui mettre sous les yeux à propos de l'impuissance, comprendra aisément tout ce qu'il y a d'absurdité, d'ignorance et de malhonnêteté surtout, chez tous les vendeurs d'anaphrodisiaques et guérisseurs infaillibles d'impuissance, sans examiner ni même voir les malades. Le plus souvent ce sont des gens qu'il faudrait recommander à la sollicitude de M. le procureur impérial.

La *stérilité* n'exige plus aucune explication après tout ce que j'en ai dit déjà. En outre, à peu près tout ce que j'ai dit de l'impuissance lui est littéralement applicable, les observations concernant la tourbe d'imposteurs mâles et femelles qui s'étale impudemment à la quatrième page des journaux inclusivement.

Du traitement de la masturbation.

Avant d'aborder cette question, je sens que tout lecteur est en droit de me demander ici d'où il vient que la masturbation, ayant toutes les apparences d'un acte naturel, soit cependant un acte aussi attentatoire au bien-être de l'économie dans les deux sexes? Pourquoi l'un est-il généralement suivi de bien-être, tandis que l'autre donne toujours lieu à un malaise physique et moral plus ou moins violent? Pourquoi le premier est-il une condition de maintien de santé parfaite, et le second une source féconde en désordres fonctionnels de toutes espèces?

Je pourrais me borner à répondre à ces diverses questions que la nature a attaché à chaque fonction une sensation qui s'exprime chez l'homme par le besoin de l'accomplir, et convertit en bien-être le fait lui-même de satisfaire à ce besoin, dans des conditions normales, et en souffrance celui de n'y pas obtempérer. Par contre, ne point obtempérer à ce besoin ou n'y répondre qu'imparfaitement, ou d'une façon anormale, est toujours frappé d'un châtiment proportionné à l'importance de la fonction en cause. En conséquence, lorsqu'il s'agit de la plus importante fonction de l'économie, comme celle à laquelle est attachée la reproduction de l'espèce humaine, la moindre infraction aux lois qui y président, est frappée d'un châtiment terrible, d'autant plus terrible et juste en même temps, que la nature y a attaché, à la facilité d'accomplissement la plus absolue, la jouissance souveraine.

Cependant cette considération d'un ordre purement philosophique n'est pas la seule à mettre en cause; il y en a encore une et toute matérielle cette fois, mais dont l'importance est incontestablement plus forte que celle dont il est question dans le paragraphe précédent. Elle consiste en l'absence chez le masturbateur du principe et de la fin de l'acte.

Le masturbateur n'arrive à l'accomplissement de son délit de lèse-humanité, qu'à la condition de se fixer dans l'esprit l'image d'un être adoré, ou d'une créature fantastique qui lui représente le beau idéal. Mais à mesure que son économie s'énerve et s'épuise; à mesure que les ressorts de son organisme se relâchent, le masturbateur est forcé de tendre davantage son esprit pour maintenir devant ses yeux égarés l'image qui doit le conduire à la réalisation de son ardente convoitise. Regardez-le en ce moment : tout son être frémit convulsivement; les yeux lui sortent de la tête; d'abondantes gouttes de sueur lui perlent au front; la respiration est haletante, les battements du cœur s'arrêtent, la langue lui colle au palais; allons ! encore un effort, un effort d'Hercule s'il le faut, car l'image va s'enfuir et le but lui échappe; il lui échappe en effet, c'est à recommencer, mais il n'en a plus la force, il est haletant, épuisé, morfondu; la honte de l'insuccès lui fait plonger ses ongles dans sa propre chair !

La masturbation est encore nuisible, parce que tout individu peut s'y adonner sans avoir besoin de calculer sur l'appui et le concours d'un individu de l'autre sexe, et peut, par conséquent, s'y livrer toutes les fois que la fantaisie lui en prend. Le premier lieu solitaire venu peut servir à ses desseins. En outre, personne n'intervenant pour moitié dans l'accomplissement de l'acte, il peut le prolonger, le retarder, le suspendre au gré de son propre caprice. D'autre part, au lieu d'en ressentir du bien-être et une invitation à un doux repos, il n'en retire que malaise, honte, dépit et réprobation de sa conscience. Toutes ces circonstances amènent fatalement et parfois très-promptement le triste cortége de maux dont j'ai fait un tableau fidèle au début de ce chapitre.

Le *traitement de la masturbation* se divise en *préventif ou hygiénique*, en *local*, en *général* et en *définitif*.

J'ai déjà décrit le premier sous le point de vue général ; il se trouve en effet tout entier dans les observations que j'ai faites dans l'instruction de l'enfance et de l'adolescence, il ne s'agit que d'en faire une application logique et appropriée à chaque cas.

Le traitement local est subordonné à la nature particulière de chaque désordre auquel la masturbation a donné naissance. En décrivant ces désordres, j'ai eu soin d'indiquer les remèdes appropriés.

Voici les principaux préceptes du traitement général, qu'on modifiera plus ou moins suivant les individualités et les lieux où elles se trouvent.

1° Eviter toutes espèces de causes physiques ou morales ayant une action excitante, directe ou indirecte quelconque sur les organes de la génération ;

2° Porter des habits commodes et laissant au corps toutes les facilités de mouvements possibles. Surtout que le pantalon ne serre point les parties génitales.

J'ai déjà dit où le corset et les ceintures conduisent les jeunes filles;

3° Eviter à tout prix la solitude. Suivant le cas, prendre un compagnon ou une compagne de lit, d'un âge raisonnable, et qui n'ignore point ce dont il est question. Ce n'est pas un pédagogue qu'il faut ici, mais un ami sûr;

4° Avoir dans sa chambre un instrument de gymnastique, appelé barres parallèles. (Voir fig. 18).

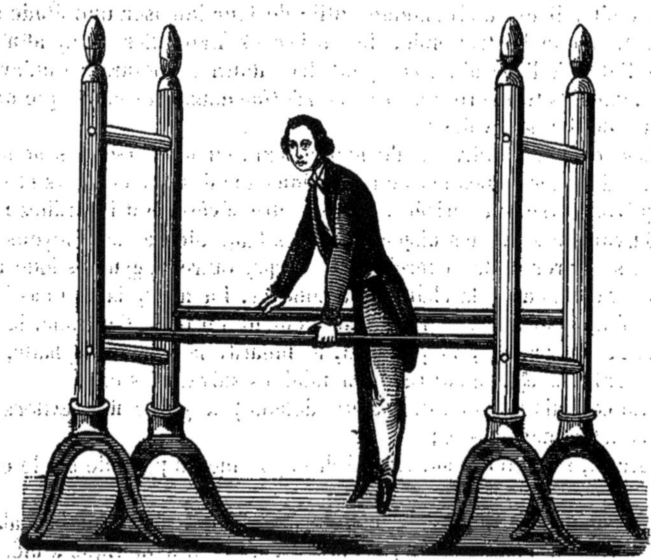

(fig. 18.)

La simple inspection de cette figure indique à celui qui l'ignore encore, l'emploi des barres parallèles. Il n'est pas un seul exercice de gymnastique qu'on ne puisse exécuter avec elles. Le coût de cet instrument en est des plus modiques, et peut être construit de façon à le pouvoir déplacer toutes les fois qu'on a fini de s'en servir.

Outre que j'en recommande l'emploi, pour les deux sexes, pendant une demi-heure, trois ou quatre fois par jour, je ne puis assez insister, pour que le jeune malade, garçon ou fille, puisse l'avoir à sa portée pendant la nuit, dans le cas où il serait pris de mauvais désirs. Il n'est rien qui les chasse comme une demi-heure de bons et vigoureux mouvements aux barres parallèles dans le simple appareil de la nature ;

5° Un bain de siége froid est également d'une application fort utile en cas de désirs vifs et qui menacent de triompher de la volonté contraire.

Je dis de la volonté contraire, parce que la première chose que les parents et instituteurs doivent de bonne heure enseigner aux enfants, et surtout dans le cas dont il s'agit, c'est que : *vouloir c'est pouvoir !* Donc, pour se guérir de ce vice, il faut, avant toutes choses, le vouloir. Qui n'a point ce ferme vouloir, tombera dans l'impénitence finale, et nous savons déjà ce que cela veut dire ;

6° Autant la lecture des livres immoraux, impudiques surtout, est pernicieuse, autant celle d'ouvrages moraux et des livres d'histoire est utile ;

7° Chez les jeunes personnes, déjà d'un certain âge, ou chez les jeunes oisifs, il est éminemment utile de leur imposer une étude sérieuse, telle que l'astronomie, les sciences naturelles, etc., afin de joindre l'utile à l'agréable. On peut leur donner l'assurance qu'avant peu de temps ils trouveront plus de *récréation* dans cette étude que dans la lecture de livres frivoles ;

8° Les sociétés d'individus du même sexe, ou de personnes de sexe différent, dans lesquelles les conversations sur des sujets légers et surtout équivoques sont autorisées, doivent être sévèrement interdites ;

9° Suivant le sexe, les dispositions, les habitudes et les moyens de fortune, se livrer à des exercices de corps, outre la gymnastique aux barres parallèles dans la chambre à coucher. La nage, la gymnastique dans un établissement spécial, le maniement du fusil, l'escrime, la savate, le bâton, patiner, l'équitation, le billard, la chasse, la balle, les quilles, sont tous également recommandables suivant les cas ;

10° Le commis de bureau restera debout ; la jeune fille évitera de rester constamment assise ;

11° Au lit, se coucher sur le côté droit ; le moins possible sur le côté gauche, jamais sur le dos.

On a imaginé en Allemagne des instruments qui réveillent le malade lorsqu'il se couche sur le dos ; de même qu'on en a fabriqué armés de pointes pour empêcher le membre viril de se mettre en érection. Et on en a imaginé bien d'autres pour les personnes du sexe ! Si ces instruments n'étaient que ridicules, je n'en parlerais pas, mais ils sont en outre *moralement* d'un emploi très-dangereux.

Il faut toujours réveiller chez les jeunes gens le sens de la volonté. Dans le traitement de la masturbation, comme dans celui de toute autre maladie chronique, il faut savoir déguiser l'emploi des remèdes et faire penser le malade le moins possible à son mal.

La plus grande imprudence, j'allais dire sottise, qu'on puisse commettre, c'est de se mettre, soi-même malade, en société d'autres malades. Aussi longtemps que les hôpitaux auront des salles communes, ai-je dit, écrit, et crié quasi par-dessus les toits depuis trente ans, les hôpitaux ne seront que des asiles de misère et de honte ; ils ne cesseront d'être un objet de profonde répugnance pour l'indigent qui devra y chercher un refuge. C'est une charité qui coûte cher au cœur et blesse tous les sentiments, outre qu'elle est inhumaine et dispendieuse.

Je suis autorisé à dire ceci, car dans un autre ouvrage j'ai indiqué le remède au mal ; de plus, j'ai prêché d'exemple, témoin jadis le *Dispensaire-Vésale*, œuvre philanthropique de ma création. Mais cet établissement étant une condamnation absolue des systèmes en vogue, cet établissement a dû crouler un jour, et il a croulé ! ! ! ;

12° Appliquez des compresses d'eau froide calmantes sur l'occiput en cas de douleurs de tête ;

13° Le matin, au sortir du lit, ablutions-frictions générales à l'eau froide, tenant en dissolution du *savon préservatif*. Faire usage de celui-ci partout où l'exige la toilette ;

14° Veiller à la liberté du ventre. Uriner à temps pour éviter le trop-plein de la vessie, et, par conséquent, l'irritation des vésicules séminales chez l'homme, et le prurit au méat urinaire chez la jeune fille ;

15° Nourriture saine, simple et de facile digestion. Veiller soigneusement à l'exécution des lois naturelles qui président à la digestion ;

16° Les excès de toute nature doivent être sévèrement proscrits et avant toute chose l'usage du *tabac*.

La *cure radicale*, définitive, le complément indispensable de tout traitement, fera le sujet du chapitre suivant.

DU MARIAGE.

Le mariage ne doit se contracter que lorsque le corps a acquis son plein développement. Ce n'est positivement qu'à cette époque que l'incitation des organes génitaux se convertit en besoins qui peuvent devenir irrésistibles pour peu que l'individu soit exposé à des causes d'excitation artificielles.

Lorsque le mariage s'accomplit dans des conditions de santé et de bien-être de l'économie entière, l'influence sur celle-ci est salutaire au premier chef. Ce n'est qu'au péril, sinon de la vie, au moins de la virtualité ou de la puissance d'action des principaux organes de l'économie, que l'espèce humaine peut s'adonner même sobrement à l'union sexuelle avant l'époque fixée par la nature.

L'homme et la femme, quand l'heure du mariage a sonné, peuvent-ils impunément s'adonner à l'union sexuelle toutes les fois que la fantaisie leur en prend?

Cette question est plus importante encore en réalité qu'en apparence, et pour bien saisir le sens et la portée de la réponse que j'y vais faire, j'ai besoin d'entrer en certaines considérations physiologiques.

Chacun des deux sexes a sa mission spéciale dans l'acte de la reproduction, et la mission de l'un est tout l'opposé de celle de l'autre.

Chez la femme, toutes ses aspirations la portent vers la maternité; son organisme tout entier répond à ce noble but. La femme honnête, celle qu'une fausse éducation et une imagination surexcitée n'ont pas jetée hors de ses gonds, ne recherche point l'union sexuelle pour lui demander ce qu'on appelle les plaisirs de l'amour, mais pour en obtenir le fruit qui fera son bonheur et la joie de la famille. En conséquence, lorsqu'elle ne consulte que ses propres aspirations, son désir d'union sexuelle est plus que modéré, et, en s'y livrant, sa satisfaction est calme, douce; ce n'est pas en elle-même, mais dans les transports de son époux qu'elle trouve sa joie. Elle est heureuse du bonheur de celui que son cœur a choisi.

Le jour où la femme sent en elle les premiers indices de l'accomplissement de ses vœux les plus chers; le jour surtout, où elle sent les premiers mouvements de l'être qui lui devra la vie, ce jour-là, cessent momentanément chez elle toutes ses aspirations vers l'union sexuelle. Chez la plupart d'entre elles même il se manifeste de la répugnance. C'est mue par un sentiment tout autre que celui auquel nous faisons allusion ici, qu'elle s'abandonne alors aux exigences du mari.

Sachant déjà que par le fait de l'union sexuelle la femme ne perd aucune semence, et que son corps n'y intervient que passivement, on comprendra maintenant très-facilement qu'en réponse à la question posée ci-dessus, la femme saine du corps peut, en dehors de l'époque de la menstruation, s'abandonner aux exigences du mari toutes les fois et autant de fois qu'elle en sera sollicitée.

Mais supposons un moment que la femme éprouvât les mêmes sensations, les mêmes besoins, le même aiguillon de la chair, qu'adviendrait-il de l'espèce humaine ? Quel code pénal, moral ou religieux pourrait la maintenir debout ?

Les attributions de l'homme sont toutes différentes. La nature a mis en lui l'aiguillon de la chair. Elle n'a pas voulu que, sous quelque prétexte que ce fût, il pût se soustraire par caprice ou autrement, à la propagation de l'espèce. Elle n'a pas voulu que la race humaine pût s'éteindre du fait de sa volonté. La force d'attraction vers le beau sexe est impérieuse, le plus souvent irrésistible, et l'homme sait toujours triompher du refus de la femme. En outre, l'attraction est incessante, encore une fois, parce que la nature n'a pas voulu que la reproduction de sa créature de prédilection fût subordonnée au hasard ou aux caprices de la volonté. L'homme est donc incessamment poussé, de même qu'il est toujours prêt à accomplir l'acte sexuel. Mais sa quote-part dans l'acte est limitée à l'intromission du fluide prolifique dans les parties génitales de la femme. Ceci accompli, toute intervention ultérieure de sa part cesse. Tandis que la femme est subordonnée aux devoirs de la maternité, aux soins de la grossesse et aux mesures de propreté qui lui interdisent les unes absolument et les autres plus ou moins l'union sexuelle, l'homme ne connaît d'autre loi que la satiété. Cela veut-il dire que l'homme peut impunément accomplir l'acte ou au moins soit capable de le faire toutes les fois que la fantaisie lui en passe par la tête ? Du tout. Chez lui, à certains intervalles plus ou moins éloignés, variant suivant une foule de circonstances que la délicatesse du sujet nous empêche de spécifier, il se fait sentir en lui un *besoin réel*. Ce besoin satisfait, si l'homme veut recommencer avant qu'il se manifeste de nouveau, ou bien si un nouveau besoin se fait sentir plus ou moins longtemps avant l'époque habituelle, l'acte ne s'accomplira pas dans des conditions aussi satisfaisantes que dans le premier cas. Celui-ci a pour loi tous les attraits les plus puissants qu'a enfantés la nature ; celui-là, au contraire, doit appeler à son aide une imagination surexcitée, voire même des moyens artificiels. D'où il vient que plus l'acte est fréquemment répété en dehors des conditions voulues, moins il répond aux désirs de l'homme.

En thèse générale, l'homme qui cohabite avec la femme sent le besoin se reproduire de deux jours en deux jours. En tenant compte des continences forcées (la menstruation de la femme, un autre empêchement quelconque, etc.), on peut aisément calculer en quelles limites l'homme se tient quasi forcément. Je n'entends pas dire par là que l'homme doit se régler comme une mécanique et convertir le plus grand

charme de sa vie en une question de mathématiques. Non pas. Mais au
point de vue de nos mœurs et de nos lois, l'homme qui sait se respecter
et sauvegarder ses propres intérêts, et qui n'aura, par conséquent, des
relations qu'avec sa propre femme, pourra se livrer avec elle à toutes
les exigences de son tempérament comme à tous les désirs de son imagination. La satiété l'arrêtera toujours et malgré lui à temps. L'abus n'est
pas là; il est dans les orgies, il est chez toutes les courtisanes.

Règle générale : de vingt-cinq à cinquante ans chez l'homme, et de
vingt à quarante chez la femme, le rapprochement sexuel est rigoureusement dans les conditions physiques signalées dans les paragraphes
précédents. Non pas qu'avant ou après ces époques de la vie, il y ait
proscription absolue, mais il faut tenir compte alors de circonstances
dont l'influence peut devenir plus ou moins funeste. L'appréciation de
ces circonstances résulte de l'enseignement que chacun est à même de
puiser dans ce livre.

Vers la quarantième année de sa vie commence chez la femme un
ensemble de phénomènes qu'on appelle *âge critique*, et qui n'est autre
en somme que la cessation de la vie utérine, autrement dit de l'aptitude
à concevoir. La disparition lente et successive, mais quelquefois subite,
de la menstruation, signale le commencement de cette période. Parfois
l'âge critique est précédé, suivi ou accompagné de phénomènes, voire de
troubles fonctionnels aussi importants que ceux que j'ai exposés à l'occasion de la puberté. Toutefois ils ont un caractère différent et en
harmonie nécessairement avec les nouveaux besoins de l'existence de la
femme.

La femme honnête et sage se concentre alors tout entière dans les
soins, ordinairement croissants, de sa famille. Ses aspirations, si déjà
elles ne sont pas réalisées, se tournent vers une autre source d'ineffable
félicité pour elle et qui lui donnera le doux titre d'aïeule. Cette femme-
là — et c'est heureusement la grandissime majorité — traverse l'âge
critique sans secousse, ni douleurs physiques de quelque importance.
Quant à des chagrins ou à de stériles regrets, elle n'en éprouve point,
ou n'aurait pas le temps d'en avoir, tant elle sent de joies intérieures
dans l'accomplissement de ses devoirs.

Autre chose est chez la femme qui a vécu dans l'oubli de sa noble et
sainte mission. Bien que, dès le premier instant où elle est entrée dans
cette funeste voie, le châtiment ait commencé pour elle, — et il n'est à
cette règle ni excuse ni exception possible, — ce n'est rien en comparaison de ce qui l'attend. A l'approche de cet âge si redouté par elle,
son cauchemar de chaque jour est :

De réparer des ans, l'irréparable outrage,

espèce de travail de Pénélope, dont le premier et funeste résultat est
de ne tromper personne, de la rendre ridicule aux yeux de tous, de
flétrir les charmes que la nature laisse encore à cet âge, et de causer la

perte de ceux qui l'entourent d'une auréole de beauté particulière qui inspire l'estime et le respect, sans exclure de la part des hommes une espèce de galanterie affectueuse autant qu'empressée.

Ce n'est pas tout encore. Des troubles fonctionnels, quelquefois très-graves, se manifestent chez elle. En outre, lorsqu'aux désordres moraux, elle a le malheur de joindre des désordres physiques, — fréquentation de bals, excès de table, abus sexuels, etc., etc., — des affections utérines de la plus haute gravité, — telles que hémorrhagies utérines, squirrhes, cancers des seins et de la matrice, etc., surviennent très-souvent.

Plus pour l'une nécessairement que pour l'autre, cependant pour toutes indistinctement, le simple abus du rapprochement sexuel, après l'âge critique chez les femmes, est de nature à provoquer des désordres fonctionnels. Ceux-ci ont alors une grande analogie avec ceux que j'ai signalés à propos de la masturbation. Il y a des exceptions; je ne le nie pas, mais elles sont plus rares qu'on ne pense, car l'homme du monde pénètre rarement dans le secret des causes de mort prématurée chez les femmes, chez celles surtout qui habitent les grandes villes.

L'âge critique, à proprement parler, n'existe point pour l'homme. Aussi longtemps qu'il reste au membre viril la force d'entrer en érection, force qu'il conserve jusqu'à l'âge le plus avancé, l'homme reste apte à la fécondation. Mais à partir de cinquante ans il doit commencer à compter avec les forces physiques dont il dispose en raison de son âge et dont lui seul sent le degré exact. L'homme sage et prudent, celui surtout qui tient à couler dans sa vieillesse des jours doux et paisibles, veillera plus scrupuleusement que jamais à subordonner ses désirs aux besoins réels, et ceux-ci, bien entendu, se font peu à peu de moins en moins sentir. Malheur à l'homme qui les provoque abusivement, car c'est dans les bras d'une Messaline que l'apoplexie foudroyante en est venue atteindre plus d'un !

Le rapprochement sexuel peut-il indifféremment avoir lieu à toute heure du jour et de la nuit ?

Oui, en thèse générale; non, en tenant compte de certaines circonstances qu'il est bon de ne pas négliger.

Oui, par exemple, chez la femme dont la vie s'écoule dans l'accomplissement de ses nobles devoirs et vivant tout en dehors des passions et des excès du monde.

Non, pour celle qui passe ses nuits dans le tourbillon des bals et des fêtes. Cette vie est tout d'abord l'une des principales causes de la stérilité. En conséquence, au point de vue de la fécondation, la femme du monde devra attendre que le repos et le sommeil aient dissipé les vapeurs enivrantes et les fatigues du bal.

Quoi qu'il en soit, au point de vue général, chez l'homme, le moment le plus propice est, pendant la nuit, au premier réveil, surtout si le sommeil a été calme et tranquille. Mais il est des moments où le rapprochement sexuel peut être dangereux pour lui, au milieu d'une orgie, par exemple. Que d'hommes ont été alors frappés d'apoplexie ! que d'autres se sont réveillés impuissants à la suite d'excès érotiques commis dans ces instants de délire !

Il serait également dangereux pour l'homme arrivé à un certain âge, de se livrer au rapprochement sexuel, après un grand et pénible travail intellectuel, ou bien étant en proie à un vif chagrin, au sortir d'un repas copieux, ou se trouvant en d'autres circonstances qu'il est inutile de spécifier, le bon sens seul suffisant à lui en révéler le danger.

Puis il y a des maladies, et notamment celles de la moelle épinière et du cœur, qui interdisent à l'homme le rapprochement sexuel de la façon la plus absolue. D'autres maladies l'interdisent seulement d'une façon relative. Cette dernière ligne de conduite est la seule qui soit, en général, applicable à la femme. Les exceptions se dessinent d'elles-mêmes, et je n'hésite pas à avouer que dans la grandissime majorité des cas, et cela pour les deux sexes, chacun est ici son meilleur juge. Cependant le médecin manque rarement de faire des recommandations à cet égard ; heureux est-il s'il ne se trompe pas quant à la femme, au point de vue, bien entendu, des effets que le rapprochement sexuel produit chez elle.

Cette recommandation ne pourrait-elle pas en effet avoir une très-grande influence sur la paix d'une famille ? car la doctrine de ces effets étant admise, voyez à quelles conclusions le médecin ne doit pas nécessairement arriver en certains cas ! Ne lui arrivera-t-il pas parfois d'interdire à un mari d'une façon absolue de voir sa femme, et cela parce qu'elle a une affection qui, selon lui, en pourrait ou en devrait recevoir un fatal contre-coup ? Que doit faire alors le mari ? Quels fatals conseils même n'ai-je très-fréquemment su donner en pareille occurrence ?

Prenant en considération les effets que les parents ont sur les qualités les plus essentielles de la progéniture, la Médecine formule certaines lois qu'il est bon de ne jamais perdre de vue avant de contracter mariage.

La Médecine met ici en première ligne le fatal et triste privilége des parents de transmettre à leur progéniture le germe de certaines affections auxquelles ils sont eux-mêmes en proie. Cette transmission est d'autant plus à craindre et plus certaine que la maladie dont il s'agit est plus grave. Dans ce cruel cadre figurent en tête la phthisie pulmonaire, la folie, l'épilepsie, les scrofules, les maladies vériennes et bien d'autres encore.

Vient en seconde ligne la constitution des époux. On empêchera autant que possible le mariage entre deux individus de même constitution, et surtout atteints ou menacés accidentellement ou héréditairement des mêmes affections graves. Deux époux lymphatiques, cachectiques, nerveux à l'excès, forment une union de malheurs.

Pour favoriser le bien-être matériel le plus absolu possible de la progéniture, on tâchera d'obtenir le croisement de races, comme on dit vulgairement. Ainsi on unira le lymphatique au bilieux, le nerveux au sanguin, et ainsi de suite.

Les difformités du corps seront prises en sérieuse considération. Il ne faudrait jamais consentir à l'union de deux individus également atteints de difformités graves. Une difformité à aspect répulsif devrait être envisagée comme empêchement légal de mariage. Tout le monde connaît le proverbe: *mens sana in corpore sano* (1) ; il est rare de rencontrer un individu contrefait qui jouisse d'un caractère aimable, s'il n'a de bonne heure appris à corriger ses mauvais penchants. J'ai déjà signalé cette funeste influence. Entre époux, l'un d'eux étant contrefait, c'est d'ordinaire ouvrir une porte à la discorde dans le ménage. C'est y fonder du coup l'antichambre de l'enfer.

Nul n'ignore qu'il est une infirmité qui rend le mariage *ipso facto* dissoluble.

Mais s'il importe de veiller aux qualités physiques des époux, autant dans leur propre intérêt que dans celui de leur progéniture, quelle sollicitude ne doit-on pas déployer lorsqu'il s'agit d'assortir les qualités morales des jeunes gens à marier ! Que de malheurs dans un assortiment mal combiné !

Seront-ils heureux ces jeunes fiancés ! s'écrie-t-on de toutes parts, car leurs caractères se ressemblent comme deux gouttes d'eau ; on dirait que Dieu les a créés exprès l'un pour l'autre ! Et un an après leur mariage, ils plaident en divorce pour incompatibilité de caractères ! Oui, incompatibilité de caractères, c'est-à-dire deux caractères qui se ressemblent comme deux gouttes d'eau ! Quel paradoxe ! dira-t-on, peut-être. Nullement, et je le prouve.

Il n'entre pas dans mes vues d'entrer ici à cet égard en de longues considérations philosophiques. Je ne veux qu'effleurer le sujet. Mais ce que j'en dirai, pour peu qu'on veuille s'interroger sévèrement et consciencieusement, suffira pour me comprendre. Quiconque, d'ailleurs, en veut savoir davantage, n'a qu'à consulter le chapitre que j'ai écrit sur la phrénologie dans un mien ouvrage, intitulé *Traité d'Anthropologie*, et édité dans le temps par la librairie Lacroix-Caumont de Paris.

En principe, de même que physiquement, il faut le croisement des constitutions, moralement il faut le croisement des caractères. L'union entre deux époux sera d'autant plus harmonieuse que le contraste entre leurs caractères et leurs tempéraments sera plus nettement tranché. Une seule réflexion éloignera ici d'emblée toute idée de paradoxe. Figurez-vous tout simplement ce qui doit arriver du contact incessant de deux personnes — qui croient le plus souvent n'avoir rien à se céder réciproquement, — alors qu'elles sont douées à un égal degré d'un caractère vif, colérique, passionné, vengeur, primesautier, étourdi,

____

(1) A esprit sain, il faut corps sain.

aventureux, jaloux, querelleur, méchant, envieux, entêté, froid, enthousiaste, prodigue, harpagon, crédule, sceptique, etc., etc.

Le mariage devrait enfin trouver encore un empêchement absolu dans une grande inégalité d'âge. Lorsque la chose dépend des parents, ils feront sagement de chercher un mari qui ait dix à quinze ans de plus que la jeune fille. On observe la même règle pour le choix d'une épouse pour un jeune homme.

Cependant n'entend-on pas dire chaque jour autour de soi: Quel beau couple ! Ils n'ont que trente-six ans à eux deux ! Cela est vrai, mais il vient un jour où ce beau couple en compte quatre-vingts, quarante pour la femme et autant pour le mari, c'est-à-dire que l'un est encore dans toute la vigueur de sa virilité, tandis que l'autre approche de l'âge critique. Et puis?....

De tout ce qui précède, je conclus alors que les jeunes gens des deux sexes feront sagement de tenir beaucoup à ce que leurs parents les dirigent dans la recherche et le choix d'un époux. Il n'y a que ceux ou celles dont l'esprit a été perverti par la lecture de livres malsains, qui se figurent que les âmes nées pour se comprendre volent l'une vers l'autre à travers l'espace, se reconnaissent à première vue, et reçoivent réciproquement une espèce de secousse électrique déterminant une profonde commotion sympathique d'où jaillit l'amour. Ce serait superbe, si ce n'était profondément ridicule, sans parler des cas où c'est odieux et criminel à la fois. Quoi qu'il en soit, dans quatre-vingt-dix-neuf cas sur cent, c'est la source de malheurs irréparables.

La volonté ou d'autres causes faciles à produire peuvent-elles influer sur la fécondation de façon à procréer à volonté soit un garçon, soit une fille ?

En aucune façon. Tout ce qu'on dit à ce sujet ne sont que des historiettes à faire dormir debout, si ce ne sont des appâts jetés à la crédulité publique par des imposteurs.

L'un des deux époux, ou tous les deux à la fois, peuvent-ils se soustraire impunément à l'entier accomplissement de l'acte sexuel, dans le but de prévenir la naissance d'un trop grand nombre d'enfants?

Outre que la religion et la morale réprouvent énergiquement cet oubli de l'un des plus saints devoirs du mariage, j'ai démontré plus haut ce qu'il en coûte presque toujours aux épouses pour avoir outragé ainsi la nature.

Mais il est un accident terrible que j'ai réservé pour la fin de ce chapitre et qui les menace l'un et l'autre à chaque instant.

J'ai démontré l'extrême facilité avec laquelle la conception peut avoir lieu. Or, que de fois n'arrive-t-il pas que le mari, tantôt sous l'empire d'une simple émotion bachique, tantôt sans cause aucune, ne prend pas à temps la précaution d'usage ! Cependant le matin en s'éveillant, il ne se doute de rien, la femme non plus; tous les deux s'estiment heureux de leur adroite supercherie et continuent de plus belle. Mais ne voilà-

t il pas qu'un jour, sans rime ni raison, les règles se suppriment ! L'abdomen, les seins de la femme se gonflent ! La santé se dérange !. . Ce
n'est pas possible cependant ! se disent-ils. Qu'est-ce que cela signifie ?
On appelle le médecin, il déclare la femme enceinte ! ! !

— Tu m'as donc trahi ? s'écrie le mari devenu blême de dépit, de
colère et de rage....

Je puis fermer le chapitre sur ce tableau parlant.

DE L'AVORTEMENT CRIMINEL.

Parmi toutes les questions délicates que j'ai à traiter dans cet ouvrage, celle-ci est la plus scabreuse; cependant je ne reculerai pas devant la tâche, mais je redoublerai d'attention pour mieux encore me renfermer dans un langage réservé. D'ailleurs je suis mû par un trop profond sentiment philanthropique, outre l'utilité que la société en pourra retirer, pour ne pas en parler. D'autre part, mon ouvrage n'est pas destiné à une classe privilégiée ou exceptionnelle; j'ai cherché, au contraire, à le rendre populaire en employant un langage, un mode d'exposition, et des expressions qui le missent à la portée de toutes les intelligences.

La question qui fait le sujet de ce chapitre prend le nom du crime le plus lâche et le plus exécrable dont l'espèce humaine puisse se rendre coupable. C'est le comble de la perversité. Toutefois, je ne puis m'empêcher de chercher à mitiger la rigueur de cette sentence, non pas en justifiant le crime — qui oserait prétendre justifier le plus odieux et le plus vil des attentats contre la vie de son semblable! — mais en démontrant que très-souvent cet oubli suprême du plus saint devoir de l'homme puise sa source dans l'ignorance. En conséquence, éclairer les populations sur la réalité et les conséquences de ce crime, ce sera incontestablement rendre un grand service à l'humanité, et effacer peut-être peu à peu l'une des plus vilaines taches du brillant blason de la civilisation moderne.

Encore une fois j'ai l'insigne honneur d'être le premier auteur qui ait envisagé cette question sous le jour nouveau sous lequel je vais l'offrir à mes lecteurs. Cependant, si les gens méticuleux ont besoin d'un exemple péremptoire pour m'excuser à leurs yeux d'avoir osé traiter publiquement cette question delicate, je vais m'empresser de les satisfaire.

Parmi les journaux qui jouissent d'une haute renommée en Europe, nul ne conteste à mettre l'*Indépendance Belge*. Or, en 1854, ce journal a publié le compte rendu de la discussion de l'Académie royale de médecine de Belgique sur l'*avortement prématuré artificiel* dans le but de prévenir l'*opération césarienne* (1).

Un article du Code pénal est ainsi conçu :

Art. 317. « Quiconque, par aliments, breuvages, médicaments, violences, ou par tout autre moyen, aura procuré l'avortement d'une

---

(1) J'ai vivement combattu, à cette époque, l'opinion de la docte Assemblée (elle admet l'*avortement prématuré artificiel*), nul au monde n'étant en droit, sous aucun prétexte possible, de disposer de la vie de son semblable.

femme enceinte, soit qu'elle y ait consenti ou non, sera puni de la réclusion.

« La même peine sera prononcée contre la femme qui se sera procuré l'avortement à elle-même, ou qui aura consenti à faire usage des moyens à elle indiqués ou administrés à cet effet, si l'avortement s'en est suivi.

« Les médecins, chirurgiens et autres officiers de santé, ainsi que les pharmaciens qui auront indiqué ou administré ces moyens, seront condamnés à la peine des travaux forcés à temps, dans le cas où l'avortement aurait eu lieu. »

Il n'est pas probable qu'il existe un médecin qui n'ait dû, au moins une fois en sa carrière, repousser avec indignation des offres séduisantes tendant à le déterminer à provoquer un avortement chez une jeune fille. Un motif très-plausible en apparence anime les auteurs de ces propositions infâmes, et rend même le fait plus fréquent qu'on ne serait tenté de le croire au premier abord.

Chez la généralité des gens, soit par ignorance ou faute de réflexion, — il est vrai que d'aucuns simulent l'ignorance; — on se figure que le fruit de la conception n'a point reçu vie avant le quatrième ou cinquième mois de la grossesse, et partant de ce faux principe ils croient ou feignent de croire qu'on peut faire disparaître sans inconvénient aucun ce témoin incommode de l'inconduite.

C'est cette déplorable erreur, lorsque erreur il y a, et que de vils et lâches séducteurs s'efforcent fréquemment à entretenir ou à faire pénétrer dans l'esprit de leurs pauvres victimes, qui pousse le plus souvent celles-ci au plus abominable des crimes de lèse-humanité. Espérons qu'il n'en sera plus ainsi désormais, si la parole énergique d'un homme de cœur parvient à dominer les clameurs mondaines et à pénétrer jusqu'au cœur des populations.

Avant d'entrer plus amplement en matière, je crois utile de raconter ici comment au début de ma carrière je fus un jour témoin d'un crime de cette espèce.

Un soir — c'était à Bruges, — je fus appelé en toute hâte chez une dame qu'on disait à la dernière extrémité. Je me rappellerai toute ma vie, dussé-je vivre encore cent ans, l'affreux et triste spectacle qui s'offrit à mes yeux en entrant dans la maison où était la malade. C'était un entre-sol bas et noir chez un riche marchand de bric-à-brac. Dans une immense chambre d'apparence lugubre, le plafond étant à peine distant de cinq pieds du sol, était couchée une femme, sur un matelas jeté à terre au milieu de mille objets divers et disparates, les uns pendus aux murs, les autres se détachant du plafond, ceux-ci cloués aux fenêtres, ceux-là répandus sur les meubles, les chaises, les canapés, les tables ; partout enfin. On ne savait où mettre les pieds et on n'avait pas assez de ses deux mains pour se garer la tête. Trois ou quatre chandelles et deux lampes de cuisine fumeuses répandaient une clarté

douteuse, blafarde. Je sentais les pieds se collant de çà et de là au plan-
cher, ou glissant sur un corps gras ; c'était du sang. A mesure que je
me rapprochais du lit de la moribonde, l'odeur du sang me suffoquait
davantage ; il y en avait partout comme dans une tuerie.

La moribonde était une jeune et belle femme ; ses cheveux d'un noir
d'ébène flottaient épars sur ses épaules, et pendaient jusqu'à terre ; ils
étaient trempés de sueur et de sang. Le corps presque nu était froid et
immobile ayant toutes les apparences du cadavre ; les assistants d'ailleurs la croyaient morte.

Au premier coup d'œil, je me convainquis cependant que la vie
n'avait pas encore entièrement abandonné cette malheureuse créature,
témoin ses traits contractés par la douleur. Au premier coup d'œil aussi,
je me tins pour convaincu que j'étais en présence d'un crime.

Je jetai un rapide regard autour de moi. Je vis deux hommes qui
m'attendaient l'un et l'autre avec une égale impatience. L'un, M. le docteur Desmedt, dans l'espoir de trouver dans un collègue l'appui qu'il se
croyait nécessaire pour aller livrer un coupable à la justice ; l'autre
pour implorer ma protection afin de sauver l'honneur de deux familles.
Celui-ci sanglotait comme un enfant ; l'autre, aussitôt qu'il me vit, se
leva l'œil sec et menaçant, et m'adressa les paroles suivantes : « Grand
« merci de votre arrivée, cher collègue, car elle va me permettre de
« faire punir deux misérables. Voyez-vous ce cadavre ! c'est celui de
« la femme de M***. Voyez-vous cet homme, ce juif maudit ? Il est marié,
« et, comme sa complice, père d'une nombreuse famille ! Lui a sa femme
« en voyage, l'autre son mari ! Celui-ci voyage actuellement en Russie,
« et sa femme en a profité pour nouer des relations coupables avec cet
« homme. Une grossesse s'en étant suivie, ils ont voulu anéantir la
« preuve de leur inconduite. La femme est venue s'établir dans le domi-
« cile même de son amant, et ils ont fait venir le chirurgien ***. Ce
« scélérat, moyennant une forte somme d'argent, l'a fait avorter. Mais
« Dieu n'a pas laissé cet horrible forfait impuni. En proie à d'atroces
« douleurs, elle a été frappée de délire, et au milieu de son délire, elle a
« révélé les noms des deux coupables, du chirurgien et de son complice.
« Veillez sur celui-ci pendant que je m'en vais chercher le procureur
« du roi. »

Tout cela me fut dit si précipitamment que j'en saisis plutôt le sens que
les paroles. De son côté, l'amant s'était jeté à mes genoux en s'écriant :
grâce, grâce, docteur ! Epargnez mes enfants. Pardon ! pardon !

Si court que fût le temps que mit mon collègue à me faire son inter-
pellation, j'avais réussi à me tracer une ligne de conduite.

« Quelque vif que soit notre désir, cher collègue, d'aller dénoncer un
« crime à la Justice, dis-je d'un ton grave et sévère, avant de penser à
« la punition des coupables, ne commettons pas nous-mêmes la faute de
« laisser mourir cette malheureuse, car, Dieu merci ! elle est loin
« d'être morte. »

Je me mis immédiatement en devoir de porter secours à cette infortunée, et, en moins d'une demi-heure, je pus répondre de ses jours.

Je pris alors mon collègue à part et lui dis : « Je ne suppose pas que vous « me croyiez infatué du chirurgien ***. Je le connais à peine; en outre, « de tristes bruits sur son compte sont déjà venus jusqu'à moi. D'un « autre côté, je sais très-bien que le Code d'instruction criminelle « impose à tout honnête citoyen le devoir de dénoncer à la Justice les « crimes qui viennent à sa connaissance. Mais il y a aussi l'article 378 « du Code pénal qui prescrit aux médecins le silence le plus absolu, la « non-révélation des secrets dont ils deviennent dépositaires en vertu « de leur art, à moins que la loi ne les oblige à se porter dénoncia- « teurs. Or, comme la loi n'a point spécifié les cas, permettons-nous de « croire que dans l'espèce nous sommes autorisés à douter, et dans le « doute abstenons-nous. Ceci est peut-être un peu spécieux, mais « n'avons-nous pas notre excuse dans la position spéciale des deux com- « plices du chirurgien *** ? N'y a-t-il pas de part et d'autre des enfants ? « Qu'en adviendra-t-il si nous faisons jeter en prison la mère des uns « et le père des autres ? Nous, nous ne sommes ni législateurs, ni « magistrats judiciaires; ne pouvons-nous pas tenir compte des inno- « cents qu'atteindrait la Justice en frappant les coupables ? Allons ! « allons ! faisons naître un repentir sincère chez ces deux coupables. « Démontrons-leur aujourd'hui ce que le chirurgien *** aurait dû leur « démontrer hier, et ce qu'il n'a probablement pas fait, à savoir, toute « l'horreur du crime qu'ils ont commis, et les suites terribles auxquelles « ils se sont exposés. Cette conduite vaudra bien l'autre aux yeux des « honnêtes gens, et je crois que notre conscience n'aura rien à nous « reprocher.

« Quant au chirurgien ***, il ne sera pas sans apprendre cet événe- « ment, et s'il ne s'en amende point, la Justice ne peut manquer de « l'atteindre un jour. Dieu est toujours là ! »

Mon honorable collègue se rendit à mes raisons, et nous laissâmes cette triste affaire s'assoupir d'elle-même.

Que j'ajoute cependant, avant d'en finir avec elle, que peu de temps après, la Cour d'assises de Bruges condamna pour un fait semblable le même chirurgien *** à huit années de travaux forcés, et sa femme, comme complice, à cinq années de la même peine !

Toutes les fois que je suis sollicité, ordinairement par l'entremise d'un homme, à commettre cette mauvaise action, je cherche à me trouver en présence des parties en cause et je leur adresse les demandes suivantes :

1° Avez-vous de la religion ?

2° Reconnaissez-vous la voix de la conscience ?

3° Quelle est donc l'opinion que vous avez de ma personne ?

4° Connaissez-vous le moyen auquel il faut nécessairement avoir recours pour en arriver à vos fins ?

5° Avez-vous peur de la Justice criminelle ?

6° Enfin connaissez-vous le châtiment que la nature inflige aux femmes coupables de fœticide ?

Première question. — Si vous professez une religion quelconque, et si vous y avez foi, consultez l'un de ses ministres sur cette question et voyez comment il accueillera votre proposition.

Deuxième question. — Si ce n'est la conscience dont parle le prêtre, vous avez au moins celle de vos actions (morale). Eh bien ! lorsque vous serez devenu auteur ou complice de ce crime, croyez-vous qu'elle s'en accommodera comme d'une bonne action et que le soir, en vous couchant, vous direz : je n'ai pas perdu ma journée ; je suis content de moi ? Non pas ; ce sera au contraire le front trempé d'une sueur froide que vous songerez à ce qui vient de se passer. Si vous vous regardez alors dans une glace, vous frémirez à la vue de l'altération de vos traits ; vous trembleriez à l'idée que quelqu'un vous vît en ce moment !

Troisième question. — La situation de la jeune personne compromise, c'est vous qui l'avez créée. Vous n'oseriez affirmer ne point avoir employé de la tromperie, voire même des moyens honteux. L'origine de la question est donc déjà, *ipso facto*, une mauvaise action. Puis, si sceptique, si irréligieux ou si immoral que vous soyez, à l'endroit de cette question, vous n'êtes pas cependant sans vous avouer à vous-même que vous me proposez un trafic honteux. A preuve, c'est que vous appuyez votre proposition d'espèces sonnantes. Et de quel droit, s'il vous plaît, venez-vous chez moi me faire cette outrageante proposition ? Si je ne ressentais plus de pitié que de colère, ne devrais-je pas vous livrer aux mains de la Justice ? Mais je vous abandonne à vos propres remords. Toutefois j'aurai l'œil sur vous, et prenez garde si j'apprends un jour que vous n'avez pas renoncé à vos criminels desseins.

Mais supposons, misérable tentateur, que vous soyez tombé sur une âme vile et que le crime s'accomplisse, qu'en adviendrait-il ? Toutes les fois que, vous présent, on parlera dans le monde d'un lâche attentat, votre conscience ne vous dira-t-elle pas : toi aussi tu en es, et sans un hasard extrême, je gémirais aujourd'hui dans les prisons ! Et si vous me rencontrez, moi votre complice, ne rougirons-nous pas l'un et l'autre comme deux malfaiteurs pris en flagrant délit ?

Mais à tout cela on répond parfois par ceci : « Est-ce que l'existence « de cet être est à mettre en balance avec l'honneur de la jeune fille « d'abord et avec celui de la famille ensuite ? »

Vraiment ! mais quel triste honneur que celui qui doit s'abriter derrière le plus lâche des attentats ! Quoi qu'il en soit, est-ce que cette créature vous a demandé d'être ? est-ce que son existence vient de son

fait à elle ? ou bien pouvait-elle l'empêcher ? De quel droit alors la con-
damnez-vous à mort après lui avoir donné la vie ? Votre pouvoir de vie
et de mort sur elle émane-t-il de Dieu ou bien des hommes ? Peut-être
cette infortunée créature, dont le sein d'une femme est tout l'univers,
a déjà commis quelque crime abominable, quelque horrible méfait à
faire dresser les cheveux sur la tête, et vous voulez l'en punir ?

Et l'honneur de la jeune fille sera sans tache, pourvu qu'on ignore
toujours qu'elle l'a échangé contre des propos galants, contre une promesse de mariage, contre de l'argent peut-être, et qu'elle est parvenue,
grâce à un crime odieux, à en faire disparaître les traces aux yeux des
hommes ?

Mais l'honneur de la famille!.... Est-il bien sûr que cette famille
n'ait pas, dans l'espèce, le plus léger reproche à se faire ? Pas la moindre
négligence chez elle à surveiller la jeune fille ? L'éducation de celle-ci
a été en tous points conforme à la religion et à la morale, et surtout
elle n'a eu que de bons exemples sous les yeux ? On ne trouverait nulle
part, chez les parents, la moindre trace de tolérance ou d'encourage-
ment ? Pas de vestige d'aveuglement calculé pour en arriver à un but
prémédité ? En un mot, la famille n'aurait-elle pas su empêcher la sé-
duction ? Car, en somme, pour se préoccuper de l'honneur de celle-ci
au point de vouloir commettre un crime à son profit, il faut bien que cet
honneur soit pur et sans tache. En vérité, on ne se compromet pas à ce
point pour qui ne l'a pas mérité !

Et le seducteur, donc! Ne faut-il rien faire pour lui ? Au fait, que de-
mande-t-il en échange d'un peu d'or ? Peu de chose, quasi rien ! Un
peu de poison ; un petit coup de stylet, suffisamment cependant pour
assassiner un petit être inoffensif ; rien de plus, rien de moins ! Cela
vaut-il bien la peine, alors que lui-même s'est peut-être donné tant de
mal pour réussir dans son dessein !

Ce qui précède me ramène à la *quatrième question.*

Connaissez-vous le moyen auquel il faut nécessairement avoir recours
pour en arriver à vos fins ?

Vous croyez ou vous feignez de croire que cette chose, qui est depuis
peu dans le sein d'une femme, n'a pas encore reçu vie et n'en reçoit
point avant trois ou quatre mois de gestation ?

Détrompez-vous, car c'est là une erreur grossière ou une odieuse imposture : l'enfant vit à l'instant même où il est conçu. Le mot féconder
signifie lui-même rigoureusement, essentiellement, donner la vie. De
plus, entre la vie intra-utérine de l'embryon et la vie extra-utérine de
l'homme fait, dans le sein de la mère comme au milieu du vaste univers, ce mode de vie n'a en principe aucune différence essentielle avec
celle de l'autre.

Pendant le temps que l'œuf restait enseveli dans le tissu de l'ovaire de
la femme, c'était un corps inerte, passif. Mais dès l'instant même où il
est touché par la liqueur prolifique, on le dit fécondé ; c'est un em-

bryon, il vit, et il vit selon toutes les lois des êtres organisés : il croît, il se développe, il se meut, il recherche sa conservation et son bien-être d'une manière incessante.

De même qu'il vit dans le sein de la mère, de même il peut mourir, et suivant une loi imprescriptible de la nature, sitôt mort, devenu cadavre, elle le rejette hors du sein de la mère.

Comprenez-vous maintenant quel horrible méfait il faut commettre pour atteindre votre but infâme ?

Mais cet être n'en aura point conscience, objectez-vous.

Qu'en savez-vous ? Dailleurs, si vous plongiez un poignard dans le cœur d'un enfant le lendemain de sa naissance, en aurait-il la conscience ? L'homme frappé pendant son sommeil par un assassin, a-t-il la conscience du crime dont il est victime ? Le poison qui atteint lâchement dans l'ombre d'un guet-apens, a-t-il prévenu la victime qu'a choisie la main homicide ?

Et parce que ces meurtres sont commis sans que les victimes en aient connaissance, cessent-ils d'être des meurtres ? Assassinerez-vous impunément un idiot, un aliéné, simplement un homme en état d'ivresse ? Ces crimes ne seraient-ils pas plus lâches précisément en raison de l'ignorance des victimes ?

Cinquième question. — Avez-vous peur de la Justice criminelle ? Non, dites-vous, car elle ne saurait m'atteindre faute de témoins !

Ah ! vous auriez la naïveté de croire cela ? Ecoutez-moi. A peu d'exceptions près, l'avortement est cent fois plus dangereux et plus douloureux que l'accouchement le plus laborieux lui-même. En outre, la jeune fille se trouve presque toujours dans des dispositions d'esprit peu favorables, et, peut-il en être autrement, puisqu'à sa première douleur, elle sent le premier indice révélateur de son crime ? Il est rare qu'elle ne soit en péril de vie. Or, à ce moment suprême, croyez-vous que toutes conservent leur présence d'esprit ? La conscience jette bientôt un cri d'angoisse et d'alarme, la raison vacille, s'égare, et les assistants saisis d'épouvante entendent une révélation terrible ; un nom, celui du séducteur est jeté aux gémonies ; un autre, celui du fœticide est maudit !

Comprenez-vous maintenant comment la Justice arrive sur les traces du crime, et pourquoi la condamnation du chirurgien de Bruges est loin d'être un fait isolé ?

Sixième question. — Quel est enfin le châtiment réservé à la fille coupable ?

Si elle échappe aux dangers du moment, il lui arrive très-rarement de ne pas être atteinte plus tard d'un châtiment qui dure aussi longtemps que la vie elle-même. En premier lieu, la matrice paraît frappée de réprobation, si je puis m'exprimer ainsi : les plus graves altérations viennent sans cesse y jeter le trouble et la douleur. Tantôt c'est une menstruation irrégulière, rebelle à tous les secours de l'art ; tantôt des fleurs blanches qui détruisent la santé. Chez l'une la matrice fait chute, chez l'autre c'est un engorgement qui menace de devenir squirrhe et souvent le devient. Et chez toutes, comme châtiment suprême, se pose une barrière entre elle et les joies de la maternité ; sa conscience lui crie sans cesse à l'oreille : Mère tu ne seras plus jamais, car tu as tué un enfant dans ton sein !

Au fait, la femme est stérile. Et si d'aventure elle devient enceinte, elle avorte d'elle-même à l'époque précise où l'avortement criminel a été provoqué ; la nature a pris un mauvais pli dont elle ne sait plus s'affranchir.

Que la jeune fille trompée ou coupable supporte donc son malheur avec courage et résignation. Quelle que soit ensuite la position sociale que cet événement lui inflige, outre la satisfaction qu'elle éprouve d'avoir échappé à tous ces périls, à cette honte et à cette misère, honte et misère cent fois pires que toutes celles qu'on peut imaginer, la maternité lui fait éprouver quand même des joies ineffables et supérieures à toutes les douleurs humaines.

DU CÉLIBAT OU DE LA CONTINENCE.

La continence est l'abstention absolue de tout rapprochement sexuel. Or, sachant que la nature a attaché à l'accomplissement de cet acte le plus impérieux des besoins, il ne faut pas réfléchir longuement pour se persuader qu'elle en a fait également une condition de bien-être pour l'économie. En effet, on ne peut s'y soustraire longtemps impunément, à moins de prendre les mesures hygiéniques les plus énergiques et les plus persévérantes pour en atténuer les mauvaises conséquences.

Chez l'homme bien portant, lorsque les facultés viriles sont arrivées au degré absolu de virtualité, les premiers effets désagréables de la continence sont une tension pénible, une sensation de pesanteur dans les bourses; des érections subites sans cause connue; une impatience et une agitation extraordinaires; une ardeur dans le sang qui agace, et enfin l'attraction irrésistible et souvent invincible vers l'autre sexe. Des circonstances fâcheuses aidant, c'est l'homme qui se rend coupable du crime de viol.

L'homme qui a fait vœu de chasteté, de même que celui que d'autres motifs retiennent forcément dans la continence, doit chercher un remède contre cette violente attraction dans un régime et un mode de vivre exceptionnels, subordonné chez chacun, quant au plus ou au moins, à son tempérament.

Le régime sera doux, les aliments peu abondants et de facile digestion. Les légumes et les fruits feront la base de l'alimentation; le moins de viande possible; peu ou point de gibier. Jamais ni aromes ni épices. Mais des œufs et du laitage. Pour boissons, de l'eau rougie; peu de vin pur; jamais des liqueurs ou des vins capiteux.

Cet homme-là couchera sur la dure; la température de son appartement ne dépassera jamais douze à quatorze degrés. Plus il se fatiguera le corps par des exercices gymnastiques et autres, mieux il fera. Il aura la tête découverte partout où il le pourra; ses cheveux seront coupés ras, surtout à la nuque. Il ne manquera pas un jour de se faire des ablutions générales à l'eau froide.

Mais tout ce qui précède ne servira qu'à bien peu de chose, s'il n'y joint un régime moral des plus rigoureux. Il évitera d'abord et avant tout la fréquentation et jusqu'à la vue de jeunes filles et surtout celle de jeunes femmes. Il n'y aura que de la domesticité mâle autour de lui; j'en exclus jusqu'à la vieille cuisinière : rien de ce qui lui rappelle la femme, même en laid, ne doit frapper son regard. Avec quels soins aussi ne doit-il pas éviter les lectures érotiques ou la vue d'objets qui peuvent porter ses pensées vers l'autre sexe ! Au moindre écart de son imagination, à l'exemple de ce que j'ai prescrit chez le masturbateur, il doit se livrer immédiatement à un violent exercice corporel.

Je crois à peine nécessaire de parler des anaphrodisiaques, le camphre inclusivement. Non-seulement leur emploi est inutile, mais il tourne constamment au détriment de celui qui y a recours, d'abord par le trouble qu'ils suscitent dans l'économie, puis parce qu'ils tiennent précisément l'esprit constamment en éveil et le mettent en face de la pensée qu'il veut fuir ; et enfin parce qu'on n'enfreint pas impunément les lois de la nature, et encore moins peut-on les changer de fond en comble. En effet, plus on fait opposition à la nature, plus elle s'irrite ; alors l'imagination s'exalte jusqu'au délire inclusivement.

Faute de toutes ces précautions, et très-souvent malgré toutes ces précautions même le plus sévèrement observées, les effets de la continence sur l'économie deviennent funestes au premier chef. Peu à peu il survient des pollutions. Dans le principe, ainsi que je l'ai dit déjà, leur influence paraît soulager l'individu. Mais peu à peu elles deviennent plus fréquentes. Une pollution engendre une autre pollution. Surgissent alors deux mauvais effets simultanément, l'un général, l'autre local, et tous deux d'effets deviennent causes.

Deux mots encore en passant à propos de *ma doctrine* sur la production des maladies. Dans l'organisme, ai-je dit, tout se tient l'un à l'autre, tout s'enchaîne. Mais cet enchaînement n'est pas seulement direct, il est aussi réciproque. Ainsi la moelle épinière a une action directe sur la virtualité et les fonctions des organes génito-urinaires. Mais que ceux-ci deviennent malades, et à son tour la moelle épinière souffre. De là vient qu'en méconnaissant ce grand principe naturel, on se trompe si souvent sur le vrai caractère de la maladie et sur le véritable organe dont il faut s'occuper. On frappe à droite au lieu d'attaquer à gauche ; on combat l'effet au lieu de s'en prendre à la cause. Outre que l'effet devenu cause productrice ou d'alimentation du mal est plus rebelle et plus dévastateur en général. C'est surtout dans la question de la viciation du sang que ces erreurs sont fréquentes et terribles. On a commencé par une simple gastrite et on meurt d'une viciation du sang méconnue. C'était d'abord un simple squirrhe, et la diathèse cancéreuse, comme dit erronément la Médecine, emporte le malade. Une simple plaie purulente tue le blessé par pourriture d'hôpital. Un chancre imperceptible d'abord finit par détruire jusqu'à la substance des os, surtout le mercure aidant.

Ainsi, pour en revenir aux pollutions, l'effet général est un affaiblissement du système nerveux ; l'effet local, une sensibilité exagérée du canal de l'urètre. Celui-ci comme celui-là est cause efficiente de pollutions. Ce qu'il faut faire en cette circonstance a été longuement exposé dans le chapitre concernant la masturbation, dans lequel le lecteur, s'il se les rappelle encore, aura trouvé beaucoup de préceptes et de faits applicables à la continence.

Deux effets pour ainsi spéciaux de la continence sont le satyriasis et le priapisme.

Le *satyriasis* se manifeste par de vives érections, accompagnées d'un besoin impérieux, irrésistible de rapprochement sexuel, allant jusqu'au délire, ne reconnaissant plus ni lois divines, ni lois humaines; arrivé à ce degré extrême, il pousse au viol et à l'inceste.

Ce n'est pas toujours dans la continence que le satyriasis prend sa source. On le rencontre encore chez les jeunes gens chastes dont l'imagination s'est enivrée de la lecture de livres dans lesquels les passions sont dépeintes en traits de feu.

Le satyriasis est également provoqué par la masturbation, par l'abus de liqueurs alcooliques, ainsi que par l'usage immodéré d'aphrodisiaques.

Le *traitement* se déduit des causes productrices. Lorsque c'est la continence qui en est la cause déterminante principale, il n'y a de salut que dans le mariage.

Le *priapisme* est une érection violente, prolongée, se répétant à chaque instant, mais sans désirs de rapprochement sexuel. C'est la seule différence qui existe entre lui et le satyriasis, à l'exception toutefois qu'il peut être provoqué par des altérations du canal de l'urètre ayant leur source dans la masturbation ou dans des affections vénériennes, ou des excès du même genre. Le calcul vésical donne également fréquemment lieu au priapisme.

Je mettrai un terme à ce qui concerne le satyriasis et le priapisme en disant qu'il s'est vu des prêtres, témoin Origène, qui, voulant à tout prix respecter leurs vœux de chasteté, eurent recours à la castration ou ablation des testicules. Evidemment, c'est un moyen absolu d'en finir tout de suite avec les exigences des facultés viriles.

La *castration* a encore un autre effet, à savoir celui de conserver au jeune homme sa voix de soprano.

Nous savons à quelles hautes mais ignobles fonctions cela conduit en Orient.

Quant à la mutilation exercée sur les prêtres ou sur des jeunes gens dans le but de conserver la voix, quiconque connaît l'histoire de l'Eglise, sait quelles mesures sévères les Conciles ont promulguées contre cette grave infraction aux lois divines.

La continence inflige à l'homme encore deux autres infirmités : ou bien une maigreur diaphane, ou bien un gonflement graisseux dépassant toutes mesures. Il n'est pas rare de voir ces deux infirmités être bientôt suivies de mort.

Généralement la vie du célibataire est plus courte que celle de l'homme marié; l'apoplexie foudroyante vient très-fréquemment le frapper inopinément de mort.

Sous les points de vue intellectuel et moral, la continence absolue donne également lieu à d'importantes observations. Il est certain que la virtualité des facultés intellectuelles est amoindrie chez le célibataire. Chez lui aussi, s'il ne trouve pas un puissant contre-poids dans un profond sentiment de religion ou de morale, il se dessine peu à peu un caractère dur, égoïste et insociable; son cœur ne tarde pas à se fermer aux douces émotions de la famille et de l'amitié.

Tout ce qui précède a trait à l'homme. Chez la femme, la continence se supporte beaucoup plus aisément. Le lecteur devine sans peine pourquoi. Mais si, en suite d'une imagination surexcitée, la continence pousse la femme dans la voie du désordre, ses dérèglements ne connaissent plus de bornes. Il n'est pas rare de la voir courir tête baissée au-devant de la plus honteuse prostitution. Les maisons d'aliénés renferment toujours des malheureuses de cette catégorie.

La nymphomanie, l'hystérie, l'épilepsie, la danse de Saint-Guy, la catalepsie, la masturbation, la menstruation désordonnée, sa suppression et ses conséquences, etc., etc., la reconnaissent fréquemment pour cause déterminante. Le mariage est ici le plus souvent l'unique remède.

Chez la femme encore, la continence habituelle rend l'âge critique d'ordinaire plus difficile et plus désordonné. Beaucoup de femmes célibataires meurent à l'âge critique. Ce sont elles aussi qui sont le plus fréquemment atteintes de squirrhe et de cancer des seins, de la matrice et des ovaires.

Sous les rapports intellectuel et moral, il y a lieu de faire les mêmes observations que chez l'homme.

DES EXCÈS VÉNÉRIENS.

Ils consistent dans le rapprochement sexuel avant l'âge, ou dans l'abus qu'on en fait à tout âge.

Les mêmes causes qui entraînent la jeunesse dans la masturbation, la précipitent également dans l'abus des plaisirs précoces. Les conséquences générales en sont absolument les mêmes.

Si aujourd'hui nous voyons survenir tant de morts précoces dans les grandes villes, il n'en faut chercher nulle autre part la cause que dans les plaisirs précoces et dans l'âge trop peu avancé auquel on y contracte ordinairement mariage. Et si parfois les époux échappent à la fatale influence de cet abus, la faiblesse de leur progéniture vient bientôt protester contre la faute dont elle est la première victime.

J'ai déjà parlé des dangers qu'entraîne l'excès des plaisirs vénériens après l'âge critique. Pris dans un sens absolu, on ne peut guère en abuser à l'époque où l'homme jouit de toute la virtualité des organes génitaux. Ce n'est jamais à la répétition de l'acte en lui-même, mais bien aux circonstances ou au mode suivant lequel il s'accomplit qu'il faut attribuer les fâcheux effets qui en proviennent quelquefois. Ce sont surtout les excès de table, les orgies, les nuits d'insomnie, les provocations incessantes des messalines, qui provoquent des accidents. Malheur à l'homme qui a recours à des excitants spéciaux (anaphrodisiaques) !

DE LA PROSTITUTION.

Parmi toutes les maladies qui atteignent l'espèce humaine par voie de contagion, il n'en est pas de plus terrible que la syphilis. Au milieu du raffinement de notre civilisation moderne, pas même l'innocence la plus pure et la vertu la plus accomplie ne sont à l'abri de ce terrible fléau !

Voici d'abord quelques exemples à titre d'échantillons. Mais je pourrais multiplier les citations à l'infini.

N° 1081 a des ulcères syphilitiques aux lèvres et à la langue. Il se meurt à vue d'œil. J'examine sa nourrice ; elle présente des ulcères identiques aux seins et au fond de la gorge. J'examine ensuite le mari de celle-ci, il avoue ne pas savoir se débarrasser d'un écoulement chronique !

N° 1227 est atteint d'ophthalmie purulente. Une minutieuse enquête nous fait découvrir une femme de chambre atteinte de blennorrhagie virulente. Pour épargner ses mouchoirs, cette misérable s'essuyait avec le linge des enfants !

N° 349 est un enfant de huit ans ; il a des chancres à la verge. A force de prières, et surtout de promesses que la femme de chambre serait empêchée de le battre, il finit par confesser que celle-ci se livrait sur lui à des actes obscènes révoltants. Cette misérable avait la vulve remplie de végétations syphilitiques !

Qu'on n'aille pas s'imaginer que je viens de citer trois faits exceptionnels. Bien loin de là malheureusement ; ils se représentent au contraire journellement dans le cabinet des praticiens spécialistes. D'autre part, que d'épouses honnêtes et fidèles que la maladie vient frapper à leur insu par le contact empoisonné de leurs maris !

Or, où est le foyer principal de l'infection ?

Nul ne l'ignore ; c'est dans la prostitution à tous les degrés et sous toutes ses formes.

Disons de suite qu'il ne faut pas s'imaginer que toutes les prostituées soient dans des maisons de tolérance. Non pas, car dès que la femme oublie une seule fois ses devoirs sacrés, quelle qu'en soit la position sociale, elle est devenue un être qui a perdu le sens moral, et aucun acte pervers ne doit plus étonner de sa part. Aussi le moraliste inexpérimenté sera peut-être bien étonné d'apprendre ici que ce n'est pas dans les maisons de tolérance qu'est le foyer le plus dangereux et le plus violent des dangers de tout genre dont il est question dans ce chapitre. Bien au contraire. Mais n'anticipons pas.

Peut-on et doit-on abolir la prostitution ?

Non ; c'est un mal nécessaire dans l'état de civilisation. (Je ne veux appeler ici aucun argument à l'appui ; ce ne sont pas des choses qui s'écrivent ; d'ailleurs elles ne se devinent que trop facilement d'elles-mêmes. J'estime que mes lecteurs approuveront ma réserve.)

Je ne saurais résister cependant au désir de soulever un coin du voile, en reproduisant l'argumentation que fit l'illustre Parent-Duchâtelet en réponse à ceux qui demandaient l'abolition de la prostitution.

« Je conçois, disait-il, ce langage dans la bouche de ceux qui n'ont jamais franchi les limites d'un cloître, ou bien chez ceux qui dès la plus tendre enfance n'ont point cessé de se livrer aux pieux exercices d'une vie de religieux ; ou bien encore chez ceux qui ont été assez heureux pour n'avoir jamais été exposés aux séductions et aux misères de ce bas monde, ou bien enfin chez ceux qui se figurent qu'on peut changer à plaisir les inclinations des hommes et les faire entrer à volonté dans la voie du vice ou dans celle de la vertu. »

Subsidiairement est-il utile, voire même nécessaire, que la prostitution soit placée sous la surveillance immédiate de l'Autorité ?

Examinons d'abord quelques-unes des objections soulevées par les moralistes puritains contre la surveillance de la prostitution par l'Autorité, en vue d'en mitiger les déplorables conséquences.

La peur du mal, disent-ils, est la plus puissante barrière qu'on puisse mettre à la fréquentation des prostituées par les jeunes gens et les maris infidèles. Si les uns et les autres savaient qu'on peut avoir commerce avec ces femmes sans courir le moindre danger, ils ne les quitteraient plus. D'autre part, dans l'intérêt des bonnes mœurs, il est nécessaire d'exposer l'inconduite aux ravages de ce mal vengeur ; de cette façon le mal est puni par le mal lui-même, et ce serait dilapider les deniers publics que d'en user dans le but d'en amoindrir les fatales conséquences.

Est-il nécessaire d'opposer à ce langage d'autres arguments que ceux que j'ai déjà exposés dans les précédents paragraphes ? Comment ! ce mal n'atteint que les coupables eux-mêmes ! Et l'enfant donc qui en prend le germe au sein de sa nourrice ? Et l'épouse vertueuse qui s'infecte au contact *obligé* de son mari infidèle ! Et les enfants qui, en naissant, ont du sang syphilitique dans les veines !

Par conséquent, attaquer le mal dans sa source, mettre un obstacle à sa propagation, n'est-ce pas protéger la vertu et l'innocence ?

Que la surveillance soit chose utile, se démontre par les faits de la façon la plus évidente. Naguère encore, les prostituées exerçaient librement leur triste métier, et lorsque atteintes du mal à ne plus pouvoir le continuer, elles allaient chercher secours à l'hôpital, on les y molestait le plus qu'on pouvait. On les traitait en parias, en misérables, indignes d'aucune commisération. Aujourd'hui encore, il en est ainsi à Londres ; l'Autorité n'y reconnaît pas la prostitution et n'y porte aucune attention.

Eh bien ! à la moindre comparaison que vous ferez entre les affections syphilitiques qui règnent dans les villes non assujetties à la surveillance de l'Autorité, et celles des villes où cette surveillance s'exerce avec sagesse et fermeté, vous serez à l'instant même complétement édifiés. Ici ce ne sont que des bobos ; les cas graves y font exception, et encore trouverez-vous quatre-vingt-dix-neuf fois sur cent qu'il y va de la faute du malade. Là, le mal se montre sous un jour tellement effrayant qu'il vous épouvante. Allez à Londres, vous vous persuaderez bientôt que la vérole y règne en maîtresse absolue. Si vous pénétrez dans ses hôpitaux, vous vous figurerez que la ville entière est pourrie jusqu'aux os.

Ces derniers mots constituent un argument que rien ne peut détruire. En effet, la vue de cet épouvantail et la connaissance que tout le monde a de son existence, devraient, par peur du fléau ou par dégoût, éloigner les jeunes gens des lupanars où il règne d'une façon si déplorable et si dangereuse. En est-il bien ainsi? Nullement, car en aucune grande ville il n'est proportionnellement autant d'hommes envérolés qu'à Londres : témoin ses hôpitaux et les innombrables cabinets de praticiens spéciaux, sans parler du trafic fabuleux de remèdes secrets !

Non-seulement, dis-je, l'Autorité doit réglementer la prostitution, mais elle doit exercer sa surveillance sans colère ni haine. Plus ses agents auront vis-à-vis de ces malheureuses le respect des convenances et feront preuve de douceur et de modération, plus elles seront soumises et empressées à exécuter les ordonnances qui les concernent. En un mot, que cette surveillance ait les apparences d'une bienveillante protection. (Je ferai ici aux hommes la grâce de ne point révéler les puissants motifs qui devraient les porter à l'indulgence la plus complète).

Les statistiques ont d'ailleurs suffisamment prouvé que toutes les mesures de rigueur ont tourné au détriment de la santé publique.

La reine Jeanne de Naples faisait mettre à mort toute prostituée atteinte et convaincue de syphilis. Depuis lors, la ville fut plus cruellement affligée du fléau que jamais !

Demandez aux prostituées affectées de syphilis pourquoi elles cherchent par tous les moyens possibles à se soustraire à l'obligation d'entrer dans les hôpitaux.

Toutes vous répondront: « Parce que vous m'y traitez à l'égal des bêtes immondes!... » Il est d'heureuses exceptions aujourd'hui.

Demandez à d'autres pourquoi elles ont peur de la visite sanitaire?

« Parce que vous ne voulez pas prendre des mesures qui nous soustraient à la réprobation publique. Une fois sur le livre noir de votre police sanitaire, nous sommes perdues sans retour possible à la vie honnête. Vous nous infligez un stigmate indélébile. »

Il suffit de signaler ces faits pour faire naître dans l'esprit du lecteur de tristes et profondes réflexions. Au surplus, le fait suivant en dira plus que bien des pages.

La ville de Bruxelles tolérait certaines maisons. Un jour, — jour néfaste ! — le bourgmestre lança un arrêté qui interdit l'accès de ces maisons à toute femme ou fille indistinctement non munie d'une carte d'inscription au registre des prostituées. Feu monsieur le bourgmestre ***, dont nul ne conteste le haut savoir administratif, croyait bel et bien avoir banni les mauvaises mœurs de la capitale de Belgique. Messieurs les maris et les pères de famille n'avaient plus qu'à dormir sur les deux oreilles.

Malheureusement le plus triste résultat vint montrer bientôt à l'habile administrateur qu'on n'étouffe pas le vice ; il se déplace, il se cache, et il devient plus malfaisant. Au fait, c'est la débauche clandestine qui est la pire de toutes, et le foyer pestilentiel par excellence.

Huit jours après la mise en vigueur de cette malencontreuse mesure, toutes les citadines et voitures publiques avaient leurs glaces pourvues de rideaux de couleur foncée. En un mot, tous les cochers de fiacre étaient devenus des tenant-maisons. Mais le mal ne s'arrêta malheureusement pas là. En effet, il ne se passa pas six autres mois sans voir apparaître en grandes lettres d'or à la devanture des plus honnêtes restaurants jusque-là : *Cabinets particuliers !* C'est-à-dire que..... Je m'arrête, car je n'en finirais pas.

DES DIFFORMITÉS CONGÉNITALES.

Les difformités congénitales sont très-fréquentes dans les deux sexes. Tantôt il est fort facile de les reconnaître et d'y porter remède, tantôt elles mettent le malade et parfois le médecin lui-même dans une position très-critique. L'importance de ces difformités est nécessairement subordonnée à une foule de circonstances.

Le plus souvent ces difformités sont du ressort de la chirurgie. Les suivantes méritent une mention spéciale :

Chez l'*homme* : la division du prépuce ; le prolongement de celui-ci et l'étroitesse de son ouverture ; le prolongement du frein de la verge ; 'imperforation du méat urinaire, les fistules urinaires (hypospadias et épispadias) ; le défaut de développement ou l'absence d'un organe.

Chez la *femme* : l'obturation, l'imperforation ou l'étroitesse du vagin ; la réunion des grandes lèvres ; le prolongement démesuré du clitoris ; les déplacements de l'utérus ; l'ouverture de la vessie dans le vagin ou dans le rectum ; des seins ou des mamelons supplémentaires ; le défaut de développement ou l'absence de certains organes.

A part les difformités qui, chez l'homme, concernent le prépuce, et des déplacements de l'utérus chez la femme, la simple mention que j'en ai faite chez les deux sexes suffit pour savoir à quoi s'en tenir à leur égard

Le prépuce, dans l'état normal, doit couvrir exactement le gland, de même que celui-ci doit pouvoir être mis à découvert, même en état d'érection, le prépuce étant retiré derrière la couronne du gland. Tout mode d'être en dehors de ces conditions constitue un état anormal, pouvant déterminer des inconvénients et provoquer des dangers.

Lorsque le prépuce a l'ouverture trop étroite pour permettre que le gland soit mis à découvert, condition anormale qui s'appelle phymosis, la matière sébacée qui se produit naturellement, s'accumule alors entre le gland et le prépuce, et devient cause d'irritation locale. Celle-ci agace parfois tellement l'individu, qu'elle le pousse malgré lui à la masturbation. L'irritation prend en certains cas toutes les proportions d'une véritable inflammation, affection dont il sera question plus loin sous le nom de balanite ou chaude-pisse bâtarde.

Les individus atteints de cette espèce de difformité doivent contracter l'habitude d'une propreté excessive, et, au besoin, avoir fréquemment recours à des injections d'eau froide entre le prépuce et le gland. Moïse, pour couper court aux funestes résultats qu'amenait la malpropreté des Juifs, mit la circoncision au nombre des pratiques que la religion impose sévèrement d'office à ses coreligionnaires.

Si des ulcères vénériens se produisent chez des individus atteints de cette difformité, par suite de la difficulté que trouve le pus à une libre et facile issue, il survient parfois des accidents graves, et notamment la gangrène.

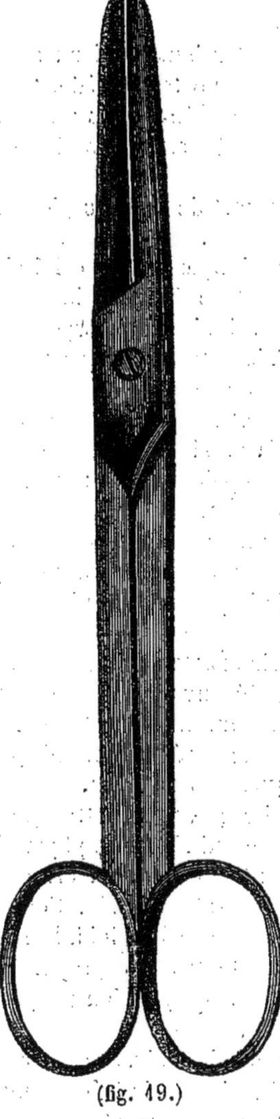

(fig. 19.)

N° 1941 avait des concrétions calcaires derrière la couronne du gland et depuis nombre d'années en souffrait le martyre, surtout durant le rapprochement sexuel.

La rescision partielle du prépuce, comme mesure préventive, est à conseiller dès l'instant même où un homme de l'art s'apperçoit de la difformité. Cela est d'autant plus logique aujourd'hui qu'on a imaginé une opération qui n'a plus rien de commun avec celle que j'ai signalée plus haut. Il ne s'agit plus que d'une simple incision longitudinale pratiquée au moyen de ciseaux spéciaux (Voir fig. 19), d'avant en arrière, depuis le bord libre du prépuce jusqu'à la base du gland, comprenant la peau et la muqueuse. Si celle-ci échappe à la première incision, on la reprend en sous-œuvre. L'opération terminée, on maintient les bords de la peau et de la muqueuse en exacte confrontation au moyen de serre-fines. Des compresses d'eau froide pendant les premières vingt-quatre heures, et rien de plus comme traitement local. Si l'on a eu soin de faire l'incision de façon à éviter la veine dorsale du prépuce, quelquefois assez développée, mais toujours visible, il se perd rarement au delà de quelques gouttes de sang. Après guérison complète, on s'aperçoit à peine quelques mois plus tard que l'individu a subi une opération.

La longueur démesurée congénitale du prépuce provoque les mêmes troubles fonctionnels et exige les mêmes mesures que celles que j'ai signalées à l'occasion de la masturbation.

Le *paraphymosis* est tout l'opposé du phymosis ; c'est le prépuce violemment ramené derrière la couronne du gland, et celui-ci restant à découvert. Pour peu que cet état se prolonge, il en peut survenir de graves périls. Il ne faut jamais hésiter d'en opérer instantanément la réduction, jusqu'à l'emploi du bistouri inclusivement s'il le faut absolument.

L'inspection de la fig. n° 20 donne une idée précise du mode opératoire. Le *prolongement du frein de la verge* sur la face inférieure du gland peut occasionner des douleurs plus ou moins intenses lorsqu'on veut ramener le prépuce derrière le gland. Pendant l'acte du rapprochement sexuel, l'homme peut en souffrir considérablement. Il n'est qu'un seul moyen d'obvier à cette difformité, à savoir : le bistouri (V. fig. 21).

On dit qu'il y a *hypospadias,* lorsque l'ouverture externe du canal de l'urètre, au lieu d'aboutir au méat, aboutit au contraire sur l'une des parties de la face inférieure de la verge, ordinairement à la base du gland ; l'*épispadias* est la difformité inverse. Ordinairement ces difformités ne présentent des inconvénients qu'au point de vue du rapprochement sexuel.

(fig. 20.)

N° 1591 vint me consulter au sujet de la stérilité de sa femme. Ayant le mari sous la main, je commençai nécessairement l'examen de sa propre personne. On s'imaginera difficilement son étonnement lorsque je lui démontrai qu'il avait un hypospadias, que le gland faisait bouchon entre l'ouverture du canal et la matrice, et que, par conséquent, c'était lui des deux qui était la partie stérile. En effet, ayant réussi à rendre au canal son aboutissant normal, sa femme ne tarda pas à devenir enceinte.

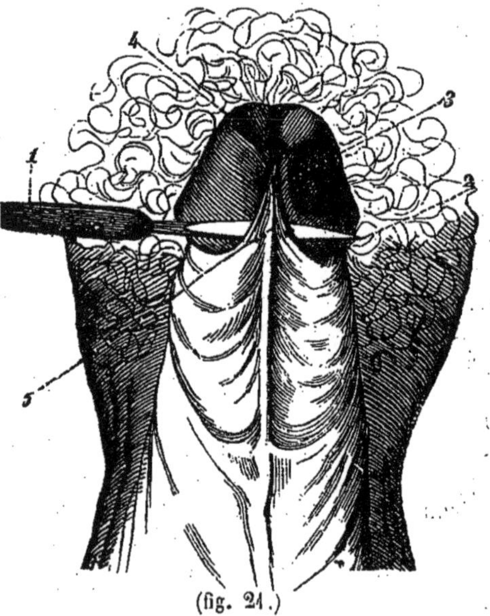

(fig. 21.)

On ne préjuge pas ici l'opération à intervenir ; elle dépend de la nature et du caractère de la difformité. Le chirurgien doit nécessairement s'inspirer des circonstances. Cependant il y pourra le plus souvent s'aider du nouveau principe de traitement que j'ai imaginé pour la guérison des fistules urinaires, et dont il sera question dans le chapitre spécial y relatif.

Les *déplacements de la matrice* exigent ici une courte mention spéciale, bien qu'elles soient essentiellement du domaine de la chirurgie.

Mais, avant les déplacements, il y a une autre difformité tantôt congénitale et permanente, tantôt artificielle et momentanée, qu'il est souverainement utile de faire connaître au lecteur. Je veux parler de l'obturation ou occlusion de l'ouverture du col utérin. Elle peut être un obstacle à l'écoulement menstruel, de même qu'elle doit empêcher la fécondation ; la femme est nécessairement stérile. La *Gazetta medica italiana lombarda* (n° 16, 16 avril 1866) cite le fait (*autore doctor Mouvier*) d'une jeune femme stérile chez laquelle l'ouverture utérine était bouchée par un caillot de sang desséché.

Le cas échéant, et en se conduisant suivant les circonstances, le chirurgien procédera immédiatement à la perforation de l'ouverture du col de l'utérus, et mettra ainsi arrêt aux périls de tous genres.

Je ferai seulement observer que cette difformité est beaucoup plus fréquente qu'on ne se l'imagine au premier abord.

Les *déplacements* de la matrice prennent des noms différents suivant la nature même du déplacement qui s'est opéré. On l'appelle antéversion, lorsque le col utérin vient se placer derrière le pubis ; rétroversion lorsque l'inverse a lieu ; descente ou chute suivant que la matrice, par suite du relâchement des ligaments utérins, est plus ou moins descendue dans le vagin ou en est sortie entièrement ou à peu près.

Je n'ai guère à m'occuper des deux derniers cas ; ils sont exclusivement du ressort de la chirurgie. Il n'en est pas de même des deux premiers, bien que je ne veuille ici m'en occuper que sous un seul point de vue, à savoir, sous celui de l'influence que ce déplacement peut avoir sur l'aptitude de la femme à concevoir. Il va de soi que lorsque le déplacement est complet, la femme tombe dans le cas de l'occlusion congénitale ou artificielle du col utérin, et dès lors elle est, *ipso facto*, frappée de stérilité.

Le seul moyen à opposer à cette stérilité est nécessairement celui de ramener le col utérin dans l'axe du vagin.

La chirurgie a établi des règles générales et particulières ; mais il appartient très-souvent au génie inventif du chirurgien d'en créer en raison des circonstances. N° 6175 est une jeune femme prête à devenir folle du chagrin d'être stérile. Elle a épuisé en vain tout le bagage des imposteurs patentés et non patentés. Je constate une antéversion de l'utérus avec assez forte descente de l'organe. Cependant Madame *** n'en souffrait en aucune façon. D'autre part, la matrice était très-facilement réductible. Je m'imaginais que si je pouvais glisser une boulette de ouate entre le pubis et le col, où il s'était formé une espèce de cul-de-sac, je parviendrais peut-être à maintenir le col utérin dans son axe normal. Ce moyen réussit en effet : seulement la boulette de ouate s'échappait d'ordinaire très-promptement. Madame *** ayant parfaitement saisi mon intention et le moyen dont je me servais à cet effet, essaya et réussit bientôt à s'introduire elle-même la petite boulette, et elle se l'appliqua sans en rien dire à personne en certain moment opportun. Sa ruse obtint le succès voulu, car elle ne tarda pas à devenir enceinte.

Pour constater la nature et le degré de déplacement, le chirurgien a recours à deux moyens qui se complètent l'un par l'autre. Mais ils sont également indispensables. Quels que soient les symptômes, l'expression du mal et les présomptions, toutes les fois qu'il y a lieu de soupçonner un déplacement utérin, le chirurgien fait preuve d'ignorance et de négligence ; en un mot, il méconnaît l'un de ses plus impérieux devoirs, s'il manque d'avoir recours aux deux moyens dont s'agit.

N° 419 est une jeune et charmante demoiselle qu'une maladie inconnue conduit insensiblement au tombeau. Elle se plaint d'horribles souffrances au bas-ventre et dans les aines. Rien n'avait réussi à les calmer. Cette demoiselle appartenant à l'une des plus nobles familles de Belgique, aucun de ses médecins n'avait seulement osé penser qu'il fût nécessaire d'explorer les parties génitales. Je ne partageai pas leurs scrupules, et dès la première visite, je voulus examiner les parties, examen auquel la jeune malade consentit presque avec joie. Bien lui en prit, car j'eus à constater une affection vénérienne qui menaçait déjà de devenir très-grave.

Un jeune couple aristocratique fut vivement éprouvé dès les premiers jours du mariage. La jeune femme accusait de vives douleurs en urinant, lesquelles allèrent en augmentant de minute en minute. Il était survenu un écoulement de matières blanchâtres. Cela devint insupportable. Le médecin de la maison lui expliqua bel et bien, sans toutefois l'examiner, qu'il ne s'agissait que d'une légère irritation des parties, très-commune chez une jeune mariée. Il tourna la chose en plaisanterie, prescrivit quelque boisson émolliente et défendit le rapprochement sexuel.

Le mal s'empira ; des saignées et des applications de sangsues s'étant mises de la partie, la jeune malade ne fut bientôt plus que l'ombre d'elle-même. Elle se sentait mourir, mais rien ne saurait dépeindre son dépit de s'entendre constamment recommander la continence, alors que dès les premiers jours tout commerce avait cessé entre elle et son mari. Les plaisanteries plus ou moins spirituelles qu'on lui lançait sans cesse à brûle-pourpoint, toute sa famille s'étant mise de la partie, lui torturaient le cœur.

On conçut enfin des inquiétudes, et je fus appelé auprès d'elle. Dès la première visite, j'explorai les parties génitales, et tous les soupçons que j'avais conçus dès les premières explications se trouvèrent pleinement confirmés. La vulve et le vagin étaient littéralement obstrués par des végétations syphilitiques! Des moyens locaux énergiques et un traitement dépuratif en eurent promptement raison.

J'examinai en même temps le mari. Le jeune marquis avait été atteint trois ans auparavant d'une blennorrhagie qui avait cédé promptement, il le croyait du moins, à des injections astringentes. Il lui était seulement resté un léger suintement dont il ne se préoccupait plus depuis bien longtemps. Nous verrons plus loin, au chapitre concernant la goutte militaire, ce que cela signifie.

N° 307, jeune dame à peine âgée de 25 ans et accouchée depuis six mois, vint me consulter pour des fleurs blanches mêlées de sang. Son épuisement semblait déjà arrivé aux dernières limites possibles. Ce fut en vain qu'elle eut pris tous les toniques et fortifiants imaginables. Cependant elle n'accusait aucune douleur.

On l'avait traitée jusque-là pour un affaiblissement nerveux, et nul n'avait songé à explorer les parties génitales. C'est par là précisément que je commençai. Je n'oublierai jamais l'étonnement, la stupéfaction qu'éprouva le médecin traitant, à la vue des ulcérations profondes que nous découvrîmes au col de la matrice.

Le mari avait écouté à la porte pendant que j'étais en consultation avec le médecin. Il entra dans la chambre comme il m'entendait prononcer le mot d'ulcérations syphilitiques, et me congédia très-cavalièrement. Le médecin traitant voulut sauver son amour-propre, ô charité confraternelle! — en disant qu'il avait eu l'air de me croire pour ne pas m'offenser, mais que rien de syphilitique n'existait chez la malade.

Cette affaire fit grand bruit à Bruges, où j'étais alors établi tout jeune encore. Les rieurs ne furent pas de mon côté. Cela ne dura pas longtemps. Un mois après, Madame de B*** mourut à la suite d'une hémorrhagie interne foudroyante. Dans les derniers jours, il s'y était joint des douleurs lancinantes effroyables! Plusieurs médecins ayant été appelés en consultation, ils avaient unanimement déclaré que j'avais diagnostiqué juste. — Revenons aux deux moyens.

Le premier consiste dans l'introduction du doigt indicateur dans le vagin, et s'appelle *le toucher*. Il faut une longue pratique pour acquérir de la précision dans la diagnostic. L'exploration en elle-même n'est ni difficile ni douloureuse. Il est inutile de la décrire; elle se devine d'elle-même.

Le second moyen consiste dans l'emploi d'un instrument spécial, appelé spéculum ou miroir de la matrice.

On en a imaginé de différentes espèces (Voir fig. 22, 23 et 24). Généralement il consiste en un cylindre métallique, creux, conique, et ouvert à ses deux extrémités. Avant de l'introduire on y glisse un mandrin, terminé par un bout en bois de buis, de façon que dans son ensemble l'instrument figure assez bien le membre viril de l'homme.

Dès que l'instrument est introduit dans le vagin, on en retire le mandrin, et on engage le col de l'utérus dans son ouverture. La réflexion

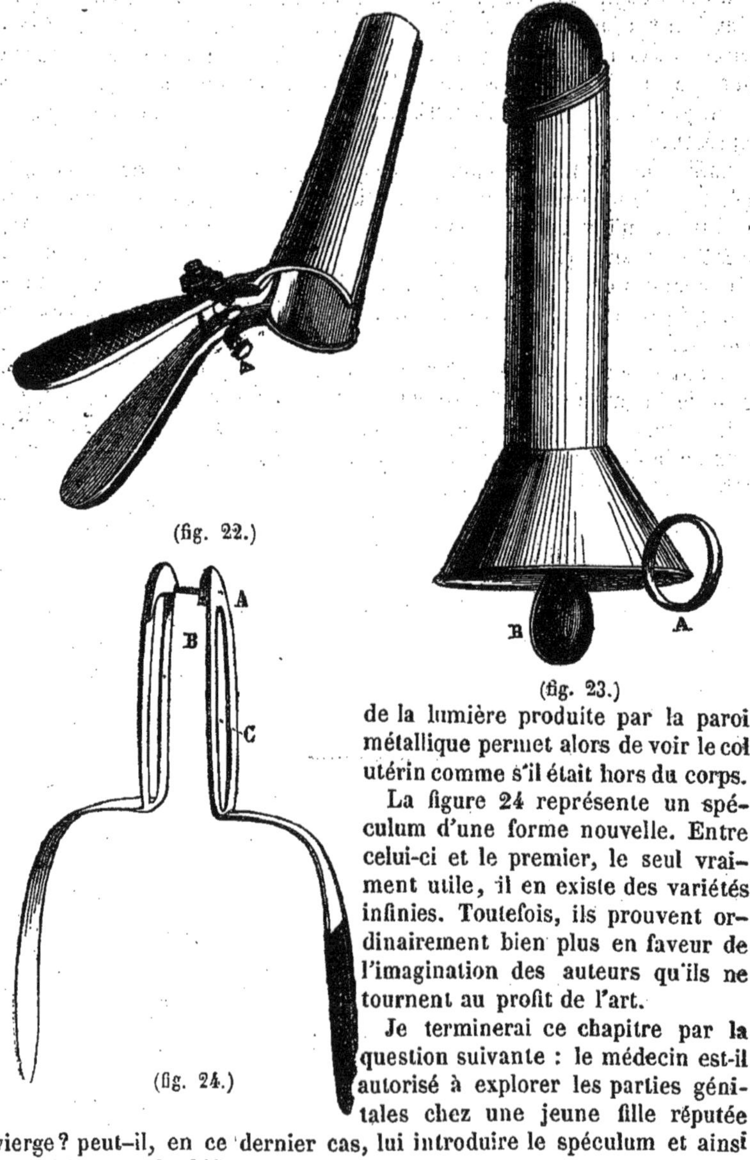

(fig. 22.)

(fig. 23.)

de la lumière produite par la paroi métallique permet alors de voir le col utérin comme s'il était hors du corps.

La figure 24 représente un spéculum d'une forme nouvelle. Entre celui-ci et le premier, le seul vraiment utile, il en existe des variétés infinies. Toutefois, ils prouvent ordinairement bien plus en faveur de l'imagination des auteurs qu'ils ne tournent au profit de l'art.

Je terminerai ce chapitre par la question suivante : le médecin est-il autorisé à explorer les parties génitales chez une jeune fille réputée

(fig. 24.)

vierge? peut-il, en ce dernier cas, lui introduire le spéculum et ainsi matériellement la déflorer?

Cette question est extrêmement délicate, et laisse nécessairement très-souvent le médecin en face de sa propre conscience comme juge souveraine.

Il est certain que lorsqu'il ne s'agit que d'une simple exploration *de visu,* il n'y a jamais de quoi hésiter un seul instant, en y mettant nécessairement toute la réserve et la délicatesse dans le mode de procéder qu'exige la pudeur. Il est entendu que cet examen n'aura jamais lieu qu'en présence et avec l'autorisation de la mère ou de celle qui la représente.

Lorsqu'au contraire il s'agit de l'exploration au moyen du spéculum, il faut que le médecin ait bien des motifs de croire que c'est d'une absolue nécessité, qu'il y a péril en la demeure pour la jeune fille. Dans ce cas, la mère ou celle qui la remplace, ayant été dûment avertie sur les ap et dépendances de la question, le médecin est vraiment autorisé à procéder à l'exploration. Hors de là, point; il doit s'en défendre comme d'un délit!

Quant à son application chez la femme mère ou simplement mariée, le médecin, avec toutes les réserves que la pudeur exige toujours, ne doit jamais porter un diagnostic dans les affections des organes génitaux de la femme sans avoir appliqué le spéculum. Nous venons de voir ce qu'il en peut coûter.

DE LA SYPHILIS.

SON ORIGINE.

La question de l'origine et de la nature de la syphilis m'a toujours très-vivement préoccupé, parce que le traitement qui dérive des doctrines tant anciennes que modernes, non-seulement a constamment ruiné l'homme comme individu, mais a souvent porté de graves atteintes à la santé publique, outre qu'il ruine fréquemment le bonheur conjugal et trouble la paix domestique. Dans des conférences publiques et gratuites que j'ai tenues à Bruxelles, de 1854 à 1860, conférences fréquentées assidûment par une foule compacte d'auditeurs appartenant à toutes les classes de la société, je n'ai cessé de proclamer et je prétends encore que toutes les doctrines jusqu'ici tour à tour admises et rejetées, reposent sur une fausse appréciation des faits, et qu'elles sont l'unique cause des funestes et terribles conséquences qui, depuis des siècles, affligent l'espèce humaine.

Sans autres commentaires j'entre en matière.

La *syphilis*, ou *vérole*, ou *virus vénérien* a existé de tous temps et partout où se rencontre l'espèce humaine. C'est un poison, un venin, un virus animal, qui est toujours et partout le même, et *qui se développe* SPONTANÉMENT EN DES CIRCONSTANCES DONNÉES *dans l'espèce humaine*. Il se transmet ensuite, *par voie de contagion*, d'individu à individu. *Sa source, son origine, est tantôt dans les menstrues, tantôt dans les pertes dites fleurs blanches de la femme.* C'est-à-dire que le sang cataménial et les fleurs blanches deviennent poison, distillent le virus vénérien, en des circonstances déterminées.

J'ai hâte de dire que si j'ai l'honneur d'être le premier, dans ces temps modernes, à exposer cette doctrine et à l'étayer sur d'innombrables faits pratiques; en d'autres mots, si j'ai l'honneur d'avoir, le premier, converti cette opinion en préceptes thérapeutiques, je suis bien loin cependant d'avoir l'honneur de la découverte, si découverte il y a; et si elle appartient à quelqu'un, il faut remonter bien haut pour en rencontrer l'auteur. En effet, il n'est autre que Moïse!

Voici, à l'appui de cette assertion, ce que nous lisons dans le *Lévitique* (chap. XVIII, vers. 10) : « Ad mulierem quæ patitur menstrua, non accedes, nec fœtiditatem ejus revelabis. »

En français : Vous n'approcherez point de la femme pendant l'époque de la menstruation, et ne découvrirez point sa fétidité.

Quel est le motif qui a pu déterminer le plus sage des législateurs de l'antiquité à défendre le rapprochement sexuel pendant l'époque des règles? Ne suis-je pas en droit de répondre *à priori* que Moïse a dû observer qu'il en résultait des accidents? On m'objectera peut-être que c'était une simple mesure de propreté. Mais si la malpropreté n'avait pas, en certains cas, des dangers sérieux pour la santé, pourquoi la sagesse du législateur aurait-elle converti l'observance de la propreté en sévères lois? Pourquoi Moïse a-t-il également ordonné la circoncision? Et, dans l'espèce, était-ce dans le seul but de défendre une chose malpropre qu'il a conçu cette loi? Sans m'arrêter un seul instant à la profondeur de la sagesse de Moïse, nul ne le croira, pour peu qu'il connaisse l'entraînement de la passion. Que d'hommes, en effet, j'ai rencontrés qui n'étaient point arrêtés par cette malpropreté, et qui se sont cependant corrigés après que je leur avais expliqué le vrai sens du verset du Lévitique!

Mais comment se fait-il cependant, m'objectera-t-on peut-être encore, que de temps à autre, en ces derniers siècles, on ait vu inopinément surgir la syphilis avec une gravité inouïe, comme un fléau, comme une peste, comme un mal nouveau, inconnu, ne paraissant rien avoir de commun avec les affections habituelles de ce genre, à telle enseigne que chaque nation cherchait à lui assigner une origine particulière, et en rejetait la faute sur une nation voisine ou éloignée? C'est ainsi que la syphilis reçut tour à tour un autre nom, d'après l'origine qu'on lui attribuait ou la nation qu'on accusait de son importation : on l'appelait mal napolitain, mal américain, français, anglais ou espagnol; on le disait provenir de Venise, de Rome, etc., etc.

Que je dise d'abord que cette objection n'est pas la seule qu'on a soulevée et qu'on soulèvera encore, parce que l'erreur est toujours multiple et multiforme, à l'opposé de la vérité, qui est toujours une et simple; celle-ci est constamment la même; celle-là change d'habit du matin au soir. L'une est calme et assurée dans sa marche ; l'autre, au contraire, si une expression vulgaire m'est permise, se démène constamment comme un diable dans un bénitier, parce qu'il est dans la nature humaine de ne jamais savoir s'avouer vaincue : ne sachant comprendre Dieu, l'homme le nie. C'est plus complaisant pour son sot amour-propre; cela flatte mieux son orgueil. Ainsi en toutes choses.

Revenons à l'invasion subite du prétendu mal nouveau, et donnons la clef de ce mystère.

Dernièrement un célèbre médecin de Vienne décrivit très-sérieusement une épidémie d'orchite ou gonorrhée tombée dans les bourses. Elle durait depuis six mois déjà, c'est-à-dire que depuis cette époque, la plupart des malades qui s'étaient présentés à sa clinique, atteints de blennorrhagie, avaient vu ce qu'on appelle vulgairement la maladie tomber dans les bourses, et un gonflement inflammatoire des testicules s'ensuivre.

Tous les praticiens qui sont à la tête d'un service public ont eu à constater deux faits assez bizarres et que rien n'explique, sinon le hasard ou plutôt une influence quelconque, atmosphérique ou autre, mais dont la nature intime nous échappe. On est six mois, un an et davantage, sans voir un cas donné, c'est-à-dire telle ou telle maladie, puis inopinément il s'en présente à chaque instant. Ou bien des affections, d'ordinaire très-bénignes, prennent tout à coup un caractère malfaisant extraordinaire. Je ne parle pas ici des maladies ayant leur cause de développement ou de violence dans une circonstance déterminée et toujours la même, comme la température, mais de ces affections qui surviennent on ne sait comment ni pourquoi. C'est ainsi que j'ai rencontré fréquemment cette prétendue épidémie du médecin de Vienne : quoi que je fisse, les blennorrhagies les plus bénignes tombaient dans les bourses. En ce moment même (20 octobre 1867) où j'écris ces lignes, depuis deux mois, malgré les précautions les plus minutieuses, tous les malades que je traite pour rétrécissements de l'urètre sont tour à tour précisément frappés d'orchite plus ou moins intense, et chez tous au moment où il me semble que je n'ai plus à la redouter ! Je suis d'autant plus en droit d'en être surpris, qu'en raison de mon procédé opératoire j'ai rarement affaire à cette complication, qui ne présente d'ailleurs aucun danger.

C'est ainsi que sur une plus vaste échelle, on a vu la variole, la scarlatine, la rougeole, le choléra, le typhus, etc., frapper subitement les populations comme un fléau, comme un mal en apparence sans précédent dans le passé, se bornant tantôt à une localité, tantôt envahissant une vaste contrée, franchissant même les mers, en un mot, n'être arrêté par aucun obstacle, alors que d'autres fois on le voit s'isoler dans un quartier de ville, dans une rue, dans une famille. Il est des époques où l'on n'entend parler que de morts subites par apoplexie foudroyante, de femmes en couches succombant à la fièvre puerpérale ; d'autres fois la petite vérole enlève des populations entières ; il y a des années où les enfants d'une ville sont décimés par le croup, etc., etc.

Ainsi il en a été de la syphilis, avec cette différence que cette espèce d'épidémie sévissait avec plus de violence, parce qu'en raison de la honte qui frappe l'individu atteint de cette affection et le retient le plus longtemps possible à avoir recours à l'homme de l'art, le mal s'étendait clandestinement, et allait en s'aggravant à mesure même qu'il s'étendait davantage par voie de contagion. Aussi pour le médecin observateur, pour celui-là surtout qui est à la tête d'un service public, cette question est jugée définitivement.

Je terminerai ce chapitre en disant que je suis porté à croire, bien que je n'en aie encore aucune preuve péremptoire, qu'il est un cas où l'homme peut également devenir cause origine de syphilis, à savoir, lorsqu'il est atteint de balanite, vulgairement appelée chaude-pisse bâtarde, et qui n'est autre qu'une inflammation de la muqueuse qui tapisse le prépuce et le gland. Mais qu'on ne perde pas de vue que je n'entends pas parler ici de la balanite par contagion, mais du cas d'inflammation survenue spontanément, par suite de malpropreté et d'accumulation de matières sébacées derrière la couronne du gland. Nul doute même que c'est afin de prévenir ce désastreux effet de la malpropreté que la loi mosaïque prescrivit la circoncision chez les Israélites.

Ce n'est certes pas que les auteurs n'aient jamais parlé de la possibilité de voir surgir une affection urétrale à la suite de relations sexuelles avec une femme atteinte de fleurs blanches ou étant simplement en état de menstration ; mais de là à l'idée que cette affection, qu'ils appellent blennorrhée, soit une affection syphilitique, ou bien qu'il en puisse provenir une, il y a si loin que je ne crois pas qu'il soit nécessaire pour moi de m'arrêter à cette question.

Je me plais à avouer même, et je ne suis pas totalement étranger à ce salutaire progrès, surtout qu'entre autres écrits contre l'emploi des mercuriaux, j'en ai publié un dans lequel je déclare avoir vu, dans l'un des plus grands hôpitaux spéciaux du monde, l'assassinat par le mercure sur une grande échelle, sous la direction de l'une des célébrités contemporaines (1) ; je me plais à avouer, dis-je, que depuis quelque temps il s'opère un grand revirement dans la doctrine des praticiens qui s'occupent spécialement du traitement des maladies syphilitiques, témoin l'exemple suivant. « ... Avant d'aller plus loin, nous pensons qu'il est urgent de rappeler cette vérité. Le principe de la vérole est toujours le même, et les diverses conséquences qui en résultent tiennent aux conditions naturelles ou accidentelles des individus qui sont affectés du virus syphilitique. » (2)

Quoi qu'il en soit, s'il en est d'autres que moi qui professent la même opinion, tant mieux pour l'humanité d'abord, et ensuite pour la plus grande satisfaction des champions, attendu que plus le nombre des adeptes devient grand, plus près chacun d'eux est du triomphe de la bonne cause. Pour ma part, j'aime mieux d'avoir à tendre la main à un rival, que d'avoir à combattre une erreur chez un confrère.

---

(1). Voir mon *Véritable Guide pratique de la santé*, à l'usage des gens du monde. 2ᵉ édition, page 694, Bruxelles, 1852. Detrie-Tomson. Prix : 10 francs. —Le lecteur voudra bien en excuser la vivacité d'expression en se reportant à l'époque où j'écrivis ces lignes.

(2) *Du traitement du chancre phagédénique*, par M. le docteur E. Putégnat, de Lunéville. (Journal de médecine, de la Société de sciences médicales et naturelles de Bruxelles ; février 1863, p. 117.)

DE LA NATURE DU VIRUS VÉNÉRIEN.

Disons de suite que, par virus vénérien, j'entends faire constamment allusion au même principe morbifique, et par suite à la même affection, c'est-à-dire à une affection provenant originairement de la femme, quelle que soit son expression extérieure ou apparente, autrement dit, le nom scientifique ou autre sous lequel on le désigne.

Je démontrerai que balanite ou chaude-pisse bâtarde, blennorhée, gonorrhée, blennorrhagie virulente et non virulente, goutte militaire, chancres indurés et non indurés, chancres phagédéniques, bubons, périostoses, exostoses, plaques, excroissances, exanthèmes, dartres, etc., sont tous l'expression d'un même mal au fond, variant, il est vrai, d'intensité et de malignité, ici dangereux, là inoffensif, mais, en tous cas, provenant de la même source.

Pour mieux faire comprendre *ma doctrine*, je raconterai comment j'ai été amené à la découverte de la véritable nature de la syphilis.

Pendant mon internat à l'hôpital de Gand, en 1832, un mari se prit de querelle avec sa femme. Ce couple avait vécu jusqu'alors en très-bonne intelligence. La dispute avait eu un motif extrêmement futile ; mais, arrivé à bout de patience, le mari donna inopinément un soufflet à sa femme. Celle-ci, prise subitement d'un accès de rage, et prompte comme la foudre, saisit la main de son mari, et lui mordit violemment le pouce jusqu'au sang. L'application de cette quasi peine du talion calma soudain leur rage. La joue de la femme était rouge, le pouce du mari était meurtri. Chaque époux s'appliqua des compresses d'eau froide, et pendant quelques jours on n'y pensa plus. Mais, au moment où le mari crut à la cicatrisation complète de la morsure, quelques bourgeonnements d'apparence fongueuse s'élevèrent sur le tissu cicatriciel. On les cautérisa. Peine inutile. Douze jours après la morsure, je fus obligé d'enlever la première phalange du pouce ; mais, au moment où l'on pouvait croire encore une fois à la cicatrisation complète de la plaie, les mêmes bourgeonnements fongueux se reproduisirent. J'enlevai le pouce ; et de même le professeur enleva plus tard et successivement le premier métacarpien, le poignet, l'avant-bras, le bras et l'épaule ; mais le malheureux finit par succomber à la suite des fongosités cancéreuses qui se reproduisirent avec une inexprimable fureur après la désarticulation de l'épaule.

Quel phénomène s'est-il produit ici ? Il est bien simple pour celui qui s'arrête à la constatation mathématique, brutale, du fait : la salive de la femme a subitement acquis un caractère venimeux ; elle est devenue virus, venin, poison. Ce virus a été appliqué sur une partie saignante, il a pénétré dans le sang de l'individu, l'a empoisonné, et de là les phénomènes que je viens de décrire.

Ce fait n'est pas unique dans son genre.

En 1843, j'ai publié dans les Annales médico-légales belges, dont j'étais rédacteur en chef, un mémoire sur la rage canine, par Louis Toffoli de Bassano, lu à l'athénée de Brescia, 1840, par le docteur Giacomo Uberti, médecin principal de l'Hôtel-Dieu de cette ville. Pendant dix années consécutives, le docteur Toffoli s'était enfermé dans un chenil, avec quantité de chiens, et, à force de recherches minutieuses et attentives, il était parvenu à constater que la rage surgissait constamment chez le chien dans une circonstance déterminée, laquelle n'était autre que l'amour contrarié. Le docteur Toffoli provoquait même la rage à volonté, ce qui signifie qu'en des cas déterminés, la salive d'un animal prend spontanément, subitement ou lentement, le caractère de venin, devient poison, virus animal, se transmettant d'abord par contamination, si je puis m'exprimer ainsi, puis par contagion d'un individu à un autre.

Mais, n'allons pas si loin ni si haut dans le passé, car il se présente tous les jours des faits analogues autour de nous.

Qu'un chat vous griffe en jouant, la plaie sera simple et guérira en peu de temps. Irritez au contraire ce chat, s'il vous griffe ou vous mord, la plaie s'enflammera et mettra un long temps à se cicatriser, surtout si vous n'avez pas eu la précaution de la cautériser immédiatement. Que d'exemples encore de chats que la peur ou la colère a rendus instantanément furieux, et dont les morsures sont devenues mortelles ! C'est aussi l'histoire de la plupart des animaux dits venimeux. Quel est le phénomène qui se produit ici ? Le même que chez la femme de Gand, que chez le chien ou le chat devenu enragé : la salive s'est irritée ; elle s'est convertie en poison, en virus ; elle est devenue substance léthifère.

Ne voyons-nous pas par hasard le virus de la variole, celui du vaccin sur le pis de la vache, celui de la morsure d'un chien, etc., etc., se développer spontanément ?

C'est le même phénomène qui se produit chez une femme pendant l'époque de ses règles, ou bien chez une femme ayant des fleurs blanches.

Cet empoisonnement s'effectue de la femme à l'homme d'une manière très-simple. Pour le bien comprendre, il suffit de se reporter à l'histoire de la femme de Gand, du chat ou chien hydrophobe, etc. Ce qui signifie qu'il ne faut pas perdre de vue que cet empoisonnement ne s'effectue que dans des circonstances données.

D'autre part, la transmission du poison à un individu sain et son action malfaisante ne sont jamais absolues. Il faut un concours relatif de l'individu sain, c'est-à-dire que celui-ci doit également se trouver dans des conditions déterminées. Le mari de la femme de Gand était lui-même en colère.

Ainsi, une femme en état de menstruation ou de fleurs blanches peut cent fois ne transmettre aucun mal, tandis que la cent-unième fois, l'homme sera pris de gonorrhée. Il est même des exemples très-fréquents qu'un homme voit habituellement sans danger une femme pendant l'époque de ses règles, ou en état de pertes blanches, alors qu'un autre individu ayant exceptionnellement commerce avec cette femme, ait pris une affection vénérienne.

Pourquoi ?

Parce que dans les deux cas de contamination on se sera également trouvé dans les conditions voulues : la femme pour le degré d'acuité du virus, l'homme pour la susceptibilité d'en recevoir l'atteinte. En d'autres mots, le flux cataménial ou bien les fleurs blanches avaient ou ont subitement acquis le degré d'âcreté qui leur donne un caractère malfaisant, venimeux ; d'un autre côté, chaque homme se sera trouvé dans des conditions favorables à recevoir l'atteinte malfaisante de la liqueur viciée, et, de part et d'autre, la viciation du flux cataménial ou des fleurs blanches et l'imprégnation facile chez un homme sain seront survenues spontanément et à l'instant même, comme elles pourraient avoir été préparées de longue main.

Et de même que nous avons vu que la colère suffit pour envenimer la salive chez une femme, comme l'amour contrarié l'empoisonne chez un chien ou une folle peur chez un chat, ce qui signifie, en d'autres termes, qu'une affection purement morale chez la femme, et nerveuse chez les animaux, est capable de convertir une humeur d'ordinaire saine en un poison animal des plus violents, de même, ne se pourrait-il pas, dans le cas d'une relation sexuelle illicite, que l'influence morale fût suffisante pour déterminer l'altération de l'humeur en question chez la femme, et l'imprégnabilité chez l'homme ? Il n'y a rien d'extraordinaire dans cette hypothèse.

Donc, des deux côtés, il n'y a rien d'absolu. La nature végétale nous offre tous les jours ce phénomène, si phénomène il y a. Pour qu'une graine germe et reproduise, il faut deux conditions principales. Premièrement, la graine doit être en état ; secondement, le terrain où on la sème, doit être convenablement approprié. Que la graine soit trop jeune ou trop vieille, elle ne poussera pas, le terrain fût-il bon. Que celui-ci soit trop chaud ou trop froid, trop sec ou trop humide, et dans l'un comme dans l'autre cas, la graine périra, fût-elle dans les meilleures conditions.

Voilà pour le principe ; voici pour la production successive des phénomènes.

Une femme est en état de menstruation ou d'écoulement de fleurs blanches. Les règles constituent une élimination d'humeurs viciées. Le sang cataménial est habituellement âcre, irritant ; beaucoup de femmes en éprouvent de l'irritation aux parties sexuelles ; celles surtout qui négligent les soins de propreté. Cependant la femme est saine, et aucun phénomène particulier ne se manifeste chez elle. Il est des femmes, toutefois, qui vous diront qu'à cette époque elles se sentent habituellement échauffées. Il arrive encore qu'elles disent s'être échauffées exceptionnellement par une fatigue extraordinaire, une excitation subite ou un excès quelconque. La femme peut tout aussi bien être au début de ses relations sexuelles qu'en être coutumière. Mais, au moment voulu, l'homme se trouve dans un état propice, favorable à l'imprégnation malfaisante du principe malfaisant qui existe *ipso facto* (naturellement en quelque sorte), ou bien qui se sera spontanément et subitement développé outre mesure chez la femme, et il sera atteint, soit d'une balanite (chaude-pisse bâtarde), soit d'une blennorrhagie plus ou moins bénigne, celle que les médecins nomment blennorrhée. Toutefois, j'ai vu survenir la blennorrhagie la plus virulente. Il n'est pas rare non plus de voir surgir des végétations ou excroissances sur le gland ou sur le prépuce.

C'est le coup de griffe que donne le chat en jouant.

Mais il est à remarquer que, chez l'homme, l'affection atteint immédiatement un degré de venimosité ou de malignité que ne possède pas, en général, le liquide menstruel ou celui des fleurs blanches de la femme, source primitive du mal. De prime abord, l'écoulement qui survient est d'une nature plus malfaisante et d'un caractère éminemment plus contagieux. Que l'homme qui en est atteint ait communication avec une femme saine, il lui transmettra une affection qui prendra de suite toutes les proportions d'une blennorrhagie que les médecins qualifieront d'aiguë, virulente ou syphilitique. L'affection sera autrement grave encore si, d'aventure, quoique saine, c'était une femme à humeurs âcres, viciées, ou bien si elle avait le sang habituellement ou exceptionnellement échauffé (1).

C'est le coup de griffe ou de dent du chat ou du chien en colère.

Supposons maintenant qu'un individu soit favorablement disposé à la contamination et au développement du virus, il sera pris de chancres, de ce qu'on appelle communément vérole, syphilis. Le mal qu'il prendra dans ce commerce au second degré pourra être foudroyant ; ce sera peut-être un chancre dévorant, rongeur, le chancre dit : *Noli me tangere* (ne me touchez pas).

C'est le coup de griffe ou de dent du chat ou du chien enragé.

Et chacun de ces individus pourra respectivement transmettre le mal à un degré plus ou moins violent, d'après la situation respective de l'individu avec lequel il aura commerce.

---

(1) Que de fois n'entend-on pas dire : Mon Dieu ! le moindre bobo, une piqûre d'aiguille, tourne chez moi en irritation grave ! C'est que chez ces personnes le sang est vicié, chargé d'humeurs âcres.

Cette réciprocité de susceptibilité ou de nécessité de prédisposition est d'ailleurs facile à prouver, en se plaçant même au point de vue des doctrines ayant cours aujourd'hui. Ainsi, que de fois n'a-t-on pas constaté qu'une courtisane atteinte d'une affection vénérienne (blennorrhagie virulente ou bien chancres), ait successivement, mais à courts intervalles, transmis à plusieurs individus ou des chancres, ou des blennorrhagies plus ou moins intenses, ou des bubons ou des excroistandis qu'il y en avait parmi eux, sortis de là sains et saufs !

N'ai-je pas été mille fois témoin du développement d'une ophthalmie purulente contagieuse, dite blennorrhagique, avec granulations chez des nouveau-nés appartenant à des parents sains? Et à quoi l'attribuer sinon au contact des liquides plus ou moins fétides qui baignent le vagin pendant l'accouchement?

Ne voyons-nous pas la simple transmission du liquide muqueux d'une blennorrhée produire des ophthalmies d'une effroyable violence? Et l'ozène purulent par le seul transfert d'un peu de pus de blennorrhée sur la membrane pituitaire est-il donc si rare ?

Mais voici ce qui couronne notre édifice.

Les faits pullulent dans ma clientèle particulière, autant que jadis à ma clinique du *Dispensaire Vésale*, de maris atteints de gonorrhée et garantissant sur l'honneur, et plus encore inspirés par leur propre intérêt, qui était celui de me dire la vérité dans le sanctuaire du cabinet du médecin, qu'ils n'avaient eu des relations qu'avec leurs femmes. Elle est donc malade, disaient-ils ; elle a méconnu ses devoirs, elle m'a trompé !

Que de fois j'ai eu le bonheur de faire rentrer la paix dans le ménage, en constatant l'état de santé de la femme et en obtenant l'aveu d'un rapprochement sexuel pendant l'époque de la menstruation, surtout au retour d'un long voyage ou d'un échauffement du sang survenu chez le mari par d'autres causes ! Ou bien, que de fois j'ai eu à constater des fleurs blanches, provenant soit d'une inflammation chronique de la muqueuse vaginale, soit d'une simple irritation avec excoriations ou ulcérations du col utérin, soit de la cavité utérine elle-même, reconnaissant les causes les plus ordinaires, telles qu'un froid, une marche prolongée, un état de malpropreté habituel, un sang menstruel âcre, etc., etc. !

Je termine ce chapitre en allant au-devant de quelques objections. J'exposerai en même temps quelques faits empruntés à d'autres genres d'affections contagieuses et qui viendront corroborer ma doctrine.

Il est des animaux, dit-on, témoin le serpent à sonnettes, qui ont un réservoir constamment rempli d'un poison qu'ils mêlent à volonté à leur salive, ou plutôt qu'ils versent à volonté par un canal, creusé dans les dents canines, dans la plaie par morsure qu'ils font à leurs ennemis. Chloroformez cet animal ou bien tuez-le pendant son sommeil, prenez ensuite du liquide dans le réservoir, inoculez-le sur un animal sain, et voyez si l'empoisonnement ne s'ensuivra pas? En conséquence, le liquide venimeux ne s'est pas formé exceptionnellement.

Reproduire cette objection, c'est la réfuter. En effet, prouve-t-elle autre chose sinon qu'on rencontre chez quelques animaux des liquides naturellement malfaisants pour autrui? Ce fait détruit-il celui de la formation subite d'un poison dans les liquides jusque-là inoffensifs? Le chien hydrophobe a-t-il quelque part une pochette remplie de virus rabique, duquel il puisse se servir à l'occasion? D'ailleurs les auteurs qui parlent du réservoir du serpent à sonnettes n'ajoutent-ils pas que l'action malfaisante de son venin est d'autant plus violente que l'animal a été plus longtemps sans s'en servir? Qu'elle devient même foudroyante si, au moment de s'en servir contre son ennemi, le serpent est en état de grande irritation?

Prenez le virus, dit-on, d'un chancre vénérien primitif, inoculez-le, et dans cent quatre-vingt-dix-neuf cas sur deux cents, vous verrez se reproduire le même ulcère. Le phénomène contraire arrive si vous prenez le virus d'un ulcère induré dit secondaire. Donc ce n'est pas le même virus que produit le chancre primitif ou le chancre induré, ou tout au moins le virus se modifie; ici c'est le virus-vérole, la vraie syphilis, qu'il faut attaquer à outrance par le mercure; là on peut se borner à la cautérisation locale..., à moins que vous ne remarquiez à la longue, rien ne permettant de le voir de prime abord, que l'ulcère chancreux devient chancre induré ou vérole !

Encore une fois, que prouve ce fait, sinon que le virus, pour être transmissible, doit se trouver lui-même dans des conditions déterminées? Et cette condition ne s'applique-t-elle pas à tous les virus? Si vous ne prenez pas le virus-vaccin d'une pustule à un moment propice, ordinairement le septième jour, ne voyez-vous pas le plus souvent échouer l'inoculation? Le docteur Toffoli, et bien d'autres après lui, n'ont-ils pas prouvé que la rage secondaire n'est pas contagieuse, c'est-à-dire que le chien devenu hydrophobe par la morsure d'un chien qui a pris la rage par cause naturelle (amour contrarié), ne transmet pas lui-même le virus rabique? Quel est le médecin praticien qui puisse mettre en doute la non-transmissibilité de la gale chronique? N'est ce pas également à sa première période qu'on voit la petite vérole se communiquer aux assistants? La peste d'Orient ne présente-t-elle pas des conditions identiques? Et le dernier des paysans ne vous dira-t-il pas qu'avant de semer, vous devez préalablement bien vous assurer de la bonne qualité de la semence, faute de quoi elle ne poussera pas?

D'autre part, tel virus, le virus-vaccin, par exemple, n'a qu'une action momentanée et détermine un ulcère qui disparaît au bout de peu de temps, tandis que le virus syphilitique s'infiltre peu à peu dans tout l'organisme et le détruit complétement si on ne parvient pas à l'en expulser.

J'ai parlé déjà du danger de retarder l'opération de l'ablation du squirrhe, parce que, si l'opération est facile lorsque le squirrhe est déjà passé à l'état de cancer, il se reproduit à peu près constamment ailleurs. C'est ce que les médecins appellent cachexie ou diathèse cancéreuse. Or, il se produit en cette occurrence un cas identique à l'empoisonnement de l'économie par un virus quelconque. De local, le poison est devenu général. Le principe vénéneux du cancer a peu à peu envahi tout l'organisme : aussi n'ai-je jamais voulu enlever un squirrhe, et encore moins un cancer, sans soumettre préalablement ou simultanément le malade à un traitement dépuratif, afin de corriger le sang et d'en éliminer le poison du principe cancer.

Il ne faut pas même des poisons animaux pour détruire l'organisme : ne voyons-nous pas tous les jours des malades être enlevés par des fièvres purulentes ou hectiques, par ce qu'on appelle absorption purulente, et que moi j'appelle viciation du sang très-ordinaire ?

DE LA PRÉSERVATION DE LA SYPHILIS.

Y a-t-il moyen de se préserver de la syphilis, de la rage, de la gale, etc., c'est-à-dire, peut-on en prévenir le développement sans danger pour l'individu chez lequel le virus a été inoculé, et même après que les premiers symptômes se sont déjà déclarés ?

Je réponds ici sans hésitation par l'affirmative la plus absolue, preuves péremptoires à l'appui.

Prenez du virus syphilitique bien conditionné, inoculez-le chez un animal à deux places à la fois, par exemple à la tête et aux pieds. Appliquez l'antidote de l'un ou de l'autre côté (le cautère; mais dans la syphilis et dans la gale, il y a des substances végétales qui ont la même vertu); là où vous l'aurez appliqué, aucune ulcération ne surviendra, alors que le contraire arrivera de l'autre côté. Pour l'hydrophobie, on la prévient en cautérisant la place aussitôt après l'inoculation. La gale reste plus longtemps maladie locale que les autres affections contagieuses, c'est-à-dire qu'elle met plus de temps à s'infiltrer dans l'économie.

Pour peu qu'on réfléchisse au paragraphe précédent, on comprendra aisément que l'action du virus vénérien est d'abord toute locale. Là où l'inoculation a eu lieu, surgit le premier désordre. Nul n'ignore où est son siége de prédilection. Mais si le poison a été inoculé par une autre voie, c'est là où l'inoculation s'est faite que se manifeste le premier symptôme du mal. Cette inoculation exceptionnelle peut se faire de cent manières différentes : il n'est personne qui n'en connaisse quelques-unes.

Aussitôt que le virus syphilitique est appliqué sur une partie quelconque du corps, la lutte commence entre lui et l'organisme, lutte toute bénigne d'abord, mais qui acquiert bientôt toutes les proportions d'un combat à mort; car malheureusement il en est de la syphilis comme d'une mauvaise herbe : à mesure qu'elle gagne du terrain, elle gagne en puissance; son action dévorante s'accroît en raison directe de l'espace qu'elle occupe; à l'exemple de l'hyène, elle s'enivre du sang de sa victime, et elle en est d'autant plus altérée qu'elle est plus près de l'avoir épuisée.

J'ai déjà démontré que les maladies contagieuses ne sont jamais contagieuses d'une manière absolue, et qu'en outre, elles ne le sont qu'en certaines circonstances déterminées. C'est l'inobservance ou l'ignorance de ce fait qui a occasionné tant des malheurs : témoin entre autres la gale. Que de fois ne m'a-t-on pas dit à ma clinique : « Mais, « Monsieur le docteur, comment voulez-vous que cet enfant ait la gale,

« puisque aucune autre personne dans la maison n'en est atteinte, et,
« qui plus est, puisqu'ils sont couchés à deux dans le même lit ? » Et
que de fois, par suite de cette erreur, nul ne se doutant de la nature de
la maladie, n'a-t-on pas laissé à la gale le temps de s'invétérer !

Autre observation, mais du même genre que celle consignée dans le
chapitre précédent. Lorsque la gale est devenue chronique, de mal
local qu'elle était, elle devient mal général, non plus sous le rapport de
l'extension qu'elle prend sur l'enveloppe cutanée, mais en ce sens que
le principe venimeux — psorique, — envahit toute l'économie par la
voie du sang, et que, dès lors, il faut joindre aux moyens locaux un
traitement dépuratif général. C'est ainsi que j'ai guéri des affections
prétendues dartreuses ayant un quart de siècle d'existence. C'est faute
d'un traitement dépuratif général que toute gale chronique résiste aux
pommades et aux onguents les plus énergiques.

Revenons à la préservation artificielle ; mais hâtons-nous de dire que
cette préservation ne se fait que lorsque le poison n'a pas encore étendu
ses effets au delà du lieu où il a été inoculé. Combien de temps met-il
ordinairement à vicier le sang ? Nul ne sait répondre péremptoirement
à cette question, autrement que par cette phrase sacramentelle : *princi-
piis obsta* ; c'est-à-dire : moins on attend, mieux cela vaut ; de même,
après un certain laps de temps moral, il est préférable de recourir conjointement au traitement dépuratif général.

Je crois inutile de rappeler ici qu'il est de stricte nécessité d'observer
la loi de Moïse, tout aussi bien en cas de fleurs blanches que pendant
l'époque des règles.

La religion et la morale réprouvent fortement les relations sexuelles
extra-matrimoniales. Il n'est pas un client à qui je n'aie dit que le bonheur du mari gît dans l'observance des devoirs conjugaux ; qu'aucune
courtisane ne le sait procurer ; qu'au contraire les rapports de toute
nature avec celle-ci laissent toujours le désir non satisfait, l'attente
trompée, un vide dans le cœur, et souvent d'amers regrets. Il n'est pas
un client non plus à qui je n'aie démontré que des fautes réciproques
détruisent la félicité conjugale. Si mari et femme savaient s'y prendre,
au lieu d'être le tombeau de l'amour, comme on dit vulgairement, le
mariage en serait le foyer inextinguible et la source intarissable de la
plus grande somme de bonheur dont l'homme puisse jouir ici-bas. Je ne
puis ni ne dois entrer ici en aucun détail. Une seule phrase suffira à
qui voudra me comprendre pour saisir le fond de ma pensée. Que mari
et femme se témoignent réciproquement les mêmes égards, les mêmes
prévenances, les mêmes délicatesses, les mêmes galanteries, et surtout
la même pudeur qu'ils se témoignaient alors qu'ils n'étaient que fiancés. Le jour où le mari ou la femme se dit : bah ! qu'ai-je besoin de
me gêner ! ce jour-là sonne l'heure des funérailles de leur véritable
félicité.

Cependant, malgré la religion, malgré la morale, malgré tout enfin, l'homme est entraîné par ses passions, et j'ai dit dans le chapitre de la prostitution que, puisque le mal existe, il est du devoir de quiconque a reçu ou s'est volontairement imposé la mission de veiller au bien-être de ses semblables, de chercher à atténuer autant que possible les effets des maux qui peuvent venir les affliger de leur propre faute ou involontairement. Ce n'est donc que dans le but d'épargner d'innocentes victimes que je m'étends si longuement sur les moyens préservatifs de la syphilis; en conséquence je ne cherche pas à faciliter la débauche, je veux tout simplement prévenir les effets de maux qu'on ne peut éviter.

Afin de bien faire comprendre l'application pratique des moyens préservatifs de la syphilis, je crois ne pouvoir mieux faire que de reproduire ici une lettre que j'ai eu l'honneur d'adresser à ce sujet à M. Paul Mantegazza, professeur à l'Université de Pavie, rédacteur en chef d'un journal d'hygiène, l'*Igea*, et membre du Parlement italien.

Milan, 8 janvier 1866.

Monsieur le professeur,

Il y a trente-cinq ans, j'ai jeté pour la première fois le gant à la présomptueuse ignorance. A cette époque l'Europe se réveillait, pour ainsi dire, d'un long sommeil d'esclave. L'esprit public n'était pas, comme aujourd'hui, à la recherche des découvertes utiles; d'où il venait que les novateurs étaient persécutés de toutes les manières.

Dans son numéro du 6 de ce mois, le célèbre journal, *le Siècle*, de Paris, publiait un long martyrologe de la presse en suite des persécutions dont elle fut l'objet pendant le siècle précédent. Elle est épouvantable la liste des hommes illustres qui payèrent de leur vie l'audace grande d'attaquer en plein jour l'ignorance et les préjugés!

En est-il encore de même aujourd'hui?...

Quoi qu'il en soit, permettez-moi, Monsieur le professeur, de vous signaler, sans autres commentaires, une *mienne invention* dont le but est de prévenir de grands maux et d'irréparables malheurs.

Dans le dernier numéro de votre estimable journal (1), vous avez recommandé l'emploi du préservatif Lenglebert.

En 1852, dans mon *Véritable guide pratique de la santé* (page 106), je l'ai également recommandé. Mais à cette recommandation, j'ajoutai les paroles suivantes : « Le 22 juillet 1851, M. Lenglebert a communiqué « à l'Académie nationale de médecine de Paris la composition d'un « préservatif de la syphilis (2). Mais j'affirme que déjà, en 1831, M. Lu- « tens, notre professeur de maladies des femmes à l'université de Gand, « nous enseigna que si, après un rapprochement sexuel suspect, l'homme « se lavait les parties génitales avec une solution de savon, il n'aurait

(1) L'*Igea*, janvier 1866, page 6.
(2) Solution de savon mêlée à du jus de citron.

« aucune conséquence fâcheuse à redouter. Il prétendait même que
« l'homme qui prendrait l'habitude de se laver chaque matin le membre
« viril avec de l'eau savonnée, se garantirait à tout jamais des atteintes
« du mal vénérien. »

Quoi qu'il en soit de la priorité de la découverte, ce qu'il importe le
plus de relever ici, c'est que M. Lenglebert, tout comme M. Lutens, se
borne à recommander purement et simplement l'usage externe du
savon, comme préservatif.

L'un et l'autre sont dans une profonde erreur.

Dans mon service de médecin-inspecteur des maisons de tolérance,
dans ma clinique du *Dispensaire Vésale*, et non moins dans ma longue
pratique privée, j'ai eu à constater d'innombrables cas d'infection chez
des gens qui avaient cependant l'habitude des lotions savonnées quo-
tidiennes.

J'ai vu venir maintes personnes chez moi, outre mesure effrayées
de l'apparition de gouttelettes de muco-pus au méat, avec sensation de
brûlure en urinant, bien qu'elles eussent fait usage de lotions externes
fréquemment répétées, avec le préservatif Lenglebert, ou les lotions
savonnées Lutens.

La raison en est toute simple : la contamination ne se fait pas exclusivement par voie d'absorption du venin appliqué sur les parties génitales externes ; elle se fait encore et surtout par voie d'introduction
dans les parties génitales internes, et, conséquemment, par application
immédiate sur la muqueuse urétrale ou vaginale. Ce n'est donc qu'au
moyen d'injections intra-urétrales ou intra-vaginales qu'on peut
compter sur un succès absolu.

Voici maintenant un principe thérapeutique passé à l'état d'axiome.

Le virus syphilitique, appliqué sur un tissu vivant, est immédiatement détruit, et ses effets rendus impossibles, par l'application de
certains astringents ou d'un agent caustique quelconque.

En conséquence, la destruction immédiate du virus syphilitique et
la neutralisation de tous ses effets ultérieurs, après un rapprochement
sexuel infectant, dépendent, dans les deux sexes, de l'application immédiate d'un remède astringent, ou d'un caustique.

Le savon employé en injection, et surtout la préparation Lenglebert,
est, à vrai dire, un préservatif très-recommandable, mais il n'est pas
absolument sûr.

Les injections de sulfate de zinc et d'alun offrent plus de chances
de succès absolu (25 centigrammes dans 60 grammes d'eau, auxquels
on ajoute 3 grammes de laudanum (astringent Pringle).

Une solution de nitrate d'argent, n'étaient-ce les dangers de son
emploi, serait un préservatif absolu.

Ainsi que vous le voyez, Monsieur le professeur, aucun des moyens
susénoncés ne répond complétement au but.

Ce n'est pas tout : l'homme a, en général, plus de soucis de préserver ses bottes vernies de la boue, que de se garantir le corps de l'invasion d'un mal qui peut, à tout jamais, détruire sa santé. En conséquence, l'emploi de moyens préservatifs est généralement négligé. D'autre part, à peine l'emploi d'un moyen préservatif exige-t-il quelque soin, ou quelque difficulté de préparation, comme ceux ci-dessus mentionnés, ou bien s'il trahit sa présence à autrui d'une façon quelconque, à l'instant même on cesse d'y penser.

Ces considérations m'engagèrent, depuis longtemps, à chercher un moyen qui n'eût point ces inconvénients et qui tombât naturellement, sans effort ni souci de préparation, sous la main, toutes les fois que l'utilité ou le besoin s'en ferait sentir.

Mon savon préservatif répond complétément à ce but.

Que je vous dise d'abord, Monsieur le professeur, que depuis trente-cinq ans aussi, je n'ai jamais cessé de proclamer *urbi et orbi*, que quiconque prétend connaître un mode de préparation d'un remède utile à l'humanité souffrante, supérieur à tous les modes de préparation connus, et qui en garde le secret dans un but de lucre ; et plus encore, celui qui prétend posséder un remède secret à nul autre connu ; quiconque, dis-je, est assez déhonté pour émettre une pareille prétention, est un misérable qu'il faut mettre sans merci ni pitié au ban de la société. Heureusement pour celle-ci qu'il n'arrive pas une fois en mille cas que cette prétention soit autre chose qu'une vile et ignoble imposture, et que ceux qui s'en rendent coupables ne possèdent d'autre secret que celui d'une effronterie et d'une impudence sans bornes.

J'ai l'honneur, Monsieur le professeur, de vous prier d'accepter douze briques de mon *savon préservatif*. Vous en ferez tel usage qu'il vous plaira d'en faire ; mais il me suffira de vous en faire connaître la composition et le mode de préparation, pour vous convaincre, *à priori*, que ce savon répond pleinement au but auquel je le destine.

Ce qui dominait avant tout la situation, c'était de trouver un moyen qui fût d'un emploi facile, journalier, et surtout, cachant aux yeux de tous sa vraie destination. Quel autre moyen pouvait mieux aller au-devant de toutes les exigences que le savon de toilette ordinaire ? Il ne s'agissait que de trouver un médicament spécifique qu'on y pût incorporer, sans nuire, en aucune façon, aux qualités du savon, soit pour les usages de la toilette, soit pour la barbe.

Ce moyen, je l'ai trouvé.

Tous les médecins connaissent aujourd'hui le *mattico* ou *piper angustifolium* de la Flore péruvienne. C'est un *alter ego* du baume de copahu, du poivre de cubèbe, de la térébenthine, et de tous les diurétiques spécifiques connus, avec cette différence, toutefois, qu'il en a tous les avantages, sans en avoir aucun des inconvénients. Administré en temps opportun, il n'est pas de remède plus efficace pour arrêter un écoulement blennorrhagique. Or, s'il guérit le mal, s'il détruit le venin sur place, ne doit-il pas également le prévenir, en neutraliser d'avance les effets ? Cela coule de source.

Voici le mode de préparation de *mon savon préservatif*.

On fait macérer à froid, pendant quinze à vingt jours, un kilogramme de feuilles de mattico dans cinq kilogrammes d'esprit-de-vin à 21 degrés Carter. On agite chaque jour le mélange.

Du quinzième au vingtième jour, on filtre la liqueur, et c'est la teinture qu'on a obtenue ainsi, qu'on mêle intimement au savon.

Il y a moyen de le préparer soi-même ; il y a ensuite le procédé de la fabrication en grand. Les deux procédés sont également simples.

Voici le premier : on prend cent grammes de savon blanc de Marseille de première qualité. On le fait dissoudre au bain-marie. La dissolution en étant faite et avant de la laisser refroidir, on y verse un gramme de *teinture de mattico*, en ayant soin d'en opérer un mélange intime en le remuant avec une spatule. Le savon étant refroidi, il n'est, ni en apparence ni dans l'emploi comme savon de toilette, aucun signe perceptible qui décèle l'existence du mattico dans le savon. Celui-ci n'a littéralement rien perdu de ses qualités de savon de toilette et il a acquis celles d'un précieux médicament.

Le procédé de fabrication sur une vaste échelle est le même au fond.

Le fabricant met dans une chaudière en fer tous les ingrédients qui entrent dans la composition du savon. Le feu les fait entrer en fusion et en opère un mélange intime. La fusion présente trois couches distinctes.

La première ou supérieure ressemble à l'écume du pot-au-feu. Le fabricant la recueille, et avec de la farine de châtaigne, de la poudre de brique ou quelque autre ingrédient *ejusdem farinœ*, on fabrique le savon qui se débite généralement dans le commerce. A quelque prix infime qu'il le paie, l'acquéreur est dupe.

La couche inférieure est le résidu caustique ou précipité qu'on vend généralement aux blanchisseuses.

La couche moyenne est le vrai savon, surtout si on a employé de bons ingrédients. Le fabricant le recueille et le renferme dans des récipients de fer, où il le laisse refroidir. C'est en ce moment qu'il y verse la teinture de mattico, dans la proportion susénoncée, le parfum et la couleur qu'il entend lui donner. La couleur et le parfum sont choses de fantaisie, sans influence aucune sur les qualités bonnes ou mauvaises du savon.

Mon savon préservatif sera d'autant plus efficace que les ingrédients ordinaires seront de meilleure qualité.

La manière d'employer *mon savon préservatif* est des plus simples. On prend un verre à vin d'eau pure, on y fait tremper le savon et quand l'eau est bien savonneuse, on en fait usage sous forme d'injection. (Pour faire convenablement les injections, voir le chapitre y relatif.)

Ai-je besoin d'ajouter qu'une solution de *mon savon préservatif* est le meilleur remède actuellement connu pour arrêter un écoulement, lorsque l'heure a sonné où il est utile d'avoir recours à des injections astringentes ?

Pendant combien de temps après le rapprochement sexuel suspect peut-on avoir recours à *mon savon préservatif,* sans danger et avec chances de succès?

Si on l'emploie immédiatement après l'acte, le succès peut se dire certain. Plus on s'éloigne de ce moment, moins les chances sont favorables, et il convient alors de répéter les injections, de trois en trois heures par exemple, pendant vingt-quatre heures. On peut encore y avoir recours alors même que les premières gouttelettes de muco-pus se sont montrées au canal et que déjà il y a sensation de brûlure en urinant. Dans ce cas, l'emploi du savon change de nom : ce n'est plus en qualité de moyen préservatif qu'on en fait usage ; il est devenu alors un remède abortif. Les chances de succès ont beaucoup diminué ; mais jusqu'ici il n'y a pas encore danger d'y avoir recours. Plus tard c'est autre chose, ainsi qu'on le verra dans le chapitre concernant la blennorrhagie.

Faites de cette lettre, Monsieur le professeur, tel usage qu'il vous plaira d'en faire.

Agréez, etc.

Signé : Dr CROMMELINCK.

Voici une observation toute particulière, concernant d'une part un mode de contamination, et d'autre part l'emploi des moyens préservatifs.

A l'occasion de mon service de médecin-inspecteur des maisons de tolérance, je fus fréquemment appelé par l'Autorité militaire en suite de l'entrée à l'hôpital de quelque soldat qui prétendait avoir pris le mal dans une maison de ce genre. Je fis chaque fois venir la fille au bureau de police, pour l'examiner à nouveau en présence d'un médecin militaire. Il était excessivement rare de ne pas la trouver en état de santé. Cependant le soldat avait dit vrai ; tout le prouvait.

Je fus quelque temps à découvrir la véritable cause de ce mode d'infection. Un jour cependant le hasard m'apprit à connaître le nœud gordien.

Je fus invité par un mari à visiter sa femme. Il avait pris une blennorrhagie, et se savait innocent de toute infidélité. Je trouvai la femme saine, elle n'avait pas la moindre trace de fleurs blanches ; son mari s'en tenait éloigné lorsqu'elle avait ses règles ! Les deux époux étaient à peine partis de quelques instants que la femme vint me retrouver seule ; elle voulut me remercier, car elle se croyait malade, et se figurait que, voulant la sauver, j'avais caché la vérité à son mari.

Cette malheureuse m'avoua qu'au sortir d'un bal avec son mari et un ami de celui-ci, elle s'était trouvée seule un moment avec ce dernier et avait eu le malheur, étant encore sous l'excitation enivrante de la valse, d'oublier ses devoirs. Pour comble de malheur elle n'avait pas eu le temps, avant la rentrée de son mari, de faire les lotions de propreté, et le lendemain elle apprit de source certaine que l'homme qui l'avait entraînée à commettre une faute irréparable était affecté de mal vénérien.

Ce fut pour moi un trait de lumière. J'eus instantanément la clef mystérieuse du mode de contamination des soldats auxquels j'ai fait allusion plus haut. Cela me conduisit en même temps à imaginer un moyen nouveau de préservation absolue de la syphilis dans les maisons de tolérance (1).

Si l'homme, ainsi que je l'ai dit plus haut, a en général peu de souci de recourir à des moyens de préservation de la syphilis, c'est bien autre chose encore lorsqu'il s'agit de prostituées. Chez elles, à la perte du sens moral, se joint l'indifférence la plus absolue, en tout ce qui touche à leur santé. Mourir d'une façon ou périr d'une autre, aujourd'hui au lieu de demain, n'est pour la plupart de ces malheureuses que voir arriver le terme de leurs cruelles souffrances. En effet, quiconque, par devoir, est obligé de pénétrer dans le secret de l'existence de ces femmes, acquiert bien vite la conviction que leur vie se passe dans un enfer oublié par le Dante.

De même que chez l'homme, de même chez la femme, le liquide préservatif, ne fût-ce qu'à titre de lotions de propreté, doit pénétrer dans l'intérieur du vagin et aller asperger jusqu'au col de l'utérus lui-même pour être efficace.

Il arrive fréquemment dans une maison de tolérance que plusieurs individus se succèdent rapidement à tour de rôle auprès de la même femme. Celle-ci, en général, s'asperge un peu les parties génitales externes, et ne se préoccupe guère de ce qui peut se trouver à l'intérieur.

Supposons le premier individu atteint de blennorrhagie : qu'arrivera-t-il au second, au troisième, etc.? Supposons encore que la femme se fasse ensuite sérieusement des injections, ne se pourrait-il pas qu'à la visite du médecin, elle fût reconnue saine, bien qu'elle eût contaminé plusieurs individus ?

Afin d'obtenir chez la femme, dans une maison de tolérance, une propreté absolue (celle en chambre, mue par son intérêt personnel directement en jeu, ce qui n'est point chez l'autre, le fera spontanément), il faut qu'elle ne puisse faire autrement que bien faire. Ni seringue à injection, ni instrument quelconque exigeant sa coopération, ne répondent complétement au but.

---

(1) Un grand nombre de sociétés savantes et d'Administrations municipales ont ouvert des concours sur la question de préservation.

Qu'un vase contenant de l'eau, tenant du *savon préservatif* en dissolution, soit placé à environ deux mètres de hauteur, sur un meuble,
par exemple. Que ce vase soit fermé , que la clef en soit tenue par la
directrice qui , seule, veille à ce qu'il soit toujours convenablement
rempli et en temps opportun ; qu'il y soit adapté un tuyau en gutta-
percha, muni d'un robinet ; qu'il n'y ait pas d'autre eau dans la chambre , il sera très-facile à la femme, et elle y sera en quelque sorte forcée
de se faire des injections complètes en même temps que *préservatives*.
On appelle cette opération faire une douche utérine ou douche ascendante. Le moyen n'est pas neuf, je le confesse volontiers ; il n'y a de
neuf que son mode et son temps d'application.

Une ordonnance de police rendrait ce meuble indispensable dans toutes les maisons de tolérance et chez toutes les femmes patentées, sous
peine d'amende. (Voir fig. 25.)

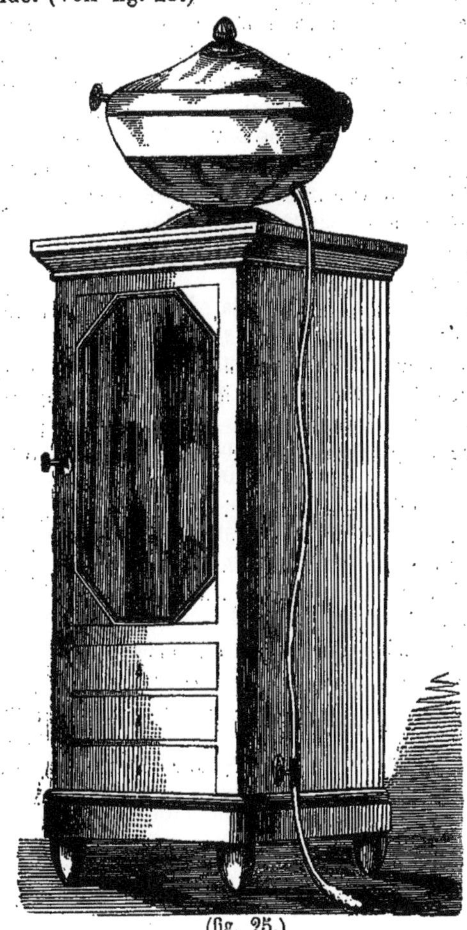

(fig. 25.)

DES PHÉNOMÈNES PATHOLOGIQUES DE LA SYPHILIS EN GÉNÉRAL.

Dans l'exposé des phénomènes pathologiques (symptomatologie de la syphilis), de même que dans le traitement de ce fléau, si terrible et si cruel pour les partisans du mercure et des différentes sortes de virus, la *Médecine naturelle* ou *dépurative* brille dans tout l'éclat de sa simplicité et de sa puissance. Le contraste est si évident entre elle et la Médecine mercurialiste, qu'à moins de nier la lumière en plein midi, nul ne peut le méconnaître. Le remède que prescrit la seconde est pire que le mal lui-même ; ses plus illustres adeptes le confessent aujourd'hui, ainsi que nous le verrons plus loin ; pour la *Médecine dépurative*, s'attaquer au mal, c'est le vaincre. Celle-ci compte ses combats par le nombre de ses victoires, celle-là par le nombre de ses défaites. Autant l'une est simple et immuable dans sa doctrine comme dans ses préceptes thérapeutiques, autant l'autre a besoin de gigantesques efforts d'esprit et d'imagination pour établir chaque jour quelque doctrine nouvelle, renversant celle de la veille, et prête à succomber devant celle du lendemain.

Abordons les faits.

Nous savons déjà ce que c'est que la syphilis, quant à son origine et à sa nature. Ce n'est ni sous l'un ni sous l'autre de ces points de vue que je vais en parler ici. Je vais, au contraire, l'envisager désormais comme une entité morbifère qui a son mode d'être et son mode de transmission à elle.

En conséquence, la syphilis est un poison animal (*virus*) qui se communique d'un individu malade à un individu sain, soit par absorption, soit par une action directe, en quelque sorte sur place, comme un agent caustique : ce mode de transmission est la transmission directe, immédiate ; nous verrons plus loin que la *syphilis* est encore autrement transmissible.

Un éminent professeur italien, le chevelier Alexandre Gambarini, de Milan, prétendait que la blennorrhagie pouvait surgir entre deux individus sains, à la suite de rapprochements sexuels plusieurs fois répétés à courts intervalles.

Aucun de mes lecteurs n'ajoutera plus foi à ce mode de transmission fantastique, et encore bien moins lorsqu'il aura appris ce que c'est que la goutte militaire, bien qu'il en ait déjà pris un avant-goût dans le récit des malheurs de certain couple aristocratique dont j'ai parlé plus haut.

Quant à la blennorrhagie, qui se détermine, suivant le même illustre syphilographe de Milan, par l'introduction de corps étrangers dans le canal de l'urètre, je ne le rappelle que pour mémoire, attendu qu'il ne s'agit ici que d'une inflammation ordinaire (urétrite), propre à toutes les membranes muqueuses, et qui n'a rien de commun avec la blennorrhagie, sinon les symptômes *apparents.*

On prouve artificiellement la transmission du virus syphilitique, comme celle du virus vaccin, par l'inoculation directe.

A peine le virus syphilitique est-il appliqué sur un tissu quelconque du corps — il en est peu qui fassemt exception, — que la lutte commence entre lui et l'organisme. Tantôt celui-ci en triomphe sans le secours de l'art; tantôt au contraire la lutte prend toutes les proportions d'un combat à mort, dans lequel la nature finit par succomber, si elle est réduite à ses propres ressources, et surtout si on a recours simultanément à des moyens non moins malfaisants (mercure, arsenic ou iodure de potassium), que le virus syphilitique lui-même.

Je viens de dire qu'en certains cas la nature se suffit à elle seule pour triompher de son ennemi. Que l'on ne croie pas qu'il ne s'agit ici que de quelques cas isolés, exceptionnels. Non pas. Il s'agit au contraire de la grandissime majorité des cas. Je démontrerai à la dernière évidence que l'affection la plus fréquente, la blennorrhagie, ne devient ordinairement terrible et dangereuse que par la malencontreuse intervention des prétendus remèdes infaillibles, voire des secours intempestifs de l'Art lui-même.

Qu'on se rappelle d'abord que j'ai assigné trois degrés d'intensité différents à la matière productrice ou cause-origine du mal et que je les ai comparés à trois coups de griffes de chat. Qu'on se rappelle également es divers degrés de prédisposition de la partie contractante. Quelle que soit ensuite l'expression du mal, il se trouve à l'un ou à l'autre degré de cette échelle — en termes scientifiques, il y a trois degrés de virulence, — et suivant que la maladie appartient à l'un ou à l'autre de ces trois degrés, bien qu'elle soit toujours la même dans son essence, elle est susceptible de guérison spontanée ou bien elle ne l'est point. Nous verrons même mieux ; car ce qu'au premier degré on prend généralement pour la maladie elle-même, n'est autre chose que le moyen d'élimination employé par la nature pour se débarrasser du poison, et c'est parce que nous la contrarions dans sa marche et dans ses efforts d'élimination, que le mal devient si fréquemment outre mesure dangereux.

Le mal vénérien étant toujours le même au fond; le mal vénérien ne variant que dans son expession, dans ses symptômes apparents, dans ses désordres fonctionnels, toutes les fois que l'Art devra intervenir, les remèdes auxquels il aura recours seront également toujours les mêmes au fond. Il n'y aura jamais que le dosage ou le mode d'administration qui pourra varier.

Et a ce mal toujours le même en son principe, on opposera toujours le même remède, à savoir le TRAITEMENT DÉPURATIF VÉ-

GÉTAL, *lequel traitement n'échoue jamais, et n'est jamais accompagné d'accident ni suivi de récidive ou de rechute.*

A l'expression du mal (symptomatologie) au 1er degré appartient la blennorrhagie à tous les degrés possibles.

Au 2e degré appartiennent les ulcères (chancres) et les excroissances ou végétations aux parties génitales.

Au 3e degré appartiennent tous les autres modes d'expression ayant leur siége autre part qu'aux parties génitales (viciation du sang, carie, nécrose, affections cutanées, etc.).

Les affections au 1er degré guérissent par les seuls efforts de la nature. Les deux autres degrés exigent l'intervention de l'Art.

Le mal, à tous ses degrés, peut être récent ou chronique, simple ou compliqué, local ou général. Ces circonstances n'ont aucune importance fondamentale ; il s'agit tout simplement d'un peu plus ou moins d'énergie et de durée du traitement. Quant aux complications, elles n'ont d'importance que pour autant qu'elles sont d'une nature étrangère au mal principal. Nul n'ignore que sous l'influence d'une viciation du sang syphilitique, toutes les maladies existantes, comme celles qui surviennent, en prennent un caractère alarmant.

DES DIVERS MODES DE TRANSMISSION DE LA SYPHILIS.

Le mal vénérien se transmet-il exclusivement par le rapprochement sexuel ? Telle est la grave question qui fait l'objet de ce chapitre.

« Rapide et mystérieuse dans son mode de propagation, se montra la « cruelle, et elle frappa plus d'enfants en Sicile que de personnes « adultes !…» Ainsi parla en 1866 le célèbre médecin en chef du syphilicome de Palerme, à propos d'une terrible recrudescence de la maladie vénérienne survenue à la suite d'une suspension du règlement sanitaire en cette ville.

N'est-ce pas là déjà une solution anticipée de la question posée en tête de ce chapitre ? En voyant ainsi frapper mystérieusement jusqu'à l'enfance, n'est-ce pas exclure *à priori* l'idée de la transmission exclusive par le rapprochement sexuel ? N'est-ce pas surtout justifier les mesures hygiéniques et préventives les plus rigoureuses ?

Ne perdons pas de vue qu'il ne s'agit pas ici de l'origine du mal, mais de sa transmission après qu'il est issu de la source que nous lui avons reconnue.

On peut diviser les divers modes de transmission en trois classes principales, à savoir : 1° en transmission par contagion immédiate ; 2° en contagion indirecte ou médiate ; et 3° en transmission par la voie du sang et des humeurs (hérédité et allaitement).

1er *Mode.* — Afin que ce mode de transmission puisse avoir lieu, il faut qu'il existe chez l'individu malade un état inflammatoire, des plaies ou des ulcères en suppuration. Le pus est ici le véhicule du virus, soit d'un individu malade à un individu sain, soit d'une partie malade à une partie saine chez le même individu.

Outre les parties génitales, toutes les ouvertures naturelles du corps peuvent être le siége soit d'inflammation avec suppuration, soit d'ulcères contagieux : tels sont en effet les yeux , la gorge, la bouche, les oreilles, l'ombilic, l'anus, et jusqu'aux seins et tetons des nourrices.

Après les inflammations et les ulcères aux ouvertures naturelles viennent immédiatement les affections cutanées en état de suppuration et qui proviennent de la viciation du sang syphilitique.

Viennent enfin, mais moins dangereux, les ulcères atoniques de nature syphilitique aux extrémités inférieures, et parfois à d'autres parties de l'enveloppe cutanée.

Lorsque la transmission du virus, au moyen du pus, se fait d'une partie malade, sur une partie saine chez le même individu, les Anglais ont donné à ce mode de transmission le nom de *self-inoculation* ou *auto-inoculation*. C'est à ce mode de transmission que sont dues le plus souvent la blennorrhagie ophthalmique, l'ozène, les ulcérations à l'anus, etc.

Un autre mode de transmission directe est la contamination d'un fœtus au moment de son passage à travers les parties génitales de la mère ; celle d'un chirurgien ou d'un accoucheur, par le fait du contact des doigts avec l'ulcère d'une personne infectée ; — il est à noter, en ce dernier cas, qu'afin que la contagion puisse avoir lieu, le doigt du chirurgien ou de l'accoucheur doit présenter une plaie ou surface saignante.

Un fait constant, c'est que la transmission directe, non issue d'un rapprochement sexuel, est, toutes choses égales, beaucoup plus grave dans ses conséquences et le mal plus prompt à devenir constitutionnel.

2° *Mode.* — Ce mode de transmission est très-simple, bien qu'on en ait, pendant longtemps, contesté la possibilité.

En effet, l'esprit se refuse facilement à croire qu'un mal aussi terrible que le mal vénérien puisse se transmettre d'un individu malade à un individu sain, soit à l'aide des mains, soit par l'intermédiaire d'un corps étranger. Cependant, cela est. Ce fut d'abord dans les hôpitaux vénériens de Paris qu'on observa des faits de ce genre. Par le seul fait d'être couchés dans un lit précédemment occupé par un syphilitique, on vit, chez certains malades, se développer des symptômes de syphilis. J'ai déjà cité moi-même le fait d'une servante qui, à l'aide des mouchoirs de poche qu'elle leur déroba, communiqua la syphilis à tous les enfants de ses maîtres. D'autre part, des enfants couchés côte à côte d'une servante infectée de syphilis ont pris eux-mêmes le mal. La même chose arrive fréquemment de mari à femme, et réciproquement, si l'un des deux est malade, dussent-ils ne se permettre que de simples attouchements de mains. L'ophthalmie militaire, qui a fait tant de victimes dans l'armée belge, est-elle autre chose ? (que je dise ici, en passant, pourquoi cette ophthalmie est le plus souvent restée rebelle aux moyens les plus énergiques qu'on a dirigés contre elle, les *caustiques* inclusivement ? C'est que, négligeant de tenir compte de l'extrême facilité avec laquelle la syphilis, due à ce mode de transmission, devient mal constitutionnel, on l'a toujours traitée comme un mal local). Il est bien entendu ici que, dans l'espèce, la transmission peut tout aussi bien se faire de la partie malade à la partie saine, sur le même individu, que d'individu malade à individu sain, par l'intermédiaire de corps étrangers, chose si facile entre individus vivant en commun. C'est ainsi que la goutte militaire (voir plus loin) peut fréquemment, sans qu'on s'en doute le moins du monde, devenir un foyer de transmission. Il suffit, pour cela, de l'apparition d'une gouttelette au méat ; l'individu est pris de prurit ; il porte le doigt dans le pantalon et se frotte l'extrémité du gland. Les conséquences possibles de ce fait se déduisent d'elles-mêmes.

A Gênes, dans le bureau d'un journal, *il Corriere mercantile*, j'avais remarqué qu'un jeune employé souffrait, depuis quelque temps, d'un ophthalmie qu'il disait rhumatismale ; mais qu'à première vue je re_ connus être une ophthalmie blennorrhagique. Le mal avait résisté à tous les moyens locaux ou révulsifs imaginables, le séton à la nuque, inclusivement. Le jeune homme me demanda un jour mon avis, mais plutôt à titre de curiosité qu'avec l'idée de suivre mes conseils. Je n'ai point l'habitude de répondre à de pareilles demandes. Mais, ce jeune homme s'étant toujours montré empressé à me servir, et ému de compassion, car je prévoyais où cela le mènerait, je lui déclarai que son ophthalmie était de nature syphilitique, et ne céderait que devant un traitement dépuratif général. Il ne voulut point me croire, n'ayant jamais eu, disait-il, qu'une légère blennorrhagie, que son médecin avait coupée de suite à l'aide de quelques injections astringentes, non, toutefois, sans laisser un très-léger suintement dont il s'apercevait de temps à autre, mais sans qu'il en eût jamais ressenti le moindre inconvénient.

Trois mois après, comme je m'embarquais pour Naples, il était luimême sur le quai, prêt à se rendre à Nice, sa ville natale, les médecins lui ayant conseillé l'air du pays comme dernière ressource, pour sauver l'œil droit, le gauche étant totalement perdu depuis longtemps. J'ai appris plus tard qu'il devint aveugle des deux yeux.

3e *Mode*. — C'est la transmission de la syphilis par la voie du sang (hérédité) ou par d'autres humeurs naturelles ou accidentelles.

Ce mode de transmission offre plusieurs questions à résoudre.

1re *Question*. — L'un des deux époux, ou bien tous les deux à la fois, étant atteints de syphilis, le produit de la conception peut-il ou doit-il nécessairement s'en ressentir ?

La réponse à cette question est affirmative de la façon la plus absolue : tôt ou tard, l'enfant présentera des symptômes de syphilis constitutionnelle, le plus souvent sous cette forme de maladie qu'on appelle scrofules, et qu'on impute à tort à un excès de tempérament lymphatique, d'où provient l'inutilité quasi constante des remèdes prétendus antiscrofuleux, l'huile de foie de morue inclusivement.

C'est chez ces enfants encore qu'on rencontre, de préférence, les maladies des extrémités articulaires des os (tumeurs blanches), ordinairement et pour le même motif constamment rebelles à tous les secours de l'Art. Le rachitisme, le carreau, et plus tard la phthisie pulmonaire ont également le plus souvent leur origine dans la viciation syphilitique du sang des parents.

Il va de soi que, dans cette catégorie de maladies, n'entre point la contamination d'un enfant en passant à travers les parties génitales d'une mère présentant les symptômes d'une infection récente.

2e *Question*. — La syphilis, les parents se trouvant dans l'un des deux cas précédents, peut-elle se déclarer chez le fœtus pendant sa vie intra-utérine ?

Evidemment ; mais il est rare qu'un pareil être arrive au terme de la grossesse. Il se meurt ordinairement dans le sein de la mère, à une époque plus ou moins éloignée de la date de la conception. Bien plus, il est rare que la femme devienne enceinte ; la syphilis constitutionnelle est l'une des plus fortes causes de stérilité.

En venant au monde, cet enfant porte des traces d'infection constitutionnelle auxquelles aucun praticien expérimenté ne saurait se tromper : il y a ordinairement disquammation de la peau par plaques plus ou moins étendues ; l'enveloppe cutanée a une couleur cuivrée ; on dirait parfois qu'il y a déja un commencement de putréfaction.

Si le mal n'a pas eu assez de prise sur l'enfant pour le faire mourir dans le sein de la mère, soit parce que la maladie a été contractée à une époque assez avancée de la grossesse, et n'a pas encore envahi depuis longtemps la constitution de la mère ; soit parce qu'il n'était pas assez violent, ou bien parce que le fœtus était d'une nature trop vigoureuse, il succombe néanmoins ordinairement peu de temps après la naissance. Cet enfant présente les mêmes symptômes que ceux que j'ai signalés dans le paragraphe précédent, mais à un degré moins prononcé. Toutefois, l'œil d'un praticien expérimenté ne s'y trompe guère.

3ᵉ *Question.* — La syphilis peut-elle se communiquer à l'enfant par une nourrice atteinte de syphilis constitutionnelle, mais sans symptômes apparents ?

Il n'est pas un seul médecin qui mette en doute l'influence du lait de la nourrice sur l'enfant. Le premier soin dans le choix d'une nourrice est de s'assurer qu'elle n'ait pas de maladie organique ou constitutionnelle. D'innombrables faits étayent cette doctrine, si bien que toute discussion ultérieure devient inutile.

4ᵉ *Question.* — La syphilis peut-elle se transmettre par d'autres humeurs, et notamment par le virus-vaccin pris sur un sujet atteint de syphilis constitutionnelle ?

Jusqu'ici la science n'a aucune donnée positive pour pouvoir répondre affirmativement à la première partie de cette question ; toutes les probabilités même sont pour la négative. En conséquence, toute discussion théorique sur ce sujet ne peut être qu'inutile pour le moins.

La seconde partie de la question se résout de la même façon.

Il y a deux ans, l'Académie impériale de Médecine de Paris consacra plusieurs séances à discuter sur la question de savoir si le virus-vaccin, pris chez un enfant atteint de syphilis constitutionnelle, pouvait transmettre le mal vénérien par le fait de la vaccination.

Après un long échange d'innombrables arguments pour et contre, feu l'illustre Velpeau s'écria : « Comment voulez-vous tirer des conclusions d'une douzaine de faits contestés et contestables, alors qu'il s'est fait des millions de vaccinations sans qu'on ait jamais signalé des accidents ! »

Pour ce qui me concerne, je ne crois nullement à la transmissibilité du mal vénérien par l'inoculation du virus-vaccin. Toutefois, comme je me garderai bien de prendre du virus-vaccin d'un enfant chez lequel existerait une affection quelconque, à plus forte raison je me garderai d'en prendre chez un enfant atteint de mal vénérien, non pas de crainte d'inoculer autre chose que le virus-vaccin, mais par pur hommage rendu aux appréhensions bien ou mal fondées des parents.

De la viciation du sang.

Ce n'est pas la syphilis seulement qui peut vicier le sang ; il est d'autres influences, soit directes ou indirectes, soit locales ou générales, qui arrivent au même fâcheux résultat.

Je leur consacrerai ici un chapitre spécial, parce qu'en général il est tres-facile d'en confondre les conséquences avec celles de la syphilis ; que très-souvent elles se rencontrent chez le même individu ; et qu'en définitive le traitement repose sur le même principe, et a recours aux mêmes remèdes dépuratifs.

Rappelons d'abord à notre souvenir les principes fondamentaux de la nutrition chez l'homme.

Tous les aliments tant solides que liquides qu'il s'ingère, se composent de deux parties distinctes : premièrement, de parties assimilables à son organisme ; secondement, de parties non assimilables. Les premières sont converties en chyle, puis en sang ; les secondes deviennent matières fécales et urines, lesquelles sont expulsées au dehors. C'est le parfait équilibre entre ces deux fonctions organiques qui constitue l'état parfait de santé et de bien-être ; la rupture de cet équilibre met l'homme, *ipso facto*, en état de maladie.

Il n'y a pas à sortir de ce dilemme, et on en conclut naturellement que pour que le sang soit de bonne qualité, il faut que ses ingrédients constitutifs (les aliments) le soient d'abord. La nature nous enseigne encore que des éléments étrangers, malfaisants d'emblée ou à la longue (poisons), peuvent également s'introduire d'une façon ou d'une autre dans la masse du sang et vicier celui-ci.

C'est parce qu'en ces temps modernes surtout, la science a méconnu cet éternel et immuable principe de la nature, que la Médecine est devenue en quelque sorte le jouet de la fantaisie. Les plus savants en ont fait une question de dynamique ; d'autres, une étude microscopiques ; ceux-ci, une opération chimique ; ceux-là, un rêve de lunatique.

Ce qu'il en est advenu, tout le monde le sait. Si Molière ressuscitait, il aurait plus à fustiger que jamais.

Les *causes* de la *viciation du sang* sont multiples. En voici les plus importantes :

A. — Une mauvaise alimentation ;

B. — L'air habituellement vicié;

C. — La suppression de l'élimination naturelle des humeurs ;

D. — Vivre habituellement dans la malpropreté ; s'adonner à des excès de tout genre; négliger les principales mesures d'hygiène ;

E°. — L'usage du tabac, soit en poudre, soit en fumée;

F. — L'existence d'un grand foyer purulent ;

G. L'introduction de poisons animaux ou végétaux dans l'économie, la syphilis en tête ;

H. L'usage et surtout l'abus de médicaments appartenant au règne minéral, et parmi les plus malfaisants desquels il faut placer le mercure au premier rang.

On concevra aisément que chacune de ces huit catégories comporterait une monographie si je voulais entrer en de minutieux détails. Mais tel n'est ni le but, ni la portée de cet ouvrage. Je vais donc me borner à passer chacune d'elles sommairement en revue.

A. — L'alimentation est le palladium de l'édifice humain. C'est une porte largement ouverte à toutes sortes de jouissances ou à toutes sortes de souffrances, et dont l'homme tient lui-même la clef.

L'homme, en effet, je l'ai déjà dit, est l'artisan quasi exclusif de ses infortunes. En ce qui concerne son alimentation, la nature a été si prodigue envers lui, qu'à voir tout ce qu'il fait pour détruire l'harmonie entre les divers agents de l'appareil digestif, et en saper les fondements pour le faire crouler sur sa base, on serait tenté de croire que l'homme est sans cesse en proie à une aberration mentale.

Trève de discours. Dans une brochure que j'ai publiée en Italie sur le gastricisme, — dénomination employée en ce pays pour désigner les gastrites chroniques, je disais : « Ne devient malade ou ne reste malade de l'estomac que celui qui, de propos délibéré, veut le devenir et le rester ensuite jusqu'à ce que mort s'ensuive. »

En effet, j'aime à le répéter, la nature a été si bonne en cette occurrence envers l'homme, qu'elle a réduit à un nombre excessivement restreint, tout en les rendant de facile exécution, les lois qui règlent les fonctions digestives. C'est toujours ensuite d'une *infraction*, soit passagère, soit habituelle, à l'une ou à plusieurs d'entre elles, — elles sont au nombre de *quatorze*, — que l'homme se prend d'une maladie *gastro-intestinale*, et qu'il n'en guérit point si sa désobéissance continue.

1re *loi*. — A l'effet de savoir s'il est utile ou non de manger, ne consultez que votre appétit : l'instinct naturel se trompe rarement.

Cette loi repose sur le principe de la conservation et du bien-être de l'individu. Non seulement chaque organisme entier l'a en soi, mais chaque organe le possède en propre. En outre, il existe entre tous les organes une solidarité indissoluble. De tous à un, comme d'un à tous, il y a réciprocité d'aide et protection. Toutes les fois que l'ingestion d'aliments sera nuisible à l'économie, soyez persuadé que l'appétit aura disparu. Si l'homme mange malgré cet avertissement, l'estomac rejettera les aliments, du moins il souffrira de leur présence et les élaborera mal. Toutes les fois, au contraire, que l'homme mange avec appétit, il mange avec plaisir et avantage pour son économie.

Regardons tout simplement faire un chien : à la moindre indisposition, il refuse de manger, quoi qu'on fasse pour le tenter ; pourquoi ne montrons-nous pas autant d'esprit que cet animal ?

2e *loi.* — Il n'est pas de guide plus sûr pour la qualité et la quantité d'aliments à prendre que notre propre expérience. Ce n'est pas de la science que fait ici en général le médecin, c'est du savoir-faire ou de la fantaisie.

3e *loi.* — Avant de pouvoir pénétrer dans l'estomac, tout aliment doit être imprégné de salive de bonne qualité. En conséquence, mangez lentement, mâchez à l'aise et bien ; ayez soin que les dents ne vous fassent pas défaut ; veillez surtout à ce qu'elles soient propres, afin qu'elles n'irritent pas les gencives et ne soient cause d'une sécrétion de salive de mauvaise qualité. Surtout ne mêlez pas constamment la salive avec des liquides malfaisants, avec le suc ou la fumée de tabac, par exemple.

Cette loi est peut-être la plus importante, et c'est celle précisément qui est en général le plus souvent méconnue : aussi que de gens paient cette infraction d'affections de tout genre et de mort prématurée.

4e *loi.* — Les aliments sont soumis, dans l'estomac, à l'action du suc gastrique. La quantité de boisson qu'on prend en mangeant influe beaucoup sur la quantité et la qualité de production de ce suc. Aussi, que de digestions pénibles parce qu'on boit trop ou pas assez. En s'observant un peu, on parvient facilement à connaître sous ce rapport ses propres besoins.

5e *loi.* — L'estomac fait constamment des mouvements, dits péristaltiques, pour tourner et retourner le bol alimentaire dans sa cavité et ainsi mieux le mettre en contact avec le suc gastrique. Tout ce qui empêche ou rend ces mouvements difficiles — corsets, ceinture, mouvements désordonnés, excès de nourriture ou de boissons, ingestion désordonnée de légumes et de fruits, etc., etc., — provoque des indigestions.

Pour ces mêmes motifs, si les organes qui avoisinent l'estomac, dépassent habituellement ou temporairement leur volume normal, il y a là encore une fois cause de digestion difficile, se terminant en fin de compte en gastrite chronique d'abord, puis en viciation du sang.

6e *loi.* — Dans l'intestin duodénum, qui fait immédiatement suite à l'estomac, le bol alimentaire est spécialement soumis à l'action de la bile. Veillez donc à l'intégrité de cet organe ; veillez surtout à ce que le foie ne soit point empêché dans son action par un corset trop serré.

7e *loi.* — Qui se nourrit toujours de la même nourriture, abîme son estomac (scorbut, dyssenteries, dyspepsies, etc.).

8e *loi.* — Tous les organes du corps ont besoin en temps voulu de repos absolu. L'estomac réclame impérieusement l'obéisssance à cette loi.

Manger souvent et peu, c'est absolument vouloir détruire son estomac !

La digestion stomacale exige de quatre à huit heures de travail suivant l'âge, l'énergie relative de l'estomac et les besoins particuliers de l'organisme. Or, le temps de repos doit être égal au moins à celui du travail.

Règle générale : faire un seul repas copieux par jour ; un déjeuner peu solide, sur les dix heures ; du café au lait le matin ou une boisson analogue en se levant.

9e *loi*. — Après le repos absolu, vient le besoin de repos relatif. En conséquence, n'entreprenez aucun travail intellectuel ou autre après un repas copieux. Il *far niente* après le dîner est une excellente habitude. Un peu de sommeil sur le canapé après dîner, favorise généralement la digestion.

10e *loi*. — Tous les organes se prêtent un mutuel appui. L'estomac est particulièrement sensible à ce tribut de respect réciproque. N'allez donc pas le remplir d'aliments lorsqu'un autre organe est en état de souffrance. Il se refuserait à accomplir sa tâche et en souffrirait.

11e *loi*. — Le malade qui mange en dépit de la répugnance de l'estomac, s'affaiblit et empêche le retour à la santé ; celui, au contraire, qui, dans ces cas, s'abstient de toute nourriture, fût-ce pendant des semaines entières, reste relativement fort. Ne forcez donc jamais le malade à manger contre sa volonté, dans le but de prévenir son affaiblissement.

12e *loi*. — Veillez à l'intégrité de la langue. Elle est indispensable : 1° afin que les aliments soient convenablement tournés et retournés dans la bouche ; 2° afin d'empêcher les interstices dentaires de se remplir de matières alimentaires où elles entrent en putréfaction ; 3° afin de s'assurer de la bonne qualité des aliments ; et 4° enfin de sécréter elle-même une salive de bonne qualité.

13e *loi*. — De même que de mauvaises digestions habituelles (gastrite chronique) occasionnent une viciation du sang ; de même celle-ci détermine des digestions pénibles et finalement la gastrite chronique. Ici, comme en d'autres circonstances, ainsi que je l'ai déjà démontré, l'effet peut devenir cause.

En conséquence, la gastrite chronique, quelle qu'en soit la cause efficiente, résistera fréquemment au traitement local le mieux adapté à la nature du mal, si on néglige de prescrire conjointement le traitement dépuratif général.

14e *et dernière loi*. — Veillez à la liberté du ventre. La constipation habituelle est l'une des causes déterminantes les plus efficaces de *gastrite chronique*. Les *hémorroïdes* la suivent ordinairement de près, et qui dit hémoroïdes dit *viciation du sang*.

Une observation en passant. La constipation, dans le principe, est ordinairement le résultat d'une digestion laborieuse. Plus tard, elle s'entretient par la paresse de l'intestin rectum, ce qui m'a fait dire que la constipation engendre la constipation. Les laxatifs et purgatifs ne sont que des palliatifs momentanés. Il faut ici le remède local d'abord — un clystère d'un quart de litre d'eau froide matin et soir, — puis le traitement dépuratif général.

C'est ici encore le cas d'appliquer l'adage suivant : l'habitude est une seconde nature. Ce qui signifie que pour vaincre une constipation habituelle, outre le traitement approprié sus-énoncé, le malade doit, une fois par jour au moins, à heure fixe, essayer, par des efforts ménagés et réitérés, de provoquer une selle.

B. Un air habituellement vicié a une influence nuisible sur l'économie peut-être à nulle autre pareille. Ce n'est pas seulement la viciation mais la décomposition du sang qui en provient à la longue. Quiconque a vu de près les fièvres paludéennes chez les individus qui vivent au bord des eaux stagnantes marécageuses ; ou quiconque fréquente les hôpitaux et y a vu ce qu'il advient des indigents qui croupissent en grand nombre dans des réduits où l'air ne se renouvelle que peu ou point, quiconque a vu cela, dis-je, sera suffisamment édifié sur la deuxième question.

C. Que la transpiration cutanée se supprime pour une cause ou une autre ; que la menstruation s'arrête, ou bien que la sécrétion de l'urine cesse ou demeure seulement, et voyez ce qu'il en adviendra aussitôt. Observez surtout les effets désastreux que produira, en ces cas, la viciation du sang, qui en sera la conséquence immédiate.

D. On me demandait un jour, à Milan, si l'*hygiène* était réellement aussi nécessaire à la santé que je le prétendais, attendu qu'en définitive, l'homme finit par s'habituer à tous les genres de vie.

Je me trouvais précisément au coin d'une place publique, avec mon honorable contradicteur, membre du Parlement italien.

— Voyez, lui disais-je, que de beaux hommes, que de belles femmes, nous passent ici sans cesse sous les yeux !

— C'est vrai, répondit-il, et j'en suis tout fier pour mon pays.

— Prenez maintenant l'heure sur votre montre, lui ripostai-je, et comptez ce que, dans une demi-heure, il passera devant vous de bossus, de boîteux, de borgnes, d'aveugles, de goîtreux, de hideux avortons et de difformités à soulever le cœur de dégoût et d'horreur ! Demandez-vous alors comment il se fait que d'aussi belles et plantureuses graines, comme celles que nous venons d'admirer, produisent d'aussi ignobles fruits ! Accompagnez-moi ensuite pour voir comment la plus grande partie de la population vit à Milan — et Milan est en fait de civilisation et de progrès moderne, la première ville d'Italie, — et vous verrez que le produit est beau en naissant, mais qu'une grande partie n'en peut manquer de devenir laide, en raison de son mode de vivre antihygiénique. Vous ne resterez pas cinq minutes dans la plupart des habitations, où de nombreuses familles sont entassées malpropres, sans air ni lumière, sans en ressentir vous-même la funeste influence.

E. Le *tabac*, cet ennemi né du genre humain, mérite une mention toute spéciale. On peut le ranger, sans hésitation, parmi les causes de destruction à côté du choléra, et de la peste, et encore ! Ces deux fléaux n'apparaissent que de temps à autre, de çà et de là, tandis que le tabac agit aujourd'hui partout et toujours.

Quelle est d'abord la première condition de conservation de la santé ?

Depuis que le monde est monde, il a toujours été dit et écrit : Un air pur et frais est la principale mesure conservatrice de la santé ; hors de là point de salut.

Voici une autre question non moins importante : Quelle est la base d'une bonne digestion ? C'est le mélange des aliments avec une salive de bonne qualité ?

Or, que se passe-t-il chez le *fumeur* sous ce double point de vue ?

Il convertit sa poitrine en une espèce de foyer de machine à vapeur à haute pression, et il mêle à sa salive le plus venimeux de tous les sucs.

Appuyons ces deux faits de quelques chiffres édifiants.

En 1830, la Belgique naquit à la liberté ; elle commença ce qu'elle appelle aujourd'hui une ère de régénération.

Dans ma jeunesse, c'est-à-dire avant cette époque, le jeune homme n'obtenait de ses parents la permission de fumer la pipe — on connaissait fort peu le cigare alors, — que lorsqu'il avait atteint sa majorité, ou plutôt le jour où il tirait au sort.

La liberté est malheureusement sœur jumelle des abus. Parmi ceux-ci, le premier qui prit racine chez-nous, fut l'abus de la pipe, et bientôt du cigare à tout âge. Tout le monde sait qu'aujourd'hui le fumeur ne respecte plus même le boudoir des dames !

Avant 1830, la Belgique ne possédait pas un seul dentiste. On ne connaissait, en fait de prothèse ou de chirurgie dentaire, que l'extraction d'une dent cariée. D'autres besoins ne se faisaient point sentir. Tout chirurgien avait, dans son arsenal, une clef de Garengeot, et je puis affirmer que la population ne s'en plaignait pas. J'ai moi-même gagné plus d'un petit écu à arracher des dents.

Ce fut vers 1836 que parut, en Belgique, un médecin qui s'occupa *exclusivement* de la *dentisterie*, élevée aujourd'hui à la dignité d'Art dentaire et de chirurgie dentaire. Ce praticien, qui acquit plus tard une brillante réputation, s'appelait Talma. De son vivant, il devint dentiste de S. M. Léopold 1er ; membre de l'Académie royale de médecine, et chevalier de l'Ordre de Léopold et de celui de la Légion d'honneur. A feu *Talma* succéda mon gendre, M. *Delapierre*, dont j'ai déjà eu, dans cet ouvrage, l'occasion de parler de la façon la plus favorable, et qui, en raison de son habileté extraordinaire et ses connaissances spéciales,

vient d'être appelé à l'honorable poste de chirurgien-dentiste des hôpitaux de Bruxelles.

Or, M. Delapierre, assisté de sa femme, ma fille, également diplomée
en qualité de chirurgien-dentiste, a un cabinet qui ne se désemplit
jamais, outre qu'il a des ateliers où de nombreux mécaniciens tra-
vaillent jour et nuit, autant que dans l'une des sections de Seraing ou
du Creusot.

Toutefois, M. Delapierre et sa femme sont bien loin de suffire aux
besoins sans cesse renaissants de la population de Bruxelles. Les den-
tistes diplomés et non diplomés s'y comptent par douzaines. Puis, il
n'est plus un village, si modeste qu'il soit, qui n'ait, aujourd'hui, la
faveur de posséder un habile praticien de ce genre.

Quant à Paris, c'est bien mieux encore : on y compte à peu près un
dentiste par maison !

Et tout cela, parce que le *tabac* est l'ennemi par excellence des
dents !

On m'objectera peut-être que, s'il est de çà ou de là quelques brebis
égarées, assez oublieuses de leur dignité pour se livrer voluptueusement
aux âcres émanations des panatellas et des londrez, elles sont bien loin
de faire nombre parmi le beau sexe. Celui-ci, cependant, ne fait pas la
partie la moins importante de la clientèle d'un dentiste !

Cela est vrai. Mais la femme n'est-elle pas obligée, aujourd'hui, de
vivre dans une atmosphère toute imprégnée de tabac ? où échappe-t-
elle encore aux émanations de ce poison ? Outre que leurs vêtements
suent le tabac, que de maris qui se livrent, même dans le lit conjugal,
aux douceurs *enivrantes* de la nicotine !

Vu la délicatesse plus grande de sa constitution, la femme ne donne-
t-elle pas plus facilement prise aux émanations malfaisantes qui vicient
le sang ? Et puis, chaque fille d'Eve n'a-t-elle pas un fils d'Adam pour
père ? Et, si ce dernier a le sang vicié, nicotinisé, quel est donc le sort
réservé à sa progéniture, mâle ou femelle !

J'ai souligné plus haut et à dessein, le mot d'*enivrantes*, parce
que outre ses désastreux effets sur les organes de la respiration, de la
mastication et de l'insalivation, le tabac est l'un des poisons narcotiques le plus violent que nous connaissions, ayant par-dessus tout
le triste privilége de produire une folie spéciale, en général, et la perte
des facultés viriles (impuissance), en particulier.

Voici une statistique, dont je garantis l'authenticité, sans toutefois
pouvoir me rappeler en quel journal de Paris je l'ai lue. En 1832, le
fisc faisait *six millions* de francs de bénéfice, par an, sur le tabac. En
1865, la régie encaissait deux cent cinquante millions de francs ! Peu
après 1830, on comptait, dans les hospices de France, quelques centaines d'aliénés par suite d'abus du tabac ; en 1865, leur nombre dépassait *six mille !*

Voici, d'après un savant auteur anglais, les ravages que produit le tabac chez l'homme (*Médical Times* de Londres). Je partage en tout sa manière de voir :

« *a.* — La viciation du sang : il devient plus liquide, ses globules rouges s'altèrent ;

« *b.* — Nausées, vomissements, dyspepsies, etc. ;

« *c.* — Faiblesse et irrégularité des mouvements du cœur ;

« *d.* — Dilatation de la pupille, mouches volantes, troubles de la vue et de l'ouie ;

« *e.* — Désordres cérébraux ;

« *f.* — Epuisement nerveux, sécrétions démesurées de certaines glandes ;

« *g.* — Désorganisation de la muqueuse buccale, inflammation des gencives, des amygdales, du pharynx et du larynx ;

« *h.* — Irritation permanente des bronches ;

« *i.* — Arrêt de développement organique de la jeunesse. »

Pour mettre un terme à ce que j'ai à dire sur le tabac, je dois deux mots sur l'emploi du tabac à priser.

Le tabac à priser est la source de gastrites chroniques ultrà rebelles. Pourquoi ? Regardez au fond de la gorge d'un priseur, vous verrez l'arrière-bouche marbrée de molécules de tabac. Où vont-elles ? N'est-ce pas dans l'estomac ? Concluez, lecteurs.

Mais l'habitude, dit-on ! Oui, l'habitude, parlons-en, mais la statistique des hôpitaux et les états civils en main. Ces derniers, afin de constater la diminution croissante de la longévité !

F. — L'existence d'un grand foyer purulent. C'est peut-être l'une des preuves les plus décisives de la viciation du sang. Il n'est pas un chirurgien qui ne tremble devant cette redoutable complication, car les plaies les plus vastes ne sont absolument dangereuses que par l'absorption du pus et son infiltration dans le sang.

Ce mode de viciation du sang prend parfois un caractère extrêmement tranché.

Une femme reçoit un léger coup sur le sein, le hasard veut que ce soit une femme à sang plus ou moins vicié : la glande s'engorge ; l'engorgement résiste à tous les résolutifs imaginables ; il prend même tout particulièrement des proportions effrayantes lorsqu'on a recours à des frictions d'onguent mercuriel.

Bientôt le chirurgien le qualifie *squirrhe*.

Pour peu qu'on attende alors d'en faire l'ablation, il *s'ulcère*.

Dès ce moment, la viciation du sang fait de rapides progrès. Le terrible mot de *cancer* se prononce. La vie de la malade menace bientôt de s'éteindre au milieu des plus atroces souffrances. On se résout enfin à l'opération, mais trop tard ! Comme chez le mari de Gand, le mal repullule, et le médecin dit : Ce n'est pas étonnant, il y avait *diathèse*.

Quel malheur qu'il ne se soit pas aperçu, dès l'origine du mal, qu'il y avait viciation du sang !

C'est l'histoire de tous les cancéreux !

J'en ai sauvé cependant un très-grand nombre, chez lesquels les chirurgiens, en raison de la diathèse *convenue*, se refusèrent à faire l'opération. La cause de mes succès fut très-simple : avant ou immédiatement après l'opération, je soumettais le malade à un traitement *dépuratif* des plus énergiques, en d'autres mots, je combattais la diathèse.

Voici un aphorisme à moi ; j'engage beaucoup le lecteur à en tenir bonne note :

Toutes les fois qu'une affection, ayant toutes les apparences d'être un mal local, résiste aux traitements locaux les mieux appropriés, qu'on se tienne pour dit que le mal local est entretenu par la *viciation du sang*.

Que de guérisons de blennorrhagies chroniques, de catarrhes chroniques, etc., etc., réputés incurables, n'ai-je pas obtenues, en adjoignant aux remèdes locaux le traitement dépuratif général !

G. *et* H. — Toute argumentation est inutile ici, tellement cela coule de source.

DU TRAITEMENT DÉPURATIF GÉNÉRAL DE LA SYPHILIS
ET DE LA VICIATION DU SANG.

Ici plus que jamais j'entends rester fidèle à mon principe de ne point m'occuper des procédés d'autrui pour me donner le vain plaisir de les combattre. Cette façon d'agir n'est avantageuse qu'à celui qui tient à paraître érudit et à faire un gros livre. Je vais donc tout simplement exposer mon programme et je certifie d'avance, mais libre à chacun, et je l'y invite, de ne point me croire sur parole. Ainsi, j'affirme :

1° Que j'ai essayé avec une extrême sollicitude tous les moyens mis en usage dans le monde entier, pour ainsi dire, et que j'ai toujours compté plus de revers que de succès ;

2° Que depuis trente-cinq ans j'ai exclusivement eu recours au traitement dépuratif végétal, dont la salsepareille fait la base ;

3° Que j'ai expérimenté toutes les préparations de la salsepareille connues ;

4° Que depuis que je fais usage de la salsepareille suivant mon mode de préparation (voir plus loin), je n'ai jamais eu un résultat négatif, même dans les cas le plus épineux ;

5° Que j'ai prescrit mon traitement, et toujours avec le même succès, dans toutes les périodes de la maladie. Je porte un défi solennel de me présenter une affection syphilitique quelconque légère, ou invétérée, bénigne ou mauvaise, chronique ou aiguë ; n'importe la durée, ou ses symptômes — pourvu qu'aucun organe noble ne soit pas déjà détruit ; — n'importe la constitution ou le tempérament du malade ; que le mal soit compliqué ou non de mercurialisme, n'importe encore, je prétends et je proclame *urbi et orbi* que le traitement dépuratif en triomphera à coup sûr.

J'ai hâte de déclarer que je ne suis pas exclusif ; je me fais gloire au contraire d'être ce que les médecins appellent éclectique. Je ne me refuse donc jamais à employer des moyens qui peuvent venir en aide au moyen principal.

La salsepareille, ai-je dit, constitue la *base* de mon traitement dépuratif, mais elle ne constitue pas mon traitement dépuratif tout entier. Elle y tient toujours le premier rang, mais elle a des aides et souvent des aides très-énergiques. En conséquence, trois genres de dépuratifs viennent au secours de la salsepareille, à savoir :

A. — Les dépuratifs qui agissent sur le canal intestinal (purgatifs) ;

B. — Les dépuratifs par la sécrétion urinaire (diurétiques) ;

C. — Les moyens qui agissent sur la peau, et favorisent puissamment l'élimination des humeurs par d'abondantes transpirations cutanées.

Mais à tout seigneur tout honneur, et commençons par la salsepareille.

Ai-je besoin de dire que j'attache la plus haute importance au mode de préparation et à la bonne qualité des médicaments?

Je tiens pour archi-mauvais le régime de la pharmacie. J'ai cent arguments à faire valoir contre lui ; je me bornerai cependant à n'en citer qu'un seul, mais il me suffit au besoin. Le voici : c'est sur le médecin que pèse toute la responsabilité du traitement; le pharmacien n'en a aucune ; cependant c'est le pharmacien qui est chargé du soin de préparer les remèdes sur lesquels compte le médecin pour sauver la vie de son malade !

Espérons que ce régime sera modifié un jour ; mais il ne m'appartient pas d'en dire ici plus long. Je n'ajouterai plus qu'une seule question : Où le plus souvent, et par qui, le médicament est-il préparé ?

Je ne prescris jamais un remède qui ne sort pas directement du laboratoire du pharmacien auquel la préparation en est confiée.

Non pas par défiance de MM. les pharmaciens, bien au contraire, mais en raison de la nature même des choses, j'engage tout médecin et chaque client même de surveiller sévèrement la préparation des médicaments auxquels on a résolu d'avoir recours. Nul ne peut trouver à redire qu'on veille soi-même à une chose dont dépend sa vie ou celle de son semblable.

Je confesse que le mode de préparation de mes remèdes dépuratifs sort peut-être quelque peu des habitudes, mais je tiens à l'exécution littérale de mes formules. Je n'admets pas même que le pharmacien les discute; il n'en a ni le droit ni les moyens. C'est le résultat pratique au lit du malade qui seul est en mesure de se prononcer en connaissance de cause.

Je confesse encore que tout pharmacien qui le veut bien, est très-capable d'exécuter chacune de mes préparations ; mais j'engage tout médecin et particulièrement tout malade qui rencontre chez le pharmacien auquel il s'adresse un contradicteur sur mon mode de préparation, de s'adresser immédiatement à un autre. Je le répète, cela n'admet pas de discussion. Si j'étais que du malade, la chose étant facile, j'exécuterais plutôt moi-même la préparation.

Il y a trois sortes de salsepareille :

1° La salsepareille dite de Honduras ;

2° La salsepareille dite de Portugal ;

3° La salsepareille dite rouge de la Jamaïque.

Les deux premières ne valent absolument rien !

La troisième ou salsepareille rouge de la Jamaïque est la seule bonne.

De cette dernière il n'en vient jusqu'ici sur le continent que par la voie de Londres ou de Hull, en Angleterre. Elle coûte en moyenne 20 fr. le kilogramme. La salsepareille de Honduras coûte de 3 à 4 fr. le kilogramme ; celle de Portugal n'a aucun prix qui ait sa raison d'être. J'en ai vu vendre jusqu'à 40 fr. le kilogramme, comme on en vendait à 5 fr. et même au-dessous de ce prix. La première est exclusivement dans le commerce en France et en Belgique. La salsepareille de Portugal abonde en Italie ; on y connaît peu celle de Honduras et pas du tout celle de la Jamaïque. Je crois pouvoir me vanter d'avoir fait connaître cette dernière dans ces trois pays.

Malheureusement la première et la troisième ont les mêmes apparences physiques ; on les confond à la vue, si l'on n'est pas très-fin connaisseur. Mais le résultat matériel de la préparation coupe court à tout doute, ainsi qu'on le verra plus loin. La salsepareille de Portugal se reconnaît très-aisément ; elle se présente en général sous forme de bâtonnets cylindriques unis de 50 à 75 centimètres de longueur. Plus les cylindres sont longs, plus cher on les vend ; j'ignore pourquoi, car ils sont tous également mauvais. J'ai fait très-fréquemment des expériences comparatives en présence de plusieurs notabilités pharmaceutiques d'Italie, et chaque fois la préparation de salsepareille de Portugal a été reconnue mauvaise.

Voici le mode de préparation ; il est extrêmement simple et ne demande que de la bonne volonté et un peu de patience :

Prenez un kilogramme de salsepareille rouge de la Jamaïque. Coupez-la en petits morceaux de deux à trois centimètres de longueur. Fendez-les. Mettez-les ensuite dans une dame-jeanne. Ajoutez-y trente grammes de bois de sassafras. Chaque matin versez dessus trois litres d'esprit de vin à 21° degrés Carter ; pendant quinze jours remuez la dame-jeanne de fond en comble. Le seizième jour ajoutez trois litres d'eau fraîche. Continuez à remuer chaque matin le mélange pendant quinze autres jours. Le trentième jour la préparation est accomplie ; il ne s'agit plus que de filtrer la liqueur à travers du papier gris.

On aura obtenu un liquide limpide, rouge comme du vin de Bordeaux, et excessivement agréable au goût. On peut le prescrire même aux enfants à demi-dose, et en l'allongeant d'un peu d'eau de fleurs d'oranger, ce que du reste les personnes adultes peuvent faire également. La dose entière est de trois cuillerées à soupe par jour, une le matin à jeun, une à midi et une autre le soir, au moment de se coucher.

Un traitement dépuratif doit durer en moyenne trois mois. On retire environ douze flacons de cent quatre-vingts grammes chacun de la préparation ci-dessus, juste ce qu'il faut pour trois mois de traitement.

Lorsqu'au lieu de salsepareille rouge de la Jamaïque, on emploie de la salsepareille de Honduras ou de Portugal, la liqueur qu'on obtient est d'une couleur un peu plus pâle que celle de la bière de Strasbourg.

En bouchant bien les flacons, cette préparation, que j'appelle essence dépurative concentrée de salsepareille, peut se conserver très-longtemps.

En fait de dépuratifs par le canal intestinal (purgatifs), je donne la préférence aux pilules Dehaen. En voici la formule :

		gr.	cent.
R. Résine de scammonée de Smyrne, n° 1... } de chacune...		7	50
Résine de Jalap............			
Poudre de Jalap..............		2	50
Aloès succotrin...............		6	»
Bicarbonate de soude......... } de chacune...		2	»
Poudre de gingembre..........			
Savon amygdalin.............		7	50

Mêlez. Faites une masse pilulaire ; divisez ensuite en pilules de 25 centigrammes chacune.

Cette masse contiendra environ 150 pilules, c'est-à-dire une quantité suffisante pour une cure entière, car on en prend d'une à trois par jour, à savoir : une le matin, la première fois qu'on s'éveille après minuit ; la deuxième en même temps que la première cuillerée d'essence ; la troisième deux heures après.

Le traitement dépuratif exige de deux à six selles par jour pendant toute sa durée. Dans les cas simples, on peut limiter les selles à deux par jour, et à une seule pilule, celle d'après minuit. On conçoit que tout cela n'est pas absolu ; c'est au médecin à déterminer le plus ou moins.

La première condition pour bien faire ces pilules, c'est de n'employer que des ingrédients de bonne qualité ; la seconde et non moins essentielle condition, c'est d'en opérer un mélange parfait, intime. Il ne faut pas moins de huit jours de trituration dans un mortier de fer par un homme armé d'un fort pilon ; sinon le mélange est, je dirai fantastique ; telle pilule ne contiendra que de l'aloès, telle autre que de la scammonée, et ainsi de suite. Les pilules ne feront pas d'effet, et au lieu d'avoir des selles sans s'en apercevoir, le malade sera pris de coliques, et qui plus est, de constipation.

Il est difficile de bien faire à la fois un nombre de pilules inférieur à celui indiqué ci-dessus.

Pendant toute la durée du traitement, on s'abstient un jour sur sept, de préférence le dimanche, de prendre les remèdes. C'est, sous ce rapport, un jour de repos absolu de médicamentation pour l'estomac. Voilà pour l'avantage physique. Voici pour l'avantage moral. De tous les courages, le plus difficile est celui de la persévérance. Trois mois d'un traitement non interrompu, ce serait, comme on dit vulgairement, la mer à boire. L'interruption hebdomadaire, ce sont des lieux de repos disséminés sur la route. On se ranime à leur vue, on s'y repose, et on en repart le pied plus leste et la tête plus allègre. Tout lecteur comprendra cette allégorie.

Parmi les diurétiques, il n'en est pas de plus faciles à prendre, ni de plus efficaces que les pastilles de Vichy, préparées suivant le formulaire Bouchardat.

Je ferai ici la même observation que pour les pilules. Les pastilles peuvent être bien ou mal préparées. Pour quiconque n'est point sur les lieux, il vaut mieux en confier la préparation à son propre pharmacien, que d'en acheter de toutes faites venant prétendûment de Vichy.

On en prend jusqu'à six par jour, une de deux heures en deux heures.

Notons qu'on ne prend pas les pilules et les pastilles , ni simultanément, ni indifféremment. On prend les unes ou les autres suivant le cas. Tantôt il est préférable de recourir aux dépuratifs intestinaux, tantôt aux dépuratifs diurétiques. C'est suivant l'état de maladie ou de bien-être des organes, le tempérament et la constitution du malade, etc., etc., qu'on fait choix des unes ou des autres. C'est au médecin qu'il appartient de trancher la difficulté.

Il y a aussi des contre-indications. Ainsi, un état hémorroïdal exclut l'emploi des pilules, une inflammation des reins (phrénite), celui des pastilles.

Les poudres dentifrices sont aujourd'hui les ennemis implacables des dents, parce que toutes celles qui sont dans le commerce contiennent un acide, du camphre, de la craie, de la crême de tartre, de la poudre de charbon ou des cendres de cigares, toutes substances qui usent et corrodent l'émail des dents.

Une poudre dentifrice doit être *impalpable* et ne contenir aucun acide ni aucune substance corrosive.

Une poudre dentifrice ne peut maintenir la propreté des dents qu'à la condition absolue que celles-ci aient été préalablement nettoyées à la racine et débarrassées de leur tartre par un dentiste habile autant que consciencieux. Il ne faut pas un blanchisseur à l'acide.

La brosse à dents ne sera ni trop résistante, ni trop faible. On doit simultanément frotter les dents et les gencives tant intérieurement qu'extérieurement.

La poudre dentifrice suivante (formulaire Bouchardat), répond à toutes les exigences.

R. Magnésie calcinée . . . . 15 grammes.
Sulfate de quinine . . . . 50 centigrammes.
Carmin fin ou cochenille. 2 grammes.
Huile de menthe poivrée. 3 gouttes.

Mêlez très-intimement ; il faut plusieurs heures de trituration et ne pas mettre dans le mortier toute la quantité des ingrédients à la fois. On ajoute peu à peu un gramme de magnésie aux cinquante centigrammes de quinine.

Les sudorifiques exigent un article spécial.

De l'élimination naturelle des humeurs
par la transpiration cutanée.

Je fais du coup main basse sur tout ce qui s'appelle médicaments sudorifiques. Pure fantaisie que tout cela! Les boissons chaudes font suer, cela est vrai ; mais cette transpiration n'atteint en aucune façon le but qu'on veut atteindre, c'est-à-dire l'élimination des humeurs. Pour obtenir ce dernier effet, il faut de deux choses l'une : ou bien la transpiration spontanée naturelle, ou bien la transpiration par une action directe sur l'enveloppe cutanée.

Les moyens directs ont été employés de tous temps. Les anciens et aujourd'hui encore, les Arabes recommandaient vivement les frictions sèches sur la peau, et je me joins encore à eux de toutes mes forces pour recommander, en certains cas, le même moyen.

L'usage de l'eau froide converti en thérapeutique rationnelle (hydro-thérapie, hydrosudopathie), est dû à Priessnitz, de Grœfenberg, en Silésie.

Priessnitz, que j'ai été voir à Grœfenberg même, il y a quelque trente ans, était l'homme de la nature, médecin par instinct.

Du traitement à la Priessnitz à celui que j'ai conçu moi-même à la suite d'innombrables essais, il y a loin.

Décrire le traitement et les maillots de Priessnitz, ce serait faire de l'histoire à plaisir, tel n'est pas mon but; je l'ai déjà dit. Il y a d'ailleurs assez d'ouvrages de ce genre pour qui se sent de l'attrait pour les études historiques ou qui vise à l'érudition. Je me bornerai donc à décrire mon traitement hydropathique, et vu son extrême simplicité, aucun lecteur n'aura de peine à le comprendre, tant dans ses moyens d'application que dans les résultats qu'il peut et doit produire.

Que je dise d'abord que tout le monde peut exécuter mon traitement chez soi, dans sa propre chambre à coucher.

Il y a deux moyens principaux :

1° Les *ablutions-frictions* générales à l'eau froide ;

2° Les *bains de vapeur*.

Dans les cas ordinaires, les premières suffisent; dans les cas graves, il est à souhaiter qu'on puisse recourir aux seconds.

Voici comment se font les ablutions-frictions :

Ayez un bain de siége dans la chambre à coucher. Avant de vous lever, faites-y mettre de l'eau froide jusqu'à environ dix centimètres de hauteur.

Au sortir du lit, entrez immédiatement dans le bain de siége et tenez-vous-y debout. Prenez de mon savon préservatif, et lavez-vous le corps des pieds à la tête ; puis avec un gros et rude essuie-mains, trempé dans l'eau du bain devenue savonnée, frottez-vous vivement des pieds à la tête, de façon à faire rougir la peau. N'épargnez ni l'eau ni les frottements.

Au bout de cinq minutes, sortez du bain et asseyez-vous-y pendant dix autres minutes, tout en continuant à vous frictionner vivement.

Au sortir de là, frottez-vous à sec, toujours à l'aide d'un gros essuie-mains, et habillez-vous. Il est indispensable de porter immédiatement sur la peau un gilet et un caleçon de laine en hiver et de coton en été. Ces ablutions terminées, vous êtes libre de faire ce que bon vous semble.

Celui qui n'a pas l'habitude de l'eau froide, ne doit commencer ces ablutions que peu à peu, même avec de l'eau tiède dans le principe. Il doit se précautionner contre un refroidissement, et le cas échéant — ce qui du reste n'arrive jamais que dans le principe, — il faut les suspendre pendant quelques jours.

A qui n'a pas de bain de siége ou un autre vase approprié, il suffit de faire vivement les simples *ablutions-frictions* avec l'eau qu'on a dans sa cuvette à toilette. On voit qu'il n'y faut pas même renoncer en voyage.

Ce même moyen tout hygiénique est d'un effet salutaire prodigieux. Qui en a pris une fois l'habitude, en sent bientôt si vivement le besoin ; elles lui procurent un si grand bien-être, qu'il ne saurait plus s'en passer. Elles constituent un vrai moyen conservateur de la santé : ablutions-frictions générales à l'eau *froide* chaque matin et *pharmacien* sont deux antithèses ; c'est tout dire !

Toutes les sociétés de médecine ont fini par avouer que l'hydrothérapie est prodigieusement efficace dans une foule de maladies chroniques.

L'idée fondamentale sur laquelle repose ce système, est très-simple : provoquer d'abondantes sueurs en agissant directement sur la peau sans exciter ni le cœur ni les organes pulmonaires.

Priessnitz avait recours au maillot sec ou mouillé. Il roulait le malade, absolument comme un enfant au maillot, dans une demi-douzaine de couvertures de laine, ou dans un drap mouillé, recouvert de couvertures de laine. Le malade était condamné à cinq ou six heures d'immobilité au lit. Au sortir du maillot, le corps couvert d'abondantes sueurs, le malade se plongeait dans un bain d'eau froide.

Pour qui en comprend le mécanisme physiologique, ce brusque passage du corps en pleine transpiration dans un bain froid, n'a rien d'effrayant. Ici, il n'y a aucune excitation ni des poumons ni du cœur ; le peau seule est en surcroît d'activité. On peut donc impunément y appliquer de l'eau froide. L'effet de cette application est une vive réaction qui provoque d'abondantes sueurs.

Comme on le voit, il s'agit de provoquer directement la transpiration cutanée.

D'autre part, suivant Priessnitz, il fallait ensuite soumettre le malade à de puissantes douches ; on se figurait que plus celles-ci étaient fortes, et tombaient de plus haut — on en avait de quarante pieds, — plus elles étaient efficaces. Erreur funeste bien souvent, car on dépassait le but : l'économie était dans l'impossibilité de *réagir* contre cette action hyposthénisante. Afin que l'action de l'eau froide soit efficace, il faut que réaction s'ensuive.

Quoi qu'il en soit, le traitement d'après la méthode de Priessnitz ne pouvait se faire que dans un établissement spécial, où le séjour du malade exigeait de fortes dépenses. Les riches étaient donc appelés seuls à en pouvoir profiter.

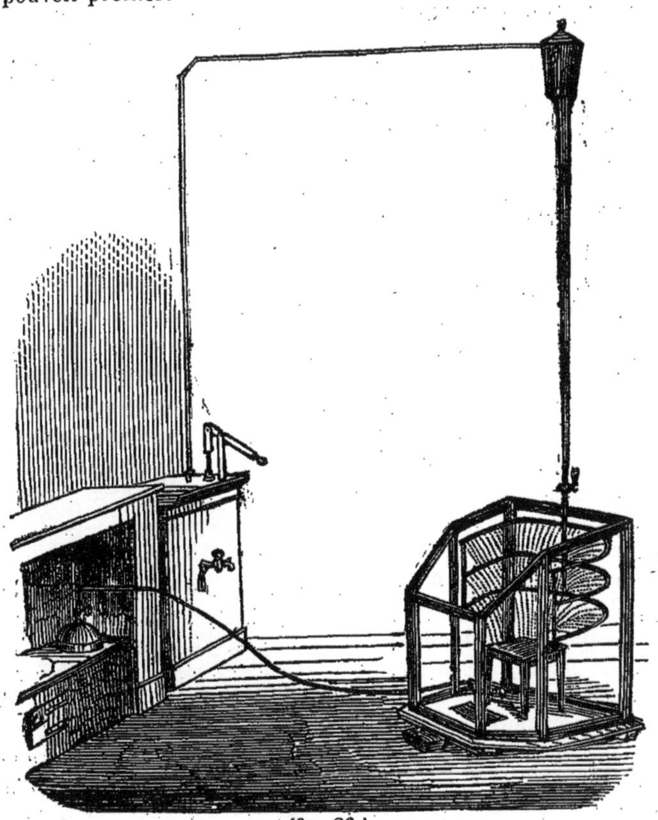

(fig. 26.)

J'ai démontré à toute évidence au *Dispensaire-Vésale* de Bruxelles, dont j'avais l'honneur d'être président et médecin en chef, que dans les cas graves où les ablutions-frictions générales à l'eau froide ne suffisaient pas, les *bains de vapeur* remplaçaient très-avantageusement les maillots et les douches de Priessnitz.

J'ai imaginé deux espèces de bains de vapeur, l'un fixe, l'autre portatif.

Le premier (voir fig. 26) consiste en une petite chaudière qu'on place

sur un petit fourneau. La vapeur est conduite par un tuyau en caout-
chouc dans une cage dans laquelle est assis le malade. (La toile cirée
qui entoure la cage est enlevée dans la fig. 26, afin de mieux faire voir
le mécanisme). Lorsque le malade a suffisamment transpiré, on ferme
le robinet du tuyau à vapeur, et on ouvre celui de l'eau, et sans que le
malade bouge de place il reçoit une quantité d'eau froide suffisante pour
provoquer une forte réaction.

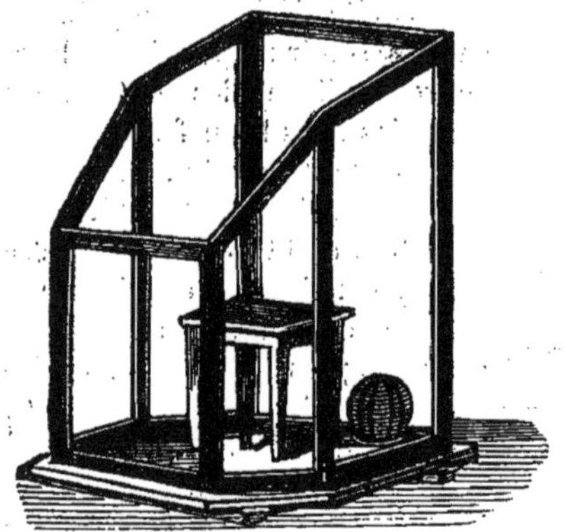

(fig. 27.)

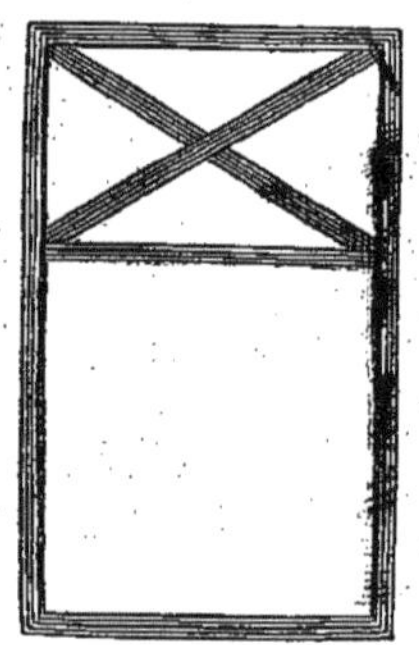

(fig. 28.)

Je confesse ici, en passant, que
si on analysait cet appareil, chaque détail en appartient peut-être
à un autre qu'à moi, mais l'ensemble et le but que celui-ci atteint sont exclusivement miens.

Le bain de vapeur portatif de
mon invention, comme ensemble
et but à atteindre, est beaucoup
plus simple encore.

Il consiste en une cage articulée
(voir fig. 27) qu'on ferme à volonté
(voir fig. 28). On cloue de la toile
cirée tout autour (voir fig. 29) et on
place une chaise cannelée sans
dossier dans l'intérieur. La fig. 30

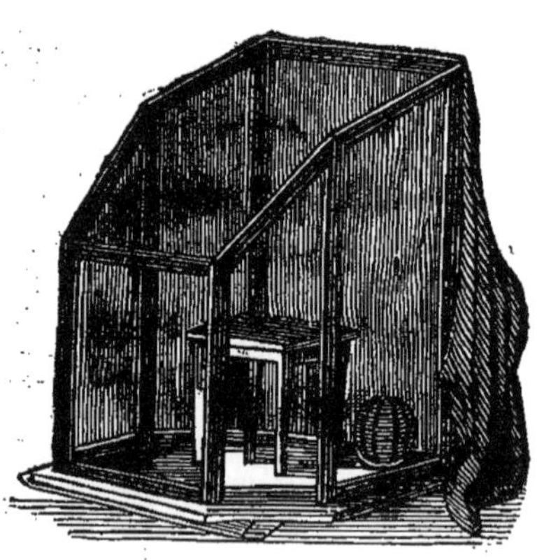

(fig. 29.)

explique mieux que par des paroles comment le malade s'y trouve placé.
On y a préalablement introduit une lampe à esprit-de-vin, surmontée
d'une casserole en fer-blanc, contenant environ un litre d'eau (voir
figure 31).

On prend un bain de vapeur avec ce tout simple appareil de la manière suivante :

Le moment le plus opportun est le matin, au sortir du lit.

On allume les six mèches à la fois. L'expérience personnelle vous apprend plus tard si un moindre nombre pourrait suffire.

Aussitôt que le corps s'échauffe et que la transpiration commence, ce qui arrive en cinq minutes à peu près, on boit toutes les deux ou trois minutes un grand verre d'eau froide.

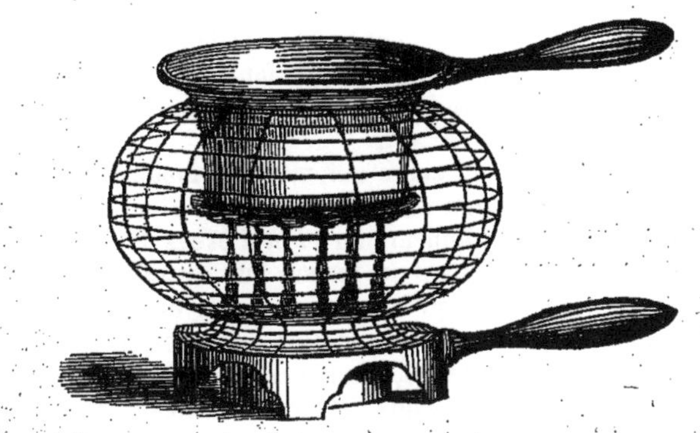

Douze à quinze minutes de transpiration suffisent ordinairement.

Si la tête s'échauffe au point de s'y faire sentir un peu de douleur, on y applique des compresses trempées dans l'eau froide.

En sortant du bain, on s'enveloppe immédiatement tout le corps d'un drap de lit trempé dans l'eau froide. On s'essuie ensuite à sec en se conduisant absolument comme après les ablutions-frictions générales.

La quantité de sueur s'élève parfois à des proportions prodigieuses. Cela n'affaiblit aucune-

(fig. 30.)

(fig. 31.)

ment le malade, car son appétit augmente généralement d'une façon également prodigieuse.

Il est des personnes lymphatiques auxquelles il ne conviendrait pas de provoquer la transpiration cutanée par la vapeur. Le cas échéant, on supprime la casserole, et l'appareil se convertit en bain d'air chaud.

On peut encore remplacer l'eau par du soufre et l'appareil devient un bain de vapeurs sulfureuses.

Comme mesure hygiénique, ou tout simplement comme bain de propreté, le bain de vapeur est incomparablement supérieur au bain chaud ordinaire. Il en a tous les avantages et d'autres encore que celui-ci n'a pas, sans en avoir aucun des inconvénients. Au lieu de provoquer des refroidissements, il les guérit. C'est ainsi que lui seul guérit le rhumatisme et la goutte.

N'est-il pas utile également de pouvoir ajouter à tous ces précieux avantages que, non-seulement il ne donne aucun embarras d'exécution, mais qu'il se dépense à peine quinze centimes d'esprit-de-vin par bain ! Quant au coût de l'appareil, quelques clous, quelques lattes, une demi-douzaine de charnières, et tout est dit. Une petite lampe à esprit-de-vin pour faire bouillir de l'eau, peut au besoin remplir mon petit appareil, que le premier ferblantier venu, du reste, est capable de fabriquer.

La *figure* 32, mieux que des explications, prouve qu'on peut également administrer le *bain de vapeur* à l'infirme retenu dans son lit.

Terminons–en sur les avantages incomparables des bains de vapeur par un mot resté célèbre, de Pierre-le-Grand, de Russie : « Aussi longtemps que j'aurai des bains de vapeur, je n'aurai pas besoin d'hôpitaux pour mes soldats. »

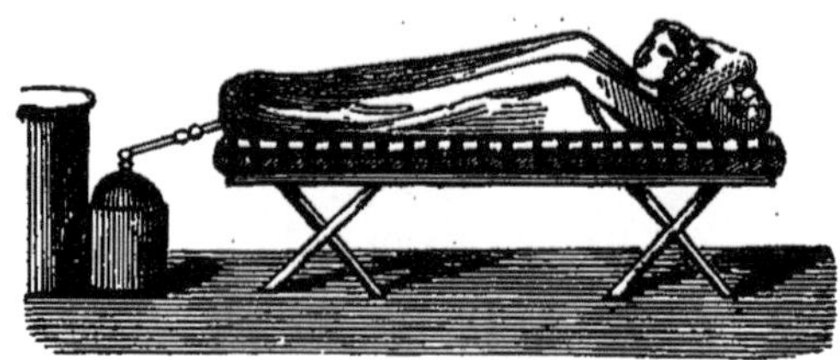

(fig. 32.)

Mettons fin sur ce que j'ai à dire sur le mode d'exécution du traitement dépuratif général, en ajoutant qu'il faut, de prime abord et sans hésitation aucune, supprimer l'usage du tabac, tant en fumée qu'en poudre.

Quant au régime nutritif, celui qui vit avec modération en toutes choses, n'a aucune privation à s'imposer, car il est bien entendu qu'une telle personne s'abstient de liqueurs fortes et d'excès de tout genre.

Que je prévienne maintenant le lecteur que ce traitement est très-énergique ; il n'en faut user qu'avec prudence et discernement. Il se manifeste assez souvent de fortes réactions, des éruptions cutanées, des furoncles, etc., etc. Toutefois, ces apparentes complications tendent toujours au bien-être de l'individu, seulement elles peuvent l'effrayer plus ou moins. Aussi engagerai-je quiconque est dans le cas de pouvoir le faire, de ne l'entreprendre que sous la direction d'un médecin partisan de ce moyen thérapeutique.

Encore une seule et très-simple observation.

Que de personnes qui, dans le doute si elles étaient affectées d'ulcères vénériens, s'abstenaient de faire un traitement général, et payèrent plus tard cette imprudence au prix de terribles malheurs !

Dans l'espèce, on ne s'abstient point dans le doute, aujourd'hui surtout qu'il ne s'agit plus d'un traitement incendiaire, déjà un peu partout réputé comme plus terrible que la syphilis elle-même. Je veux parler du *mercure !*

Je pose en fait que si je prends au hasard la première personne venue reconnue saine, et que je lui fasse inopinément, sans rime ni raison, suivre un traitement dépuratif général, au bout de trois mois elle reconnaîtra que sa santé lui paraît plus robuste qu'auparavant, elle se dira et se sentira heureuse d'avoir suivi ce traitement, et se promettra de le faire de temps à autre. Qui ne sait d'ailleurs que nos pères avaient l'habitude de prendre de temps à autre des dépuratifs ? Qui ne sait que les animaux sont, de par la nature, coutumiers de ce fait, et particulièrement au début du printemps ?

Dès lors, l'inoffensiveté et le bien-être étant en définitive le résultat constant du traitement dépuratif général, pourquoi négliger d'y avoir recours toutes les fois qu'on doute de l'état de sa santé ou de la nature du mal dont on est atteint ?

DES MALADIES

SYPHILITIQUES ET DES MALADIES DES VOIES URINAIRES EN PARTICULIER.

De la balanite.

Je résumerai d'abord, et je puis le faire en quatre propositions, les principes fondamentaux de ma Doctrine :

1re *proposition*. — Il n'y a qu'un seul virus ; il a divers modes d'expression, mais au fond le mal est constamment le même.

2e *proposition*. — La diversité des modes d'expression dépend, soit des prédispositions organiques de l'individu, soit du plus ou moins de malignité du virus.

3e *proposition*. — Toute sécrétion muco-purulente, et simplement même toute sécrétion muqueuse morbide des organes génitaux, quelle qu'en soit la cause, peut, en des cas donnés, devenir virus syphilitique.

4e *proposition*. — Le virus syphilitique, soit qu'il ait pris origine dans les menstrues de la femme ou dans les fleurs blanches, soit qu'il provienne d'un individu contaminé en seconde ou en troisième main, etc., devient, est *contagieux* par le fait même de son existence, *ipso facto*, comme on dit.

De tout ce qui précède, tout lecteur comprendra maintenant *à priori* combien, suivant ma doctrine, le diagnostic des maladies syphilitiques est simple et facile. C'est le *Fiat lux* de l'Écriture ! De son côté, le traitement n'en est ni moins simple ni moins facile à exécuter, outre qu'il sort toujours victorieux de la lutte.

En somme, l'effroyable vampire de l'École moderne a cessé d'être.

Que la raison parvienne maintenant à faire disparaître les préjugés qui enveloppent encore ces maladies d'un épais réseau ; qu'on cesse surtout de les qualifier de honteuses, et partant qu'on ose les attaquer de front aussitôt qu'elles se manifestent, à l'instant même tous les périls qui les accompagnent s'évanouiront comme par enchantement.

Qu'entend-on par balanite, encore appelée chaude-pisse bâtarde ?

Même dans l'état normal, la muqueuse du gland sécrète une humeur sébacée, qui ressemble tantôt à des grumeaux de lait coagulé, tantôt à des plaques de fromage mou. C'est particulièrement à la base du gland que cette sécrétion est parfois abondante, surtout chez les hommes ayant le gland rarement découvert.

La malpropreté habituelle favorise l'accumulation de cette matière. Dans ce cas, tantôt spontanément, tantôt à la suite d'un rapprochement sexuel, fût-ce avec une femme saine, quelquefois à la suite de masturbation, il surgit une inflammation qui envahit tout le gland et la face interne du prépuce.

Le rapprochement sexuel avec une femme malpropre, ou simplement échauffée, ou en état de menstruation ou ayant des fleurs blanches, donne fréquemment lieu à la chaude-pisse bâtarde, même chez l'homme qui se trouve dans les meilleures conditions de santé; à plus forte raison chez celui qui a des prédispositions en suite d'un sang vicié.

Le rapprochement sexuel plusieurs fois répété peut, ce qu'on appelle échauffer (irriter) la muqueuse du prépuce et du gland, mais de là à la vraie chaude-pisse bâtarde, il y a loin. Il conviendait mieux de donner à cet inconvénient le nom de balanite, pour laisser celui de chaude-pisse bâtarde à l'autre affection.

Une blennorrhagie ou des ulcères vénériens chez la femme peuvent, en tout état de cause, déterminer une chaude-pisse bâtarde. C'est la pire espèce.

Le muco-pus, soit de la balanite, soit de la chaude-pisse bâtarde, peut devenir cause origine de syphilis.

Les symptômes de cette affection sont ordinairement très-simples.

Il se manifeste d'abord à la surface du gland quelques plaques rougeâtres, des apparences d'excoriation. Il survient du prurit, quelquefois de la douleur, et peu à peu une sécrétion plus ou moins abondante de muco-pus. Si le mal devient plus intense, le gland et le prépuce, surtout le bord libre de celui-ci, s'enflamment et se gonflent. L'irritation s'étend au méat urinaire; celui-ci s'irrite et se gonfle quelquefois. Il y a alors prurit ou douleur en urinant.

Les érections surviennent parfois spontanément et sont plus ou moins douloureuses; le rapprochement sexuel l'est toujours.

Malgré tout cela, cette affection, lorsqu'elle n'est compliquée ni d'ulcères ni d'excroissances, guérit assez vite, moyennant de simples mesures de propreté.

Lorsque les complications susénoncées surviennent, ce sont elles qui dominent la situation, et surtout s'il existe en même temps un phymosis soit congénital, soit accidentel.

Si la balanite tend à se prolonger, il convient de prendre des bains locaux d'eau fraîche, tenant de mon savon-préservatif en dissolution.

Ce qu'il importe le plus d'empêcher dans cette affection, c'est le séjour, en cas de phymosis ou peu s'en faut, de muco-pus derrière la couronne du gland ou entre celui-ci et le prépuce. Si le malade ne peut aisément mettre le gland a découvert, il doit faire de fréquentes injections d'eau froide au moyen d'une seringue un peu plus forte que la petite seringue ordinaire, entre le prépuce et le gland.

Si la chaude-pisse bâtarde a été contractée chez une femme suspecte ou postérieurement reconnue atteinte de blennorrhagie ou d'ulcères, il faudrait faire abnégation de tout bon sens pour ne pas se garantir 'avenir par un traitement dépuratif général.

DE LA BLENNORRHAGIE

CHEZ L'HOMME.

La nature est une bonne mère, mais elle a des lois imprescriptibles qu'elle impose aussi bien à l'homme en état de maladie qu'à l'homme en état de santé. Malheur à celui qui en transgresse une de certaine importance.

La blennorrhagie démontre ce fait à la dernière évidence.

A qui sait observer la nature, l'écoulement blennorrhagique est, à n'en pouvoir douter, le moyen d'élimination choisi par la nature pour chasser le virus syphilitique hors du corps.

Or, aujourd'hui plus que jamais, dès qu'un individu est atteint de blennorrhagie, coûte que coûte, il veut être débarrassé de suite, de suite, de ce maudit écoulement. Et il trouve des remèdes *infaillibles !..*, voire même des médecins qui l'aident dans cette malheureuse infraction aux lois de la nature, que celle-ci punit ensuite si cruellement.

Feu mon père, ancien chirurgien aide-major dans l'armée française, me disait un jour : « Je n'entends plus parler que de chaude-pisse tombée
« dans les bourses, de goutte militaire, de rétrécissement du canal de
« l'urètre ! Lorsque je viens chez toi, je te vois constamment des bou-
« gies élastiques ou métalliques en main, et en effet, tu me fais voir
« quantité d'individus réellement atteints de rétrécissements ; tu me les
« fais même toucher au doigt. J'ai fait la guerre en Espagne avec
« l'Empereur ; j'ai quarante années de pratique civile, et je n'ai jamais
« vu cela, o u du moins que très-rarement, ni à l'armée, ni parmi mes
« clients ; et, Dieu merci ! il ne m'en manque pas de ce genre. Est-ce
« que par hasard la blennorrhagie ou le membre viril des hommes, n'est
« pas le même à Bruxelles qu'à Courtrai et en Espagne ?

« Si fait, cher père, lui répondis-je, mais aujourd'hui on ne traite
« plus la blennorrhagie, on la maltraite, et elle s'en venge, la cruelle,
« en nous accablant d'accidents consécutifs de tous genres. Jadis,
« lorsqu'une personne avait la chaude-pisse, le médecin prescrivait
« quelques poudres diurétiques, un régime rafraîchissant et un repos
« relatif. Au bout de deux à trois mois de ce traitement inoffensif, mais
« rationnel, conforme aux lois de la nature, si l'écoulement n'avait pas
« disparu, le médecin ordonnait un peu de copahu ou de poivre de
« cubèbe et tout était dit ; il ne survenait jamais, que très-rarement du
« moins, des accidents consécutifs. Aujourd'hui il n'en est plus de
« même : on veut étrangler l'écoulement dès les premiers jours ; aussi
« que de fois, en échange de quelques rares et piètres succès, ne paie-

« t-on pas ces essais au prix d'accidents graves de toute espèce et de
« souffrances pour le reste de ses jours ! »

Ces dernières lignes résument tout le traitement dans l'espèce ; c'est-
à-dire de ne rien faire, la nature se chargeant à elle seule de la guérison.
En d'autres mots, l'écoulement est par lui-même, *ipso facto*, le moyen
employé par la nature pour l'élimination du virus ; sa durée varie habituellement de vingt jours à trois mois.

En voici la contre-épreuve.

Dans tous les cas où on a voulu étrangler l'écoulement — il est
entendu que je ne parle pas ici du traitement abortif, que je préconise
moi-même, mais à la condition expresse, absolue, de le tenter en temps
opportun, — je pose en fait que pour peu que le virus–germe de la
blennorrhagie ait un certain degré de violence, et s'il rencontre un
terrain propice, jamais, au grand jamais, on n'en a obtenu une guérison
radicale. D'ordinaire l'écoulement semble céder ; parfois il paraît s'être
arrêté complétement. Le malade abandonne les injections et renonce
au copahu ; mais l'écoulement revient de suite avec la même intensité !
Le malade revient à ses injections, à son copahu. Nouveau temps d'arrêt
de l'écoulement. Plus prudent que la première fois, le malade prolonge
la durée du traitement. Il finit cependant par y renoncer, et à sa grande
mortification l'écoulement reparaît immédiatement. Le malade revient
de nouveau à la charge. Pour être plus sûr de réussir, il fait alors une
injection plus énergique, il a recours au nitrate d'argent et se bourre
de copahu et de poivre de cubèbe ! Cette fois l'écoulement s'arrête
d'emblée, mais hélas ! pour reparaître le lendemain plus abondant que
jamais. Ce manége dure fréquemment des mois et des mois : seulement,
à mesure qu'on s'éloigne du début de la contamination, et aussi parce
que chaque fois on fait des injections pendant un plus long laps de
temps, l'écoulement reparaît avec moins d'abondance, si bien que peu
à peu il finit par paraître ne plus exister, il ne marque plus le linge.
Il est des personnes qui dès lors ne s'en préoccupent plus et se croient
positivement guéries ; d'autres au contraire continuent de plus belle
leurs injections en ayant successivement recours à toute la kyrielle
d'astringents connus. Dans les deux cas, cependant, au moindre excès
de table ou de fatigue, ou bien après un rapprochement sexuel, chacune
d'elles voit reparaître « son maudit écoulement. » Arrivée à ce point, la
maladie prend le nom de *goutte militaire.* Elle entraîne cet état de
souffrance moral et physique, moral surtout, qui trouble bientôt profondément l'esprit du malade et bien plus encore, lorsqu'il voit apparaître
des symptômes lui dénonçant un rétrécissement du canal de l'urètre,
lequel rétrécissement devient à son tour cause efficiente et permanente
d'écoulement urétral.

Les *symptômes* de la blennorrhagie — je ne puis m'empêcher de faire
cet aveu, — sont si bien connus de tout le monde, que ce serait perdre
son temps que de les décrire minutieusement. Mais quel qu'en soit le

degré de bénignité ou de violence, la maladie est toujours la même au fond. Libre au médecin de la distinguer en simple blennorrhée, ou en blennorrhagie virulente, pourvu qu'il n'y trouve pas occasion de prescrire le mercure, cela n'a aucune importance. La bénignité ou la virulence n'est au fond qu'une question de plus ou moins de douleur, et de plus ou moins de durée probable de l'écoulement.

Avant d'entamer la question du *traitement*, que j'expose d'abord ce qu'on entend par traitement abortif de la blennorrhagie.

J'ai déjà démontré qu'à partir du rapprochement sexuel soupçonné infectant jusqu'au moment de l'apparition au méat urinaire des premières gouttelettes de muco-pus, on peut sans danger et avec plus ou moins de chances de succès, recourir à des injections astringentes, afin de prévenir le développement de la maladie. Ce traitement s'appelle préventif.

Après l'apparition des premières gouttelettes de pus, si, dans les premières vingt-quatre heures, mettons deux jours, le mal a des apparences de bénignité, on peut encore essayer sans danger, mais avec peu de chances de succès cependant, des injections astringentes. Ce traitement prend le nom de traitement abortif. Jusque-là, on ne sort pas absolument des règles de la prudence ; malheureusement ce n'est point ainsi que l'entend l'École moderne. Celle-ci ne prétend rien moins que *couper* l'écoulement, si violent qu'il soit, à quelque époque qu'elle arrive auprès d'un malade. A cette fin, elle a simultanément recours aux injections de nitrate d'argent et à l'ingestion de *copahu*, l'un et l'autre respectivement à hautes doses.

Tout Bruxelles à peu près a connu le fait suivant ; il en dira plus long que les plus longues discussions ; toutefois, à qui serait curieux d'en connaître, j'en ai des pareils par centaines à révéler.

M. le baron de *** vint me trouver le 1er juillet 1858. Il avait depuis huit jours un écoulement épouvantable accompagné d'atroces douleurs en urinant. Devant se marier à la fin de la semaine suivante, il crut me tenter par la promesse d'une grosse somme d'argent, si je réussissais à le guérir dans la huitaine.

Je déclinai l'offre, non pas tant parce que je savais la chose impossible, que parce que je la jugeais pleine de périls pour le malade, si on osait seulement tenter de mettre le traitement abortif en œuvre. Au lieu de huit jours, j'exigeais trois mois de traitement.

Le baron se rendit aux raisons que je fis valoir à l'appui de mon opinion, et acquiesça à mes conseils.

Le baron fit part de sa mésaventure à son frère pour le consulter sur e parti à prendre vis-à-vis de sa fiancée. Malheureusement, la veille précisément, on avait parlé au *club* de maladies de ce genre à l'occasion d'une conférence publique que je venais de donner moi-même, et dans laquelle j'avais longuement parlé de blennorrhagie. Un ami du frère de baron prétendait que M. le professeur X... guérissait ces affections, si aiguës qu'elles fussent, en cinq jours.

M. le baron se laissa tenter, et se rendit incontinent chez M. X.... Celui-ci promit effectivement de guérir le baron avant cinq jours, et prescrivit des injections de nitrate d'argent à haute dose, et du copahu autant qu'en pourrait supporter l'estomac !

Le baron oublia tous mes conseils, et se mit à suivre scrupuleusement les prescriptions de M. le professeur X....

La catastrophe ne se fit pas attendre.

A partir du second jour du traitement abortif, l'urine était devenue sanguinolente, et les douleurs pendant l'émission arrachaient des cris et des pleurs au malade. Le professeur X... insista cependant sur la nécessité de continuer, et le baron avait eu le courage de ne pas abandonner les injections. D'autre part, son estomac ne s'était pas montré trop rebelle au copahu. Mais le huitième jour, le baron fut pris d'une rétention d'urine qui mit incontinent le comble à ses atroces souffrances. Je fus rappelé auprès de lui.

Entre autres symptômes, je constatai l'existence d'une tumeur urinaire au périnée, grosse comme un œuf de poule. Je déclarai au baron qu'il y avait rupture (fistule) du canal de l'urètre; que c'était là la cause de sa rétention d'urine, et qu'il fallait au plus vite donner issue au pus et à l'urine, au moyen d'un coup de lancette dans la tumeur. Le baron se laissa faire, et aussitôt il réussit à uriner ; toutefois, une moitié de l'urine seulement passa par le canal, l'autre moitié s'échappant par la fistule.

M. le baron jura un peu tard qu'on ne l'y prendrait plus, et il se mit définitivement à suivre mes conseils. Il se maria trois mois plus tard, parfaitement guéri.

La fistule n'est peut-être pas la plus fâcheuse des fatales conséquences de ce traitement incendiaire, car, après tout, ce n'est qu'une complication *locale*. Il en est de plus graves, et celles-ci résultent de la *répercussion* du virus, de laquelle provient la viciation du sang par virus syphilitique.

Je l'ai déjà dit, et je le répète de propos délibéré : lorsque le virus blennorrhagique pénètre dans le sang par suite de suppression violente de l'écoulement ou répercussion du mal, son influence venimeuse ou virulente ne le cède en rien au *virus*, réputé vérole par les Écoles. Tantôt il survient une orchite aiguë accompagnée d'insupportables douleurs (on appelle cela chaude-pisse tombée dans les bourses), tantôt il se manifeste un catarrhe vésical, ordinairement rebelle à tous les traitements, parce qu'on en méconnaît la seule et véritable cause. J'en citerai plus loin des exemples. D'autres fois, il se déclare de violents rhumatismes articulaires, ou bien des affections cutanées qui épouvantent le malade, si ce n'est pas une ophthalmie purulente qui crève l'œil en quelques heures. On voit non moins souvent survenir des prostatites, des rétentions d'urine, ou des stranguries atroces qui font suer sang et eau de douleur.

Depuis la découverte (à la 4ᵉ page, bien entendu!) des remèdes infaillibles dans les cas récents et chroniques, et l'emploi du traitement abortif à toutes les époques de la maladie, ces affections deviennent chaque jour d'une fréquence plus grande et plus terrible à la fois. Honneur! cent fois honneur au Gouvernement qui mettrait un terme à cet abus des *annonces*!

Abordons maintenant le traitement rationnel de la blennorrhagie.

Pour faciliter l'intelligence des préceptes pratiques que je vais exposer ici, je crois utile de diviser la blennorrhagie en trois catégories. Cette division est tout simplement basée sur le degré d'intensité des symptômes et des souffrances.

Blennorrhagie au premier degré. — Les médecins lui donnent assez volontiers le nom de blennorrhée, comme qui dirait l'écoulement blanc chez la femme. C'est cette affection qui prend le plus souvent sa source dans les menstrues ou les fleurs blanches. En général, il y a peu de douleur, même lorsque le membre est en érection. La matière de l'écoulement est d'un jaune pâle, ne tardant pas à devenir blanchâtre. L'écoulement cesse ordinairement de soi-même, pourvu qu'on ne le contrarie pas, au bout de trois ou quatre semaines.

Le malade peut vivre de sa vie habituelle, en évitant toute espèce d'excès et en buvant, hors de ses repas, quelque boisson rafraîchissante. Les pastilles diurétiques aideront à la bonne issue de la maladie. Ni champagne, ni bourgogne, ni liqueurs alcooliques : cela va de soi.

Le rapprochement sexuel pendant la maladie est un puissant obstacle à la guérison.

Il est rare, très-rare chez celui qui a été sage sous tous les rapports, qu'il soit utile ou nécessaire de recourir à des moyens quelconques pour arrêter l'écoulement.

Avant de parler de la blennorrhagie au 2ᵉ degré, exposons ici une règle générale absolue, dont il ne faut jamais se départir, sous peine de perdre en un jour le fruit d'un long traitement rationnel, d'encourir souvent de graves dangers.

Ne faites jamais des injections astringentes ; ne prenez jamais du copahu, avant que l'écoulement soit devenu blanc, et surtout avant que toute douleur ait cessé non-seulement en urinant, mais même pendant les plus violentes érections.

Lorsqu'on fait les injections en temps opportun, elles réussissent ordinairement dans les vingt-quatre heures. Toutefois, il reste entendu qu'on n'aura jamais recours aux injections que lorsque le malade sera dans l'impossibilité de prendre le copahu ou ses congénères, ce qui signifie que ce dernier mode de guérison est toujours le plus sûr et le plus exempt d'inconvénients.

Blennorrhagie au 2ᵉ degré — Ici l'écoulement est verdâtre et beaucoup plus abondant. Les douleurs en urinant sont assez fortes, surtout lorsque le membre viril se met en érection.

Les érections spontanées deviennent parfois très-fréquentes, la nuit particulièrement.

Cette blennorrhagie dure ordinairement soixante jours.

Pendant la période ascendante de cette affection, c'est-à-dire pendant une quinzaine de jours, à partir du début, le malade doit observer très-scrupuleusement le régime prescrit dans le paragraphe précédent. Toute sa sollicitude se portera particulièrement à obtenir des urines limpides, aqueuses. A cet effet, il n'est de plus sûr et plus efficace moyen que la *tisane des hôpitaux*, préparée par *infusion* : on prend dix grammes de graines de lin et soixante grammes de bois de réglisse bien râpé. On en fait du thé à l'anglaise en versant dessus un litre d'eau bouillante.

On évite surtout de faire bouillir le mélange, car au lieu d'une tisane claire, limpide, agréablement sucrée, on obtient une liqueur oléagineuse et amère. On boit de cette tisane, entre les repas, le plus qu'on peut.

A défaut de pouvoir faire la tisane des hôpitaux, on fera usage de toute autre boisson rafraîchissante, sans jamais négliger cependant les pastilles diurétiques.

Des compresses d'eau froide calment plus ou moins les érections. On évite de se coucher sur le dos. On évite également tout ce qui peut provoquer des pensées érotiques.

Voici un moyen bien simple de rendre les érections moins fréquentes. On porte un suspensoir très-serré par des sous-cuisses. Mais au lieu de laisser pendre le membre viril hors de l'ouverture du sac, on bouche celle-ci en mettant une compresse de linge au-devant, de façon que le membre viril soit renfermé, abaissé dans la bourse du suspensoir. Cela n'a qu'un seul inconvénient, celui de devoir défaire les sous-cuisses chaque fois que le malade doit uriner, mais cet inconvénient est bien peu de chose comparé au résultat qu'on en obtient.

A partir de sa période de déclin, le mal entre chaque jour davantage dans les conditions et les simples exigences de la blennorrhagie au premier degré.

Si c'est une première atteinte du mal, ordinairement l'écoulement cesse de lui-même. Dans les cas contraires, il est le plus souvent besoin de venir en aide à la nature par le copahu ou les injections, bien entendu, en attendant sévèrement le temps opportun, sinon gare aux accidents, dont le moindre est de perdre en un jour le fruit de deux mois de sagesse et de reculer indéfiniment la guérison !

Blennorrhagie au 3° degré. — Ici la douleur en urinant, ou bien lorsque la verge se met en érection, atteint son summum de violence. Selon une expression énergique de caserne, le malade pisse des lames de rasoir. La douleur devient parfois insupportable. Ceci provient de l'impossibilité où se trouve le membre viril de s'étendre complétement à cause du gonflement de la muqueuse urétrale. Le membre prend alors une forme arquée, d'où vient le nom de chaude-pisse cordée. L'urine est sanguinolente; il survient parfois des hémorrhagies urétrales inquiétantes. L'inflammation s'étend ordinairement à la prostate ce qui ajoute à ce cortége effrayant de symptômes, d'insupportables ténesmes à l'anus. Il se manifeste enfin des frissons suivis de fièvre. Sa durée est de trois mois pour le moins.

On doit recourir à des moyens dits antiphlogistiques, tels que sangsues au périnée ou à l'anus (jamais sur le membre même); force tisanes des hôpitaux, compresses calmantes d'eau froide sur le membre, diète et repos. Moyennant ce traitement, cet état d'exaspération ne dure ordinairement que quelques jours, et le mal prend peu à peu les proportions de la blennorrhagie au 2e degré; dès lors, on se conduit comme ci-dessus.

Une complication qui survient assez fréquemment, et dont les conséquences peuvent être terribles, si on a le malheur de tomber en des mains inexpérimentées, consiste en la rétention d'urine. (Devant m'en occuper dans un chapitre spécial, je me bornerai ici à le signaler purement et simplement).

La fin du traitement de la blennorrhagie au 3e degré, pour ce qui concerne l'écoulement, ne se présente guère dans les mêmes conditions qu'aux deux premiers degrés. L'Art doit venir ici à peu près toujours au secours de la nature. Soit parce que la muqueuse urétrale a été plus profondément lésée, soit parce que le venin a pénétré plus avant dans l'économie, l'écoulement ne cesse presque jamais de lui-même. Il faut l'arrêter, mais en choisissant mieux que jamais le temps opportun.

Le baume de copahu est le remède interne par excellence. Si l'estomac le supporte et s'il est employé en temps opportun, il est très-rare qu'il ne réussisse point.

L'estomac ou les intestins prédisposés à l'irritation ou déjà irrités, le baume de copahu est contre-indiqué, car il surgirait sur-le-champ des nausées, des vomissements, des coliques ou de la diarrhée; toutes choses qui s'opposent à l'effet qu'on attend du copahu.

Il y a deux manières d'administrer le copahu, en mixture, ou en pilules.

La potion Chopart est ce qu'on a imaginé de plus efficace; seulemen elle est de très-mauvais goût. En voici la formule :

P. Baume de copahu. . . . .
Alcool rectifié . . . .
Sirop de Tolu. . . . . } de chacun 60 grammes.
Eau de menthe. . . . .
Eau de fleurs d'oranger . . . .
Alcool nitrique. . . . . 8 grammes.

Mêlez.

On en prend une cuillerée à soupe le matin, une à midi et une troisième le soir. Excepté la condition d'être modéré dans le boire et le manger, l'administration de cette mixture n'exige aucune précaution particulière. Il est très-rare qu'il faille en renouveler la dose.

Chez les personnes à goût délicat, on peut administrer le copahu solide, soit en pilules, soit en capsules. Le premier mode est préférable, car rien ne garantit les bonnes qualités du copahu renfermé dans les capsules. La fabrication de ces capsules fait le plus souvent l'objet de la plus ignoble spéculation. Il en est de même de toutes les préparations *ejusdem farinæ*. C'est ce qui me fit demander plus haut : sait-on seulement par qui les médicaments sont préparés ?

Le copahu ne réussissant pas, on a généralement recours à une foule d'autres médicaments, tels que le poivre de cubèbe, la térébenthine, etc.

Règle générale : l'administration d'autres médicaments ne prouve qu'une chose, à savoir qu'on s'est fourvoyé ; qu'on s'y est mal pris. Dès lors, on tombe de Charybde en Scylla.

Ce peu de mots en dira plus que bien des pages.

Lorsque, pour un motif quelconque, le malade ne supporte pas le *copahu*, il faut avoir recours aux injections astringentes.

Il n'est rien qui surpasse le mattico, et notamment mon savon préservatif dissous dans l'eau froide, pourvu, je ne cesserai de le répéter, qu'on l'emploie en temps opportun. Dès que le médecin ou le malade a recours tantôt à un astringent, tantôt à un autre, on peut dire sans arrière-pensée qu'ils jouent à colin-maillard ou à la loterie.

La manière dont se fait une injection n'est pas chose indifférente ; tout le monde n'en sait pas faire, et aucune personne, en général, à qui on ne l'a pas enseigné. J'y ai consacré un paragraphe spécial dans l'article concernant la *goutte militaire* ; j'y renvoie le lecteur.

Lorsque l'écoulement se prolonge au delà du terme ordinaire, on dit que la blennorrhagie est devenue chronique.

Les *causes* de la chronicité n'échappent guère à un œil expérimenté. La première de toutes consiste dans le fait d'avoir tourmenté la maladie dans son cours normal. D'une façon ou d'une autre, on a voulu en hâter le terme. Cependant on n'a pas dépassé certaines limites, et le suintement est maintenu, soit parce qu'il y a insuffisance d'élimination de virus, soit par un simple éraillement de la muqueuse. Quelquefois il existe une cause interne (viciation du sang) ; d'autres fois, c'est parce que le malade n'a pas renoncé au rapprochement sexuel, ou bien parce que c'est un buveur de bière. Il est d'autres excès qui peuvent déterminer la blennorrhagie chronique ; mais ce qui en forme l'élément constitutif, c'est qu'il s'est manifesté une altération dans les conditions organiques du canal.

Avoir signalé les causes de chronicité, c'est en avoir signalé les remèdes.

DE LA BLENNORRHAGIE CHEZ LA FEMME.

Cette affection a son siége dans la membrane muqueuse qui tapisse la vulve et le vagin. Chez la femme, le canal de l'urètre ne s'entreprend que par une extension de l'inflammation.

Chez l'homme, la blennorrhagie est presque toujours due à une cause vénérienne. Il n'en est pas de même chez la femme. Chez elle, la vaginite simple, mais ayant tous les symptômes apparents de la blennorrhagie vénérienne, peut être produite par une infinité de causes diverses. Celles-ci consistent le plus ordinairement en agents d'irritation appliqués directement sur la muqueuse vaginale; telles sont les injections irritantes, l'introduction violente de corps étrangers, et notamment, en certains cas donnés, du membre viril; l'introduction et le séjour de pessaires dans le vagin, la masturbation, des manœuvres criminelles tendant à provoquer l'avortement; le seul fait d'un flux menstruel âcre et irritant plus que d'habitude et de raison, la malpropreté habituelle, une marche outre mesure prolongée, l'équitation, etc., etc. Mais la violence des symptômes est toujours en raison de la nature syphilitique ou non syphilitique de la cause efficiente. En général, la vaginite simple ou non blennorrhagique ressemble, comme importance de symptômes, à la balanite chez l'homme. Par contre, la blennorrhagie vénérienne a tous les caractères plus ou moins violents de la blennorrhagie de l'homme, et peut, en raison de cela même, également se classer en blennorrhagie de 1er, de 2e ou de 3e degré.

Les *symptômes* sont nécessairement en raison même du degré de virulence du mal.

C'est d'abord un chatouillement à la vulve, lequel se change peu à peu en un prurit incommode, et finalement en une sensation de cuisson qui envahit tout le vagin. Il se manifeste bientôt de la rougeur autour de la vulve, laquelle s'étend peu à peu tout le long du vagin jusqu'au col utérin inclusivement. Pour peu que cette inflammation s'aggrave, la femme éprouve des douleurs plus ou moins vives, soit assise, soit en marchant.

Si l'inflammation continue à gagner en intensité, elle s'étend bientôt le long du canal de l'urètre, d'où elle ne tarde pas, vu l'extrême brièveté du canal, à envahir le col de la vessie, et la vessie elle-même. Il se manifeste dès lors des symptômes sinon alarmants au moins très-douloureux. Les besoins d'uriner deviennent extrêmement fréquents, et l'émission de l'urine est accompagnée de douleurs parfois atroces. La rétention d'urine n'est pas rare.

Dès le début de l'affection, il survient un écoulement muco-purulent qui suit, dans ses caractères apparents, toutes les phases de celui de l'homme. Mais en raison de la grande extension de la muqueuse, il se manifeste avec une abondance qui acquiert parfois des proportions effrayantes.

Si, d'aventure, le flux menstruel ou un accouchement survient pendant l'acuité de la maladie, tous les symptômes en acquièrent, *ipso facto*, un surcroit de violence quelquefois épouvantable. La femme en peut souffrir au delà de toute expression. Le cas échéant, la blennorrhagie du prémier degré peut se convertir en blennorrhagie du second et même en celle du troisième degré; à plus forte raison celle du second en celle du troisième. D'autre part, les menstrues ou un accouchement survenant pendant une blennorrhagie à son déclin, celle-ci reprend immédiatement les proportions d'une affection récente de second ou de troisième degré.

Pour mes lecteurs, cette aggravation de symptômes est chose toute naturelle et simple.

Ce qui aggrave souvent la blennorrhagie chez la femme, est l'extrême facilité avec laquelle il survient alors des abcès dans les grandes lèvres, accompagnés de gonflement extraordinaire de ces parties, et d'insupportables douleurs pendant la marche, ou la femme étant simplement assise. Si la malade est alors en position à devoir cacher son mal, elle souffre le martyre.

A part l'influence malfaisante du flux caraménial, ou de l'accouchement qui la prolonge nécessairement, la durée de l'affection varie, comme chez l'homme, de vingt jours à trois mois.

La blennorrhagie de la femme a un caractère plus grave que celle de l'homme, en ce sens que, même à son déclin, ou bien ayant tous les caractères de bénignité possibles, elle peut néanmoins, à chaque rapprochement sexuel, devenir pour l'homme un foyer terrible d'infection. Chez l'homme, au contraire, la blennorrhagie arrivée à sa dernière période, pourvu qu'il ne se présente pas de circonstances exceptionnelles, est assez souvent inoffensive. Toutefois, autant en raison précisément de ces circonstances exceptionnelles que nul ne peut déterminer d'avance, que dans l'intérêt de la guérison de la maladie, je conseille vivement à tout homme de ne jamais s'y fier.

Tout ce que j'ai dit à propos du traitement chez l'homme est littéralement applicable chez la femme, sauf les indications spéciales que réclame le caractère de la conformation particulière des organes; mais elles ont si peu d'importance en général, qu'elles se dessinent d'elles-mêmes.

DE LA LEUCORRHÉE OU FLEURS BLANCHES.

La vaginite simple et la blennorrhagie à tous les degrés, en raison précisément des nombreuses causes qui déterminent et alimentent la première et qui peuvent également alimenter la seconde, deviennent très-aisément chroniques.

A l'état de chronicité, on peut vraiment considérer ce mal comme une affection spéciale, et on lui a donné en effet un nom particulier, à savoir celui qui est écrit en tête de ce chapitre.

Mais outre les raisons générales qui résultent de la symptomatologie que je viens de décrire, la leucorrhée a encore sa raison d'être particulière, et qui en fait pour ainsi dire légitimement une affection spéciale. C'est dans certaines causes efficientes tout à fait à part, ainsi que dans le caractère et la marche même de cette affection qu'on trouve cette raison d'être.

Disons d'abord ce qui constitue, en thèse générale, la leucorrhée ou fleurs blanches, flueurs ou pertes blanches. C'est un écoulement vaginal habituellement non interrompu, d'une matière muqueuse, plus ou moins limpide, plus ou moins dense et visqueuse, et de couleur le plus souvent blanche, quelquefois cependant variant du jaune au verdâtre.

Toutes les fois que la leucorrhée existe chez une fille suspecte, il faut toujours l'envisager comme étant de nature syphilitique.

Les causes particulières de la leucorrhée, auxquelles j'ai fait allusion plus haut, sont : l'abus du rapprochement sexuel ; des excroissances, des granulations, des excoriations et des ulcérations de la muqueuse vaginale et de la vulve, non provenant de syphilis, mais se manifestant en quelque sorte spontanément en dehors des causes connues, ou bien naissant plus tard de la leucorrhée elle-même ; l'usage de chaufferettes ; l'exposition habituelle à un froid humide ; l'abus des bains chauds ; le séjour habituellement trop prolongé au lit, dans un lit de plume surtout ; les désordres menstruels de toute nature ; l'approche des menstrues et le lendemain et quelquefois plusieurs jours de suite après leur cessation ; l'abus du café ; les déplacements de l'utérus, etc., etc.

Ici tout particulièrement le médecin rencontrera le phénomène du mal devenant cause lui-même de la prolongation de l'affection, c'est-à-dire que, en dehors de la cause efficiente, le mal devient lui-même cause productrice du mal. Ce sont surtout les excoriations, les excroissances et les ulcérations qui en proviennent, lesquelles deviennent ensuite une source intarissable de leucorrhée, si on les abandonne à elles-mêmes.

La guérison de la leucorrhée repose quasi tout entière sur le diagnostic différentiel, en d'autres termes sur la précision exacte de la cause efficiente. C'est parce qu'en général on néglige ce précepte que cette affection a la réputation d'être sinon incurable, au moins ultra-rebelle.

Voici une autre observation non moins importante que la précédente. En raison de la grande étendue de la surface malade où se sécrètent les mucosités, celles-ci, avons-nous dit, surviennent en si grande abondance, que d'aucuns leur ont fait donner le nom de pertes blanches, outre que l'économie de la femme en est souvent très-profondément affectée. En effet, il survient peu à peu des désordres fonctionnels de l'appareil digestif, et comme premier et principal résultat de ceux-ci, un affaiblement progressif de vitalité dans tout l'organisme. Or cet affaiblissement devenant en quelque sorte le symptôme dominant, la véritable expression de la maladie, on s'en laisse bientôt abuser, et on accuse la faiblesse d'être la cause efficiente des fleurs blanches. Dès lors la malade se bourre de soi-disant toniques, de ferrugineux, etc., etc., et le mal empire chaque jour!

En conséquence de ce qui précède, tout médecin qui s'aventure à traiter une leucorrhée, sans une scrupuleuse exploration préalable du vagin et de l'utérus à l'aide du spéculum, ressemble à un aveugle à la recherche des couleurs!

Je passerai maintenant en revue quelques particularités relatives à la leucorrhée.

Ce qui domine la question du diagnostic différentiel, c'est la précision du siége du mal.

1° Chez la fille vierge, la leucorrhée se borne ordinairement à la vulve;

2° Chez la femme, elle peut occuper la vulve seulement, ou bien la vulve et le vagin;

3° Elle peut occuper le vagin, la vulve étant restée saine, d'où tant d'erreurs par suite d'examen superficiel;

4° L'une des deux précédentes ou toutes les deux à la fois, peuvent coexister avec une affection du col utérin ou de la cavité utérine ou de l'utérus lui-même.

J'ai déjà décrit le spéculum dont on peut se servir (voir fig. 22, 23 et 24, page 117).

Voici maintenant un instrument pour l'exploration de la cavité utérine (voir fig. 33, 34 et 35). Je me borne à les signaler, nul autre qu'un praticien expérimenté ne sachant et ne pouvant en faire usage.

Par suite du contact incessant d'un pessaire ou simplement en cas de descente de l'utérus, le membre viril le heurtant pendant le rapprochement sexuel, le col utérin s'engorge, se gonfle et irrite la muqueuse vaginale, d'où leucorrhée. Jadis on appliquait des sangsues sur le col lui-même; aujourd'hui on a un moyen de dégorgement plus énergique, on y applique des ventouses scarrifiées à l'aide d'un instrument spécial (voir fig. 36 et 37).

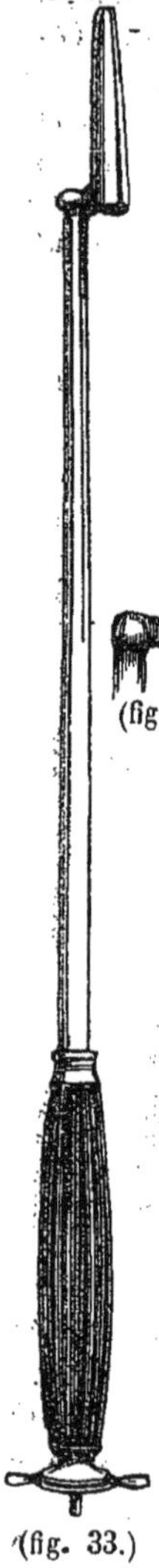

(fig. 35.)*

(fig. 33.) 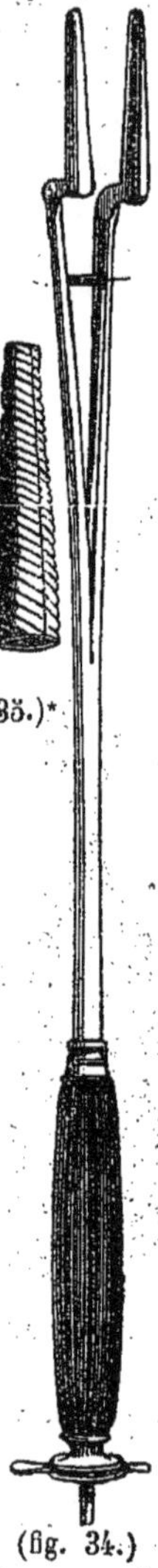   (fig. 34.)   (fig. 36.) 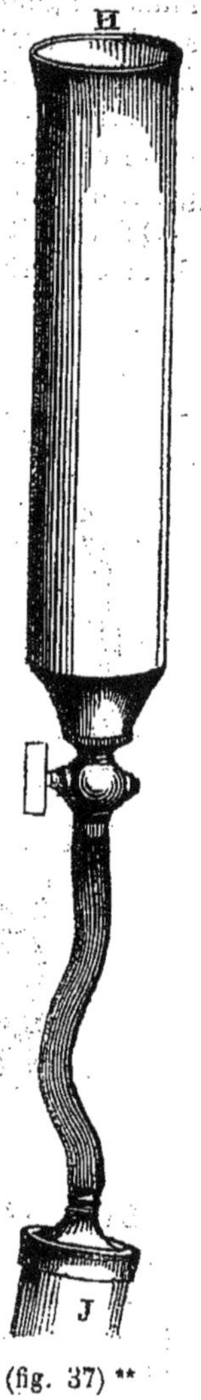   (fig. 37) **

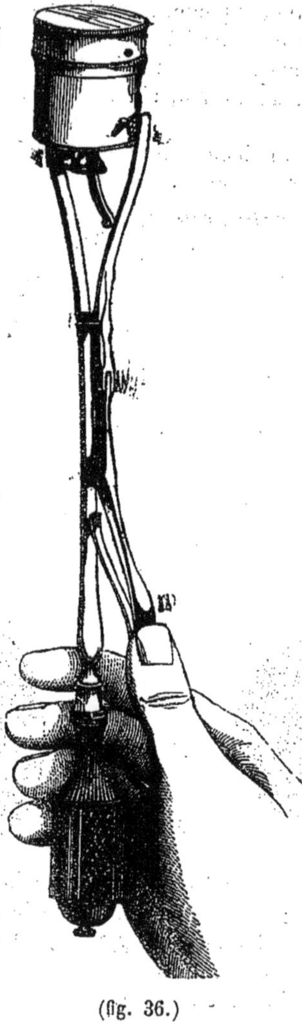

Il se développe quelquefois de petits polypes dans le canal de l'urètre, lesquels donnent lieu à une petite leucorrhée qui ne cède qu'à l'excision ou à la destruction du polype par le cautérisation.

---

* Nouveau spéculum de la matrice.
** Scarrificateur au col de l'utérus.

L'abondance de l'écoulement leucorrhéique a encore une autre influence générale très-funeste sur l'organisme entier de la femme, à savoir la viciation du sang, laquelle, à son tour, alimente la leucorrhée. L'indication du traitement coule ici nécessairement de source.

Le *traitement* de la leucorrhée est nécessairement subordonné à la cause efficiente et au siége du mal, ainsi qu'à la nature des désordres généraux consécutifs.

Qu'elle soit la suite d'une blennorrhagie ou d'une vaginite, le traitement de la leucorrhée demeure le même.

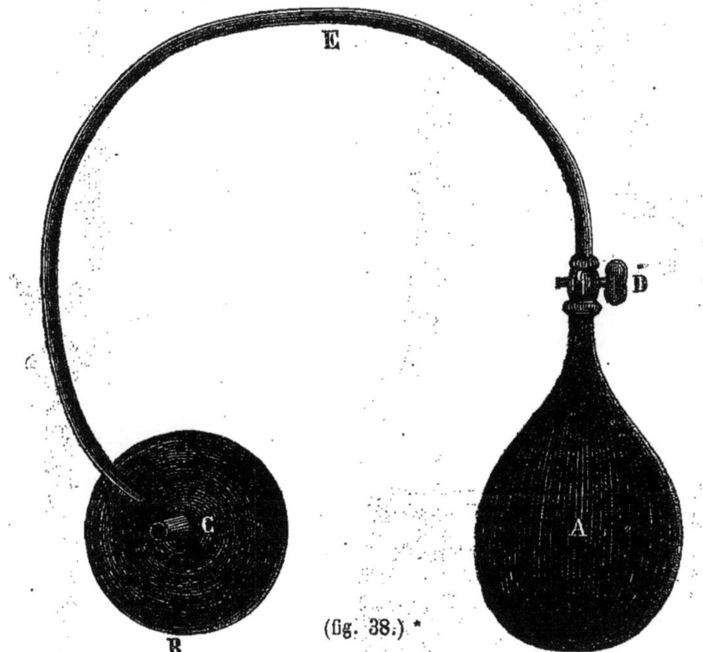

(fig. 38.) *

La première mesure à prendre est la suppression de la cause efficiente prochaine ou éloignée : hors de là, point de salut.

Toutes sortes d'excoriations, de granulations, d'excroissances, de polypes ou d'ulcérations doivent être considérées comme corps étrangers qu'il faut détruire par le fer ou le feu.

En général, l'excision ou la cautérisation ne cause ici que peu ou point de douleur.

Parmi les moyens locaux de traitement, après la suppression de toute

---

* Fig. 38.— *Obturateur du vagin.*—On introduit la boule B à vide dans le vagin ; on y insuffle de l'air au moyen de la poire A. Au point C est une ouverture à soupape pour la canule de la seringue à injection.

cause efficiente généralement quelconque, et même simultanément, il faut placer au premier rang les injections intra-vaginales et les douches utérines ascendantes.

Pour ce qui concerne la nature du liquide à injections, il se présente trois catégories principales : 1° les injections calmantes; 2° les injections spécifiques (solution de mon savon-préservatif); et 3° les injections plus ou moins caustiques.

Les deux premières, les secondes surtout, sont en outre particulièrement recommandables comme mesure hygiénique.

Je n'ai cité les troisièmes que pour mémoire, car personnellement je n'en ai jamais dû ni voulu faire usage. Je n'aime pas les demi-mesures. Lorsque je juge l'intervention d'un agent caustique nécessaire, je cautérise directement à l'aide du crayon de nitrate d'argent, et je m'en suis toujours bien trouvé.

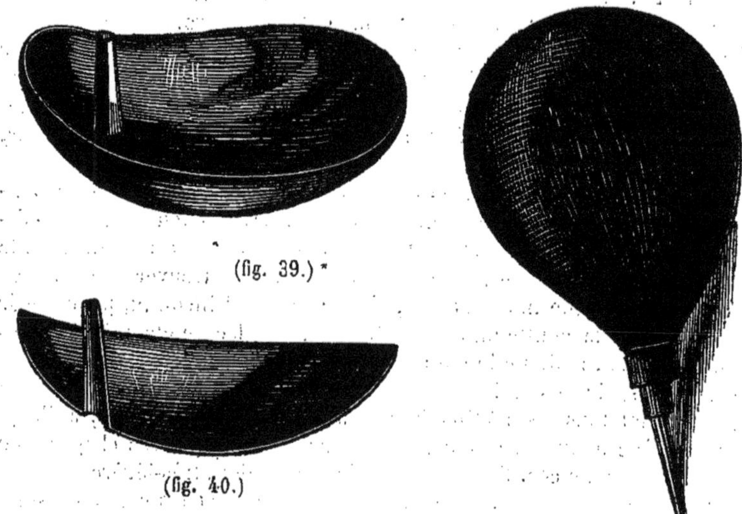

(fig. 39.) *

(fig. 40.)

(fig. 41.)

La première condition de succès des injections est un bon instrument qui fasse arriver le liquide injecté jusqu'au col de l'utérus. Le meilleur instrument est celui que j'ai préconisé pour les maisons de tolérance (voir fig. 25, page 138). A défaut de celui-ci, je recommande le *clyso-pompe*. Les seringues à canule recourbée ne valent rien.

On a imaginé plusieurs instruments pour empêcher que le liquide injecté ne sorte du vagin. Ils ont jusqu'ici peu répondu aux espérances qu'on avait conçues. J'en expose ici les deux qui m'ont paru réussir moins mal que les autres (voir les fig. 38, 39, 40 et 41).

---

* La figure 39 est comme une demi-coquille de noix pourvue d'une canule qui pénètre dans le vagin, pendant que la coquille s'applique sur les grandes lèvres et obture le vagin.

DE LA GOUTTE MILITAIRE.

Pour presque tout le monde et même pour beaucoup de médecins, la blennorrhagie chronique et la goutte militaire ne constituent qu'une seule et même maladie. On les appelle encore indifféremment ancien écoulement, urétrite chronique, perpétuelle, chaude-pisse sèche, suintement, gonorrhée, etc. Peu importe le nom qu'on lui donne, mais ce qui importe beaucoup, car cela peut conduire à de graves dangers, c'est de ne pas confondre la blennorrhagie chronique avec la goutte militaire. Ce sont deux maladies essentiellement différentes.

Nous savons déjà ce que c'est que la blennorrhagie chronique ; disons maintenant ce que c'est que la goutte militaire.

C'est d'abord et avant toute chose une affection qui fait le désespoir de tout le monde, y compris les médecins. D'autre part, c'est une poule aux œufs d'or pour messieurs les charlatans, car précisément en raison même de l'impossibilité où sont souvent les médecins de la guérir, d'innombrables victimes vont se jeter dans leurs griffes.

Pour se convaincre du cruel désespoir auquel les médecins sont arrivés en face de la goutte militaire, il suffit de lire les journaux de médecine qui se publient depuis vingt-cinq ans dans quelque coin du monde que ce soit. Il est à peu près impossible de ne pas trouver dans chaque numéro un remède nouveau, un procédé jusqu'ici inconnu, pour guérir radicalement la goutte militaire. Or plus la médecine étale de remèdes contre un mal, moins elle connaît celui-ci ; c'est de règle.

Le désespoir des malades a une double origine. Premièrement, on leur promet tous les matins la guérison pour le lendemain, à l'aide d'un remède nouveau, et chaque lendemain ils voient avec chagrin que c'est à recommencer. Secondement, leur affection, très-légère d'abord, prend peu à peu des proportions plus effrayantes et les conduit insensiblement, mais par une pente sur laquelle rien ne les arrête, à de graves dangers.

Disons d'abord quels sont ces dangers.

1° Bien que le suintement soit si léger qu'il ne tache pas même le linge, et qu'en outre le mari se soit adonné au rapprochement sexuel sans avoir jamais contaminé sa femme, on voit cependant un beau matin la paix du ménage être profondément troublée : la femme est prise de mal vénérien ! le mari a également des symptômes syphilitiques ! Les deux époux, quoique innocents tous les deux, s'accusent cruellement l'un l'autre d'avoir trahi les devoirs du mariage.

2° Il est peu de cas de goutte militaire qui n'occasionnent pas une diminution de virtualité des facultés viriles ; les érections deviennent

incomplètes, difficiles; il survient même assez fréquemment une impuissance absolue.

Il est encore un symptôme plus vexatoire et plus cruel peut-être que
l'impuissance absolue ou relative, à savoir l'éjaculation prématurée.
L'homme entre à peine en érection que déjà l'éjaculation a lieu, souvent
même sans avoir eu le temps d'introduire le membre viril dans les
parties génitales de la femme ; d'autres fois à peine l'introduction s'est-
elle effectuée. D'aucuns n'ont qu'à faire ou à subir certains attouchements pour que l'éjaculation s'ensuive à l'instant même, et qu'ils ne
soient plus capables de rapprochement sexuel.

3° Un autre sinistre non moins grave que les précédents, c'est de
sentir le mal s'aggraver sans cesse, précisément sous l'influence des
moyens qu'on emploie pour le guérir. Cela arrive plus particulièrement
après les injections de nitrate d'argent, le remède dont l'efficacité est
la plus prônée.

Un jour, le 11 octobre 1852, j'assistai à la clinique d'un célèbre spécialiste, médecin en chef de l'un des plus grands hôpitaux spéciaux de
l'Europe. Il signa en ma présence le billet de sortie d'une douzaine
d'individus qu'il disait guéris, bien que tous protestassent de ce que
leur écoulement n'avait pas complétement cessé, malgré des injections
coup sur coup de solution concentrée de nitrate d'argent. « Ces gaillards,
« disait l'illustre professeur en se tournant vers moi, ont plus peur de
« l'apparition chaque matin d'une gouttelette de muco-pus au méat, que
« s'ils avaient le diable dans leur bourse! » Ce à quoi je ripostai : Mais
cette goutte, Monsieur le Professeur, c'est précisément le commencement d'une très-grave affection, car je vous demanderai si vous rencontrez fréquemment des rétrécissements du canal qui aient une autre
cause que les injections que vous prescrivez à ces malheureux !

J'ai déjà décrit de quelle façon le malade arrive à convertir la blennorrhagie en goutte militaire; je crois inutile de reproduire ici cette
espèce de course au clocher. Je me bornerai à en décrire les symptômes.

Lorsque le malade est resté cinq ou six heures sans uriner, et surtout
le matin au sortir du lit, il aperçoit une petite gouttelette de muco-pus
au méat, ou bien il l'y fait apparaître en comprimant le gland. Quelquefois cette gouttelette est assez épaisse et assez abondante pour faire tache
sur le linge. La tache qu'elle produit se distingue de celle de l'urine, en
ce qu'elle est entourée d'un cercle noirâtre. D'autres fois les bords du
méat sont simplement collés ensemble. Il est d'autres cas où ce suintement est si peu abondant qu'il ne réussit pas même à former une
gouttelette qui arrive jusqu'au méat. De là vient que pour qui ne juge
que d'après l'apparition de cette gouttelette ou l'agglutination des bords
du méat, il est des individus qui peuvent être pendant longtemps
affectés de ce mal sans s'en douter. Mais le jour fatal arrive toujours
— car le mal va sans cesse en croissant, — où le maudit écoulement

reparaît inopinément, sans rime ni raison, au moins d'après la croyance du malade !

Tantôt le malade reste des jours, des semaines entières sans rien voir apparaître au méat, il salue plein de joie son retour à la santé, mais hélas ! voilà que tout à coup, à la suite d'un simple petit excès de table, l'écoulement reparaît comme à ses plus funestes jours !

Ce n'est pas seulement un repas extraordinaire qui produit ce fâcheux résultat ; il y a encore et surtout les désirs vénériens non accomplis, d'autres fois un simple rapprochement sexuel.

Tantôt l'urine s'émet sans la moindre sensation désagréable ; d'autres fois, à chaque émission, le malade éprouve une sensation pénible de cuisson, de brûlure ou de douleur. Un excès de boisson, ou la répétition du rapprochement sexuel, provoque une aggravation de ce symptôme.

Il est des malades qui ne doivent pas uriner plus souvent que d'habitude ; il en est d'autres, au contraire, qui doivent uriner à chaque instant : il sont pris d'une véritable strangurie. Cet état, plus ou moins intermittent, est fort pénible.

Dans tout ce qui précède, il n'y a encore rien qui puisse éveiller une idée de péril chez celui qui ignore la nature de son mal. Malheureusement, il est une complication qui met immédiatement le malade face à face d'un danger grave, très-grave. Cette complication consiste en des spasmes du canal de l'urètre, lesquels entraînent des difficultés d'uriner, et parfois jusqu'à la rétention d'urine la plus absolue.

Ce que cette complication offre de grave, les moyens de la vaincre, et les dangers de mesures imprudentes ou intempestives, font l'objet de plusieurs paragraphes spéciaux dans le chapitre concernant les rétré-cissements de l'urètre.

Un autre effet de la *goutte militaire*, qui provoque une douleur *morale* à nulle autre pareille, le *suicide* quelquefois, c'est une diminution et même une suppression totale de la virtualité des facultés viriles, ainsi que je l'ai décrit dans l'un des paragraphes précédents.

En présence des désordres que provoque la goutte militaire, on conçoit aisément combien profondément cette affection peut troubler le *moral* de l'homme. Il en est qui en endurent un véritable supplice. L'un, à la moindre gouttelette faisant son apparition au méat, est pris d'un malaise qui se traduit par une mauvaise humeur, dont les assistants, et lui-même tout le premier, ont à souffrir cruellement. Celui-ci, de bon, doux et patient qu'il était, est devenu méchant, dur, irascible. Un rien le met dans une colère épouvantable. Celui-ci, la veille ou habituellement de bonne humeur, s'il a vu le matin en se levant une tache sur sa chemise, sera triste toute la journée, on le verra errer dans sa maison comme une âme en peine, incapable de tout travail intellectuel de quelque importance. Celui-là, au beau milieu d'une conversation animée, au moment le plus intéressant d'une partie de cartes, s'enfuit tout à coup comme si l'on criait au feu ! Où court-il ainsi ? A sa chambre à coucher, car en causant ou en jouant, il a senti une piqûre, un prurit au méat : c'est la gouttelette qui a reparu ! Il veut s'en assurer instantanément. A son retour dans le salon, il sera d'une gaieté folle ou d'une humeur de bouledogue ! On devine aisément le pourquoi de l'un ou de l'autre mode d'être.

La goutte militaire n'est pas un simple suintement comme celui de la blennorrhagie chronique produit par un éraillement ou un affaiblissement du tissu de la muqueuse urétrale. C'est au contraire le produit d'une cause mécanique, d'une altération organique du canal, déterminant un obstacle au libre cours de l'urine à travers le canal.

Ceci admis, et c'est facile à prouver, ainsi que je le ferai plus loin, le mécanisme de la production de la goutte militaire se comprend aisément. Toutes les fois que le malade urine, la colonne du liquide rencontre l'obstacle et se brise. Quelques gouttelettes d'urine s'arrêtent alors derrière l'obstacle ; elles sortent ensuite de leur propre poids, et viennent mouiller la chemise ou tomber entre les cuisses du malade, après même que celui-ci a déjà fermé son pantalon. Mais ce temps d'arrêt des gouttelettes derrière l'obstacle, si court qu'il soit, finit à la longue par irriter cette partie du canal et y produire une sécrétion muco-purulente.

Il est des malades qui s'aperçoivent instinctivement de cet arrêt ; et chaque fois qu'ils ont uriné, ils exercent une pression sur le canal en allant du périnée vers le méat, afin d'en faire sortir les gouttes d'urine qui s'y sont arrêtées. D'autres font cette manœuvre afin de prévenir ultérieurement l'éparpillement de ces gouttelettes entre les cuisses ou dans la chemise.

Le procédé qui permet d'arriver au diagnostic de cette affection est très-simple.

Dans le cas où la gouttelette de muco-pus arrive jusqu'au méat, la question est jugée ; dans le cas contraire, on fait uriner le malade dans un verre, et l'on voit des filaments de muco-pus voltiger dans l'urine (voir fig. 42).

La manière dont l'urine sort du canal donne déjà une présomption grave de l'existence d'un obstacle dans le canal.

Quelle est la nature de cet obstacle ?

Bien que la solution de cette question rentre nécessairement dans l'étude des rétrécissements du canal de l'urètre, je vais néanmoins l'exposer ici, mais d'une

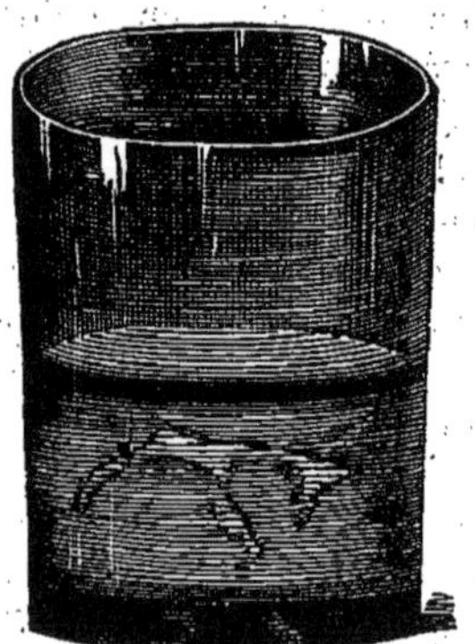

(fig. 42.)

façon très-sommaire. L'obstacle consiste tantôt dans l'une, tantôt dans l'autre des altérations ci-dessous ; quelquefois dans plusieurs, simultanément :

1° Diminution de calibre du canal de l'urètre dans une portion plus ou moins étendue. Cette diminution de calibre est occasionnée soit par le gonflement de la muqueuse urétrale, soit par la naissance de brides charnues, ou d'espèces de replis membraneux, à bord libre tourné vers la vessie, et appelés valvules ou godets. En ce dernier cas, la diminution de calibre du canal ne survient qu'au moment même du passage de l'urine, parce qu'elle soulève le replis membraneux ;

2° Déviation de direction du canal plus souvent à gauche qu'à droite ;

3° Formation d'un anneau fibro-calleux au méat, comme celui que j'ai décrit à propos de la masturbation (voir page 74) ;

4° En cas de longue durée du mal, rétrécissements organiques très-prononcés du canal de l'urètre.

Le seul moyen sûr de constater ces différentes altérations consiste dans l'exploration du canal de l'urètre par les instruments appropriés, exploration et instruments qui sont minutieusement décrits dans le chapitre relatif à cette grave affection.

Il est des personnes qui confondent le muco-pus que charrie l'urine en cas de goutte militaire avec les mucosités du catarrhe vésical.

En supposant que tous les signes rationnels ci-dessus ne suffisent pas à établir le diagnostic différentiel, il est un moyen infaillible, un *argumentum ad hominem*, que j'ai eu l'honneur de signaler le premier, et qui consiste à introduire une sonde dans la vessie, suivant certaines règles que j'exposerai en temps et lieu. L'urine qui sort par la sonde est claire ou bien elle charrie le muco-pus qui est dans la vessie. Dans le premier cas : goutte militaire ; attendu qu'en passant par la sonde, l'urine n'a pu entraîner le muco-pus qui est dans le canal ; dans le second : catarrhe vésical ; il n'y a pas à sortir de là.

Un célèbre professeur de Paris, M. le docteur *Desormeaux*, imagina un instrument qu'il appela, en 1852, urétroscope ou miroir de l'*urètre* (voir fig. 43, 44 et 45), et plus tard endoscope. A l'aide de cet instrument il prétend reconnaître *de visu* toutes les altérations du canal de l'urètre et de la vessie, et surtout l'existence de corps étranger dans celle-ci. C'est un très-joli instrument, il est fort ingénieux, je l'avoue volontiers, mais pour ce qui est de son utilité *pratique*, chacun peut en juger soi-même, rien qu'en connaissant le procédé opératoire.

On introduit un cylindre droit de 8 millimètres environ de diamètre dans le canal, ce qui doit nécessairement faire présupposer à celui-ci une très-jolie dimension, attendu que le diamètre normal est de six à sept millimètres seulement. Cela fait, on allume une petite lampe à esprit-de-vin qui est dans l'intérieur de l'instrument. En appliquant alors l'œil devant la lentille, on voit au bout du cylindre un point lumineux qui est censé éclairer la partie malade. Mais ce que l'on fait lorsque le canal est le siège de rétrécissement, et n'admet qu'à peine une fine bougie élastique, voilà ce que j'ignore absolument, et cependant c'est là le cas le plus fréquent.

Le *traitement* de la *goutte militaire* est tout simple; c'est une question de mécanique aussi bien que la constatation du mal lui-même. Il faut enlever l'obstacle; il faut recalibrer ou redresser le canal suivant le cas : le succès est certain. Les procédés opératoires trouveront place ailleurs.

Une observation encore pour en finir avec cette affection. Toutes les fois qu'elle a duré longtemps, il est prudent d'adjoindre au traitement *local* le traitement dépuratif général.

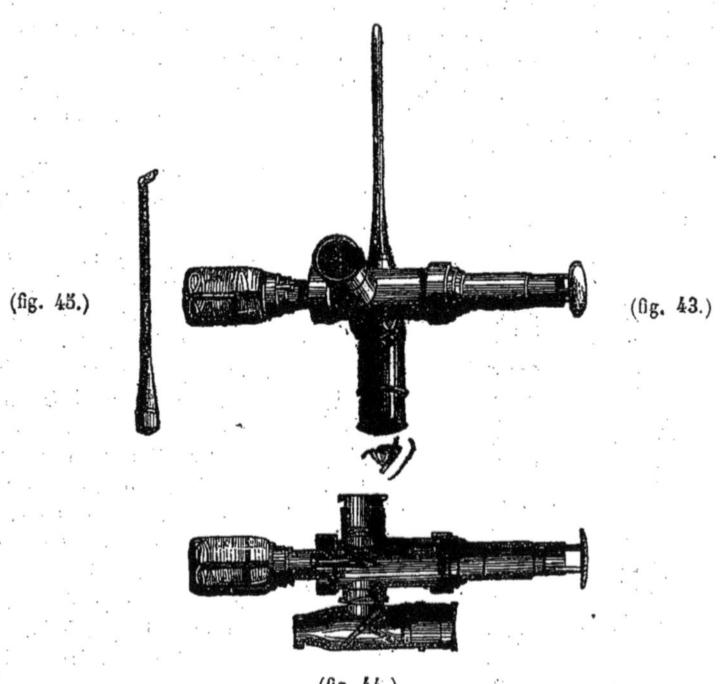

(fig. 45.)

(fig. 43.)

(fig. 44.)

DES INJECTIONS DANS LE CANAL DE L'URÈTRE.

Le résultat d'une injection dans le canal dépend essentiellement de la façon dont elle est faite. Pour obtenir un bon résultat, il faut : 1° que le liquide injecté puisse être maintenu dans le canal pendant deux ou trois minutes ; 2° que l'injection se fasse sans effort, et sans occasionner aucune douleur ni tiraillement de la muqueuse urétrale.

On a imaginé différentes formes de seringues. Les figures 46, 47 et 48 représentent celles qui ont été imaginées en dernier lieu. Il n'en est aucune qui vaille le n° 46.

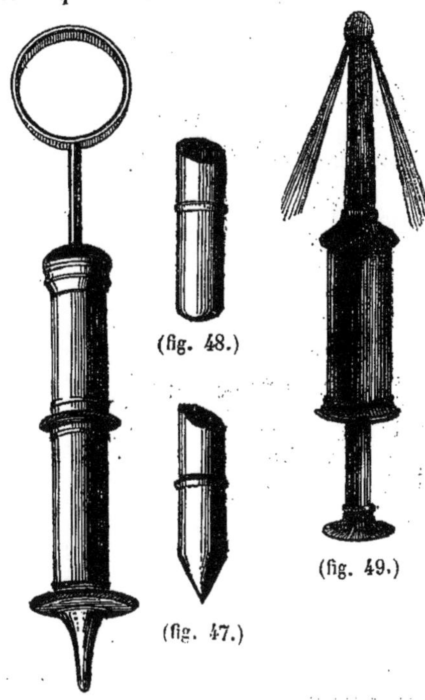

(fig. 48.)

(fig. 49.)

(fig. 47.)

(fig. 46.)

Il est à observer qu'il faut très-lentement aspirer le liquide dans la seringue afin de ne pas y aspirer en même temps l'air ; il faut et plus lentement encore le projeter dans le canal, afin de ne pas brusquer la dilatation de celui-ci. On sait que les parois du canal sont appliquées l'une contre l'autre et ne laissent pas de vide entre elles.

On fera surtout attention à ce que l'extrémité de la canule ne s'enfonce pas entre les parois du canal, ce qui empêche le liquide d'y pénétrer et le fait remonter dans la seringue.

On refoule le prépuce derrière le gland — condition essentielle,— et on tient celui-ci entre le pouce et l'index.

On est sûr que l'injection a été bien faite, lorsqu'après avoir retiré la seringue, le liquide se maintient dans le canal et en sort ensuite, lorsqu'on lâche les doigts, de plein jet comme le ferait l'urine.

Au lieu d'une seringue il en est qui font usage d'une poire élastique : cet instrument n'est ni totalement bon, ni entièrement mauvais ; il ne saurait remplacer avantageusement la seringue représentée par la figure 46, avec rondelle verticale qui s'applique contre le méat et bouche celui-ci hermétiquement.

Il est des personnes qui s'imaginent qu'il faut exercer une compression sur le périnée, afin d'empêcher l'urine de pénétrer dans la vessie. Il n'y a qu'un profond ignorant en anatomie qui puisse avoir cette idée-là.

Il est des médecins au contraire qui se sont imaginé que le liquide ne pénètre pas assez profondément dans le canal afin de pouvoir arriver jusqu'au siége du mal. Le docteur *Lenglebert*, en suite de cette fausse idée, voulut une seringue dont la canule, dépassant la partie malade, rejetât le liquide d'arrière en avant (voir fig. 49).

Il y a nombre d'années que nul ne songe plus à la seringue Lenglebert.

Il y a peu de temps, en suite d'une autre opinion qui faisait croire erronément que l'urètre se contractait hermétiquement devant le liquide injecté, et l'empêchait ainsi de pénétrer dans la partie profonde du canal, quelques médecins prétendaient qu'il fallait d'abord y introduire une canule élastique jusqu'à quinze centimètres de profondeur et faire ensuite pénétrer l'injection dans la partie profonde du canal à travers cette canule.

Cette idée dénote à un tel point l'absence de toute notion pratique chez son auteur, qu'elle ne mérite pas même l'honneur d'une discussion.

DES ULCÈRES VÉNÉRIENS.

Les ulcères vénériens, vulgairement appelés *chancres*, étaient ce que jadis on appelait vérole. Aujourd'hui, au contraire, que d'aucuns ont découvert deux espèces de virus — théorie des dualistes ! — un chancre peut être ou ne pas être de la vérole, suivant qu'il se guérit à l'aide de remèdes antiphlogistiques ou de mercure !

Selon ma doctrine, un chancre est tout simplement une ulcération qui indique un empoisonnement syphilitique plus violent que celui qui se trahit par une simple blennorrhagie. Mais au fond, ce n'est qu'une autre expression d'un même mal.

La balanite et la blennorrhagie se guérissent par les seuls efforts de la nature ; le chancre exige l'intervention de la science.

La doctrine des dualistes ou des unicistes n'a qu'un but, celui de savoir si le chancre qu'on a à traiter exige ou n'exige pas de mercure ; s'il est contagieux ou non contagieux.

On a écrit sur cette fantaisie des milliers de volumes, et la question en est toujours au même point, et cela ne doit pas étonner mes lecteurs, puisqu'on ne discute pas sur une vérité, mais sur un mensonge.

On a ensuite distingué la vérole en primaire, secondaire et tertiaire ou constitutionnelle.

Mais cette distinction, toute fantastique encore une fois, n'a qu'une seule signification, à savoir : faut-il, oui ou non, employer du mercure ?

La théorie de ces auteurs répond peut-être plus fantastiquement encore :

A. Dans la syphilis *primaire*, qui se traduit par des *chancres mous :* non, à moins qu'elle ne devienne secondaire ou vérole (ici le mal est devenu vérole !), aggravation que rien n'indique devoir survenir, et contre laquelle on ne peut rien !

B. Dans la syphilis secondaire ou vérole, qui se traduit par des chancres à bords indurés, il faut employer le mercure, à moins que la *vérole* ne devienne syphilis *tertiaire* ou constitutionnelle, ou bien à moins qu'il ne survienne des désordres dus au mercure, plus graves que ceux produits par la vérole elle-même, ce qui est extrêmement fréquent.

C. Dans la syphilis tertiaire ou constitutionnelle, c'est-à-dire lorsque le mal a atteint son plus haut degré de violence, lorsque l'économie tout entière est envahie par le virus, cette même absurde et ridicule théorie proscrit le mercure et ordonne la salsepareille et les bains de vapeur !

La seconde question que pose cette théorie, et qui est celle de savoir si on a affaire à un *chancre* contagieux ou non contagieux, est peut-être plus ridicule encore.

Mais je me suis déjà suffisamment expliqué sur cette question, et mes lecteurs se rappelleront encore que la contagiosité du chancre dépend du moment précis où l'on prend de son pus pour l'inoculer sur autrui, absolument comme le virus du bouton-vaccin. Ainsi, si un chancre primitif est contagieux, c'est parce qu'il se trouve dans les conditions de contagiosité, et, à preuve, c'est que ce même chancre, devenu secondaire, cesse d'être contagieux. Le virus du bouton-vaccin se transmet, par inoculation, ordinairement du 6ᵉ au 8ᵉ jour de son évolution ; plus tard, il ne se transmet plus : Vous avez pris du mauvais virus, dit alors brutalement le peuple.

La théorie du dualisme a poussé ses auteurs jusqu'à l'extrême limite de la raison : ils ont imaginé l'inoculation artificielle, *self-inoculation*, comme disent les Anglais ! C'est-à-dire qu'à l'effet de déterminer si un chancre est primitif ou secondaire — ce qui, en définitive, se réduit toujours à la question de savoir si, oui ou non, il faut employer du mercure ! — ils inoculent le pus de l'ulcère, dont souffre un malade, sur diverses autres parties de son corps, ce qui signifie, qu'au lieu de s'efforcer de guérir le chancre, ils multiplient, de propos délibéré, les foyers virulents, et aggravent démesurément l'état de leur malheureuse victime !

Voulant que mes lecteurs, vu l'importance extrême du sujet, comprennent parfaitement les ap et dépendances, ce qu'on peut appeler les attributs de cette terrible affection, je les ai formulées en quinze propositions fondamentales.

Première proposition. — La syphilis, se trahissant par un chancre, est d'abord un mal local, lequel, soit par absorption, soit par la voie du sang, envahit à la longue l'économie tout entière.

2ᵉ proposition. — La rapidité de l'absorption dépend du degré de virulence du poison et des dispositions constitutionnelles de l'individu.

Toutes choses égales, une constitution à sang vicié est plus vite envahie qu'une constitution saine et vigoureuse.

3ᵉ proposition. — Prenez, avec une lancette, le pus d'un chancre, inoculez-en sur plusieurs parties du corps d'un lapin. Cautérisez immédiatement quelques-unes d'entre elles, et abandonnez les autres piqûres à elles-mêmes. Les premières ne laisseront aucune trace ; les secondes, au contraire, deviendront chancres, preuve péremptoire que le mal est d'abord tout local.

Combien de temps reste-t-il local ? *That is the question*, disait Shakespeare !

4ᵉ proposition. — Précisément, par la raison que le mal est local d'abord, il faut immédiatement le combattre localement pour en faire avorter l'absorption.

5ᵉ *proposition.* — Le chancre, aussi longtemps qu'il existe, constitue un foyer virulent. Or, nous venons de voir que la cautérisation détruit ce virus, il faut donc toujours et toujours cautériser un chancre, en quelque état qu'il se présente. Il n'y a pas d'inflammation qui tienne ; c'est une très-grave erreur que de croire cela.

6ᵉ *proposition.* — D'une part, attendu qu'il s'agit d'un mal qui peut devenir terrible ; d'autre part, attendu que le traitement dépuratif général ne peut jamais que faire du bien à l'économie, il suffit qu'un chancre ait existé pour ne plus dormir tranquille, si on ne suit pas un traitement dépuratif général.

7ᵉ *proposition.* — Le moyen de cautérisation locale le plus efficace, est le nitrate acide de mercure. On en applique une goutte à l'aide d'un pinceau sur la surface du chancre, de façon que le liquide caustique empiète un peu sur la partie saine. On ne doit jamais craindre de cautériser trop profondément. Après la chute de l'escarre, on cautérise chaque jour la surface de la plaie avec un crayon de nitrate d'argent, jusqu'à cicatrisation complète.

La surface de la plaie, après la chute de l'escarre, est rosée ; pour peu qu'elle fasse mine de redevenir grisâtre, vite et vite touchez-la avec le nitrate acide de mercure !

Cautériser dès le principe avec le nitrate d'argent, est un moyen souvent insuffisant. Il ne faut donc jamais y avoir recours en premier lieu.

8ᵉ *proposition.* — Afin de pouvoir établir le degré de violence du mal, il faut sévèrement tenir compte du nombre des foyers virulents, attendu que deux ulcères constituent un degré de maladie plus grave qu'un seul ; trois plus que deux, et ainsi de suite.

9ᵉ *proposition.* — Quoiqu'un chancre, arrivé à l'état d'induration, ait, en général, cessé d'être contagieux, ce serait manquer aux règles de la prudence la plus ordinaire, que de permettre le rapprochement sexuel entre deux personnes, dont l'une d'elles serait atteinte de chancres indurés. Ce virus est si insidieux qu'on ne peut jamais assez se méfier de lui.

10ᵉ *proposition.* — Le mercure est plus dangereux que le mal qu'il est appelé à combattre.

11ᵉ *proposition.* — L'élimination du virus est la seule voie de guérison que connaisse et dont veuille la nature. En conséquence, il n'y a que le traitement dépuratif qui puisse sûrement triompher de la syphilis.

12ᵉ *proposition.* — La salsepareille rouge de la Jamaïque employée suivant ma formule, est tout simplement un spécifique infaillible.

13ᵉ *proposition.* — Dans les cas graves surtout, on adjoint à la salsepareille d'autres dépuratifs ; d'abord les *ablutions-frictions* à l'eau froide et les *bains de vapeur* ; puis les pilules de Dehaen. Mais jamais, au grand jamais, on ne prescrit des remèdes tirés du règne minéral !

14° *proposition.* — Le traitement général et le traitement *loca*
doivent toujours marcher de front.

15° *et dernière proposition.* — Pour qui comprend et admet ma
doctrine, il n'est aucunement besoin ni de classification de la maladie
suivant la diversité de ses symptômes, ni de modifications radicales dans
le choix des remèdes, suivant que le mal appartient à telle classification
plutôt qu'à telle autre. Je ne reconnais qu'un seul mal ; je ne lui oppose
jamais qu'un seul et même remède, et jai la suprême satisfaction de le
guérir toujours radicalement. Les cures que j'ai faites se comptent par
milliers.

Exposons maintenant quelques particularités concernant le chancre

C'est ordinairement du troisième au dixième jour après le rapprochement sexuel infect que le chancre se manifeste. En général, la durée
de cette période, dite d'*incubation,* est subordonnée au degré de virulence du pus infectant.

Le chancre a une forme déterminée à lui ; il en est de même de sa
marche et de son développement. Il ne se présente pas une exception
sur cent mille cas, ainsi que l'a écrit le célèbre syphiliographe anglais
Hunter. En conséquence, tout ce qui va suivre se rapporte au chancre
huntérien, autrement dit vulgaire.

Le chancre varie de siége. Ordinairement il se manifeste là où l'inoculation a eu lieu. En conséquence, c'est au membre viril chez l'homme,
et à la vulve chez la femme, qu'il se rencontre habituellement.

Jamais le chancre ne s'attaque à la membrane muqueuse du canal
de l'urètre, ni chez l'homme ni chez la femme. Son siége de prédilection chez l'homme est dans le sillon derrière la couronne du gland ;
chez la femme au pourtour de la vulve. Une fois qu'il n'est plus, ou
bien qu'il se place hors de ce lieu, il attaque un peu partout les organes
génitaux.

Dans les deux sexes, on rencontre parfois des chancres à la marge de
l'anus ; on devine aisément à la suite de quels actes honteux.

La peau du membre viril, du scrotum, des parties supérieures et
internes des cuisses et du bas-ventre, les aines, la muqueuse des lèvres et
de la bouche, la langue, les tonsilles et les mamelons, ainsi que quelques
autres parties du corps peuvent devenir le siége d'un chancre par contagion ordinaire.

En suite d'une inoculation artificielle, le chancre peut se développer
partout. Plus d'un accoucheur, plus d'un anatomiste se livrant à la
dissection, et ayant malheureusement une plaie, une simple petite excoriation au doigt, ont pris la vérole, et l'inoculation artificielle étant le
mode d'infection le plus terrible, beaucoup d'entre eux sont morts à la
suite de cet accident.

Le chancre a trois modes différents de première apparition, sans que
rien puisse donner raison de cette diversité. Ces trois modes sont : une
vésicule, un petit bouton rougeâtre ou une excoriation. Dans un moment

donné, la vésicule, l'excoriation et le bouton, abandonnés à eux-mêmes, deviennent, *ipso facto*, chancre, c'est-à-dire un ulcère qu'on reconnaît à première vue, à cause de ses bords coupés à pic comme par un emporte-pièce, et son fond grisâtre. Tantôt il n'y en a qu'un seul, tantôt il y en a plusieurs. Abandonné à lui-même, ou bien le chancre s'étend soit en largeur, soit en profondeur, quelquefois des deux manières à la fois, rongeant tout ce qu'il rencontre sur son passage avec plus ou moins de célérité, et se confondant bientôt en un seul ulcère, s'il y en a plusieurs voisins l'un de l'autre ; ou bien il demeure stationnaire, ses bords deviennent durs et calleux ; quelquefois ceux-ci envahissent et font disparaître le fond même de l'ulcère. Arrivé à ce point, le chancre prend le nom de chancre induré. Si le premier s'étend davantage localement, le second, par contre, a le triste privilége d'envahir plus vite l'économie tout entière. C'est comme si chacun d'eux avait une action dévorante spéciale ; cependant, à la longue, ils arrivent tous les deux à la même fin, à savoir, la syphilis constitution-nelle.

Tantôt le fond du chancre est humide et mou, tantôt il est dur et sec, sans que rien nous donne l'explication de ce mode d'être différent.

Lorsque le chancre est dû à un virus qui possède un haut degré de malignité, et si l'individu présente des dispositions constitutionnelles très-favorables, son action corrosive acquiert parfois une rapidité effrayante. Il prend alors le nom de chancre phagédénique, serpigineux, *noli me tangere* (ne me touchez pas).

Il va de soi qu'il y a bien de çà et de là quelque variante dans la forme, la marche ou le développement du chancre, mais il n'y a jamais, en définitive, au point de vue pratique, de quoi s'en préoccuper et faire des classifications en espèces, genres, sous-genres, etc., etc. Cela est d'autant moins nécessaire que cela ne change rien au traitement, et qu'un médecin ne doit avoir qu'un seul but : celui de guérir, *ars curandi*, comme a dit Hippocrate.

Est-il toujours facile de reconnaître le *chancre* dès son début ? Non, assurément ; sa marche est parfois lente et insidieuse. Puis il se peut que la vésicule, le bouton ou l'excoriation ne soit pas d'origine syphi-litique, les excoriations surtout. Il y a une foule de causes — la mal-propreté d'abord, — qui peuvent déterminer ces accidents.

Que faire, en ce cas ?

La réponse est toute simple. Pour peu qu'il y ait doute sur la mora-lité des deux conjoints, et, à plus forte raison, si c'est après un rap-prochement sexuel avec une fille ou une femme suspecte — et la femme qui a oublié les saints devoirs du mariage doit toujours être tenue d'office en état de suspicion, — ne pas s'abstenir, ne pas même hésiter une seule minute ! Il faut à l'instant même cautériser largement avec le nitrate acide de mercure. Dans le cas contraire, on se borne à de simples lotions d'eau fraîche, bien qu'il soit toujours d'extrême prudence de les toucher légèrement avec le crayon de nitrate d'argent, attendu qu'il y a toujours plus ou moins d'âcreté dans ces plaies.

J'ai déjà signalé et développé le traitement. Résumons-le en deux mots :

Cautérisation et traitement dépuratif général en tout état de cause. Jamais d'exception.

Quelques accidents secondaires viennent parfois accompagner ou compliquer le chancre : on les appelle, les uns bubons, les autres excroissances ou végétations. Celles-ci, comme ceux-là, peuvent se manifester sans qu'il existe aucun chancre. Ils deviennent dès lors, *ipso facto*, l'expression première de la maladie.

Le bubon consiste en un gonflement d'un ou de plusieurs ganglions inguinaux. Le plus souvent ils se manifestent durant l'existence de chancres ; d'autres fois cependant ils compliquent la blennorrhagie. En tout état de cause, le bubon est un premier signe de l'envahissement du sang par le virus ; en d'autres mots, c'est le premier degré de l'infection générale. Le bubon est fréquemment accompagné de fièvre, surtout lorsqu'il succède à un chancre.

Le bubon blennorrhagique, en général, moins virulent, se renferme dans le tissu ganglionnaire et se résout ordinairement par les seuls efforts de la nature. Le bubon qui accompagne le chancre s'étend au contraire aux tissus environnants et exige l'intervention active de l'Art.

Les bubons sont de beaucoup plus fréquents chez les hommes que chez les femmes, sans que nous en connaissions la raison.

Le *bubon* prend en général une forme ovoïde, variant de la grosseur d'une amande jusqu'à celle d'un œuf de poule.

En le palpant délicatement, on constate son immobilité, chose extrêmement importante, afin de ne point le confondre ni avec une hernie, ni avec le testicule arrêté dans l'aine. Ajoutons ici que les circonstances, tant commémoratives que les autres, contribuent singulièrement à favoriser le diagnostic différentiel.

Lorsque le bubon n'est pas arrêté dans sa marche par un traitement tant général que local de la maladie, le gonflement augmente, il survient de la rougeur et de la chaleur à la peau. Tantôt il est douloureux, tantôt il ne l'est pas. La marche, surtout lorsqu'on la pousse jusqu'à la fatigue, provoque l'aggravation de tous ces symptômes. Bientôt la suppuration se déclare. Voilà dès lors, *ipso facto*, une extension de foyer virulent et, par conséquent, une source plus féconde d'infection générale.

Il faut donner le plus vite possible issue au pus, car celui-ci a le singulier privilége de dévorer pour ainsi dire la peau. Le cas échéant, il faut traiter le bubon ulcéré comme un chancre de la pire espèce.

Si l'on arrive à temps, c'est-à-dire avant que la suppuration soit établie, on a devant soi ou bien un bubon enflammé, ou bien un bubon ndolent. Dans les deux cas, on a recours à l'eau froide, mais sous forme diverse en chaque cas. Dans le premier, on applique des compresses quatre-doubles trempées dans l'eau froide, qu'on renouvelle à chaque instant, de façon à ne jamais les laisser se réchauffer ; dans le second cas, au contraire, on applique des compresses semblables ; seulement, au lieu de les renouveler à chaque instant, on les recouvre d'un morceau de flanelle, et on les laisse sécher sur place. Bientôt elles se réchauffent, et exercent une forte excitation sur les tissus sous-jacents. On les renouvelle trois fois dans les vingt-quatre heures.

Ce moyen d'application de l'eau froide, qu'on doit à Priessnitz, a reçu deux noms différents : le premier, celui de compresses calmantes ; le second, celui de compresses excitantes.

Disons, en passant, que ce principe d'application de l'eau froide s'étend également au bain de siége et au bain de pieds. Ou bien on leur donne dix minutes de durée, ou bien une heure ; ils sont *excitants* dans le premier cas, et *calmants* dans le second.

Les excroissances ou végétations affectent des formes diverses. Elles se produisent un peu partout sur les parties génitales dans les deux sexes ; on les trouve aussi à la marge de l'anus, mais le plus souvent en suite d'un commerce honteux.

Suivant leur forme, on les appelle : poireaux, verrues, condylomes, crêtes de coq, choux-fleurs, mûres, fraises, framboises, etc. Les noms en indiquent les formes.

Toutes peuvent plus ou moins vite se convertir en chancres.

Il en est de ces excroissances comme des excoriations, et il faut se comporter de même vis-à-vis d'elles.

Il faut, suivant le cas, les attaquer tous par le fer et le feu simultanément, c'est-à-dire les enlever d'abord avec le bistouri ou les ciseaux, puis cautériser profondément la plaie avec le nitrate acide de mercure.

Malheur à qui néglige le traitement dépuratif général !

DE LA SYPHILIS CONSTITUTIONNELLE.

Le mot de syphilis constitutionnelle a une signification excessivement simple, d'après ma doctrine : c'est l'invasion du mal dans la masse du sang, soit par défaut de traitement, soit pour l'avoir abandonné trop tôt — cas extrêmement fréquent ; — soit par répercussion du virus ; soit enfin et surtout, pour avoir jeté dans la masse du sang, à côté du virus syphilitique, un poison minéral non moins délétère. Je fais allusion ici au *mercure* et à ses succédanés, l'iodure de potassium et l'arsenic. En définitive, la syphilis constitutionnelle est la viciation du sang par le virus syphilitique.

Une fois le sang vicié par ce virus, il survient des désordres organiques de toute nature ; en d'autres mots, l'*expression de la maladie* varie en raison de l'organe qui en est particulièrement atteint.

Parmi ces désordres, je citerai particulièrement les suivants :

1° Les douleurs arthritiques rhumatismales et névralgiques.

Ce qu'il y a de plus remarquable dans ces affections, c'est qu'elles succèdent le plus souvent à la répercussion d'une blennorrhagie, rarement à d'autres affections syphilitiques.

Les symptômes de cette affection sont absolument les mêmes que ceux d'un rhumatisme ou d'un arthrite ordinaire, et c'est précisément de cette confusion que vient le danger. Heureusement que pour le vrai praticien les symptômes commémoratifs sont là !

Les névralgies syphilitiques soulèvent les mêmes observations que les deux affections précédentes ;

2° L'ophthalmie purulente, l'ozène, l'otorrhée, et, en général, toutes les ouvertures naturelles pourvues de membranes muqueuses.

La première, très-grave en général, peut provenir du transport du pus virulent d'un ulcère éloigné à la muqueuse oculaire, d'une répercussion de virus, enfin d'emblée comme premier symptôme de syphilis constitutionnelle.

Dans les deux premiers cas, le diagnostic est facile et ne laisse aucun doute dans l'esprit de l'observateur ; il n'en est pas de même dans le troisième cas. Ici il est fort possible de tomber dans l'erreur, surtout lorsque, pour un motif de délicatesse, on craint de frapper juste. Cependant, celui qui tient compte des circonstances, peut aisément échapper au danger grave de commettre une erreur.

Un signe caractéristique de l'ophthalmie purulente, qu'on appelle volontiers blennorrhagique, puisque c'est la blennorrhagie qui en fournit le plus, c'est l'apparition de granulations sur la membrane muqueuse oculaire.

Après le signe caractéristique vient un effet caractéristique, à savoir, la grande facilité avec laquelle se corrode la cornée transparente jusqu'à perforation de son tissu, et évacuation des humeurs de l'œil.

En général, la marche du mal est rapide , effrayante et terrible parfois.

Il n'y a pas à hésiter. Quelle que soit l'intensité de l'inflammation, quel que soit l'âge de l'individu, il faut de suite, de suite promener le crayon de nitrate d'argent dans l'œil, ce qui veut dire : cautériser à fond.

Viennent ensuite des mesures de propreté : ne pas laisser séjourner le pus dans la cavité formée par l'agglutination des bords libres des paupières. Malgré une notable amélioration qui peut survenir, ne pas cesser d'instiller dans l'œil, trois fois par jour, quelques gouttes d'une solution concentrée de nitrate d'argent.

Cette ophthalmie provoque habituellement d'atroces douleurs et une photophobie excessive. En conséquence, il faut soigneusement garantir l'œil contre l'impression de l'air et de la lumière.

Il ne faut jamais mettre un bandeau sur les yeux, car ainsi que cela se conçoit naturellement, c'est comme qui dirait renfermer le loup dans la bergerie. Lorsqu'on ne peut pas confiner le malade dans une chambre obscure, il faut lui mettre une visière verte très-large au devant des yeux.

L'otorrhée, l'ozène, etc., etc., doivent être traitées de la même façon que l'ophthalmie syphilitique.

Il va de soi que, conjointement avec le traitement local, on ne manquera jamais de prescrire le *traitement dépuratif général* ;

3° La syphilis de l'enfance. — En dehors de la nécessité de tenir compte du jeune âge, il faut traiter cette affection absolument comme s'il s'agissait d'un individu d'un âge mûr. Ce traitement sera le même — il sera seulement plus modéré dans ses doses, — que la syphilis soit acquise ou congénitale ;

4° L'adénite, ou gonflement des glandes lymphatiques. Le nom indique la nature du mal, et, par conséquent, celle du traitement général. On peut la confondre avec les scrofules ; par bonheur, le traitement est le même.

Il est ici de mode d'employer l'hydriodate de potasse, tant à l'extérieur qu'à l'intérieur. Je crois inutile de répéter les motifs pour lesquels j'estime ce remède pour le moins inutile ;

5° Les douleurs ostéocopes. — Cette affection est le pendant des douleurs rhumatismales et arthritiques. Dans cette dernière affection, le siége du mal est dans les parties molles ; dans l'autre, c'est dans les parties dures.

Lorsqu'un os se prend d'affection syphilitique, la partie interne se gonfle, et comme elle est retenue par l'inextensibilité du périoste, la douleur qui en résulte est parfois atroce. Le séjour du lit aggrave le mal.

En dehors d'un traitement dépuratif général, il n'est qu'un seul moyen local d'arrêter subitement la douleur, c'est de couper de part en part le périoste dans le sens de sa longueur ; le mécanisme de cet effet s'explique de soi-même ;

6° Les exostoses ;

7° La carie et le nécrose des os ;

8° Le sarcocèle ;

9° L'induration des corps caverneux du membre viril.

A part le sarcocèle, dont les détails seront exposés dans le chapitre concernant les maladies des testicules, toutes ces affections sont du domaine de ce qu'on appelle la haute chirurgie ;

10° Les maladies de la peau. Celles-ci méritent un chapitre spécial, qui trouvera place plus loin.

DU MERCURIALISME.

Le plus illustre syphiliographe de l'Italie, le docteur.***, de Turin,
publia les douloureuses lignes suivantes (1) :

« Je ne partage pas l'opinion de beaucoup de syphiliographes alle-
« mands, qui croient que les maladies des os sont dues plutôt au *mer-*
« *cure* qu'à la syphilis ; mais je conviens volontiers avec tous les pra-
« ticiens, que la fréquente reproduction de la syphilis constitutionnelle,
« et l'administration répétée des mercuriaux infectent gravement la
« masse du sang, détériorent l'état général de l'organisme, et le pré-
« disposent à des affections syphilitiques plus graves et plus profondes.
« De là résulte la nécessité de chercher un moyen curatif qui puisse
« détruire complétement le germe de la syphilis. »

N'ai-je pas raison de dire que voilà un douloureux aveu, si pas un
triste exemple d'aveuglement même chez des savants de premier ordre ?

En 1852, le 11 mai, j'assistai à une leçon de clinique dans un hôpital de syphilitiques, dirigé par le plus célèbre spécialiste, peut-être
du monde entier.

Rien n'était curieux et saisissant à la fois, comme de voir ce que
faisait cet illustre praticien dès qu'il mettait les pieds dans la salle. A
mesure qu'il passait d'un lit à un autre, il se précipitait en quelque
sorte au-devant du malade, et lui ouvrait violemment la bouche, à l'effet
de s'assurer si ses dents ne vacillaient pas encore dans les alvéoles, et
si l'abondance de la salive ne menaçait pas encore d'étouffer le malheureux patient. Pardon ! Lorsque je dis malheureux, je me trompe,
car dès que le malade avait le bonheur d'être pris de mercurialisme,
l'illustre médecin l'envoyait aux *bains de vapeur*, et prescrivait l'emploi de la salsepareille ! Ce qui veut dire qu'à partir de ce jour, le
pauvre diable, échappant aux griffes de son redoutable adversaire (le
mercure), passait dans une salle où la guérison venait en quelque sorte
au-devant de lui (2).

Ces deux faits en disent plus long que n'en disent les volumes in-
folio publiés sur la matière, et que je n'en pourrais dire moi-même. Je
me bornerai donc à cela, en y ajoutant toutefois un résumé des résultats pratiques de l'administration du *mercure*.

Premièrement, la syphilis ne guérit jamais par l'administration de ce

---

(1) Studî clinici sul virus sifilitico, pagina 35, *Torino*, 1863.

(2) J'ai publié ce fait pour la première fois, avec preuves à l'appui, dans mon *Véritable Guide pratique de la santé*, 2ᵉ édition, imprimée en 1852 à Bruxelles, par De-
trie.Tomson.

prétendu remède. Si les symptômes apparents disparaissent, ce n'est que pour laisser place plus tard à des symptômes plus terribles ;

Deuxièmement, lorsque le virus a quelque malignité, et lorsqu'il rencontre des dispositions organiques favorables à son développement, le mercure venant à être administré dans ces circonstances, les symptômes syphilitiques prennent immédiatement un développement effrayant ;

Troisièmement, le mercure étant administré alors qu'il n'y a aucune trace de virus syphilitique dans le corps, celui-ci est bientôt en proie aux mêmes terribles accidents que peut produire la syphilis elle-même.

J'ai reproduit de nombreux cas authentiques de l'empoisonnement par le mercure, tant dans les éditions françaises que dans les éditions italiennes de cet ouvrage ;

Quatrièmement, le mercure provoque avant toute chose un accident déplorable et pouvant devenir terrible, à savoir la salivation (ptyalisme). Les gencives s'enflamment et se gonflent outre mesure ; la sécrétion salivaire dépasse toutes limites ; la salive elle-même devient âcre et fétide ; les dents s'ébranlent et quittent leurs alvéoles ; finalement, les os maxillaires se nécrosent, et le malade meurt au milieu d'inexprimables souffrances, à moins que la *salsepareille* et les *bains de vapeur* ne viennent à temps encore mettre un terme aux ravages que produit ce redoutable poison.

DES MALADIES DE LA PEAU.

Depuis la plus simple tache jusqu'à la lèpre, toutes les maladies de la peau ne sont que des expressions différentes d'un seul et même mal, à savoir une viciation du sang, et pour corollaire, toujours et toujours le même traitement.

Admirons ici la simplicité de ma Doctrine, surtout lorsqu'on la met en parallèle avec la Médecine des Écoles.

Autant il y a d'étoiles dans le firmament, autant la Médecine des Écoles établit de classifications des maladies cutanées, en familles, classes, espèces, variétés, genres, sous-genres, individualités, etc., etc.; en outre, chacune de ces divisions et subdivisions est flanquée à l'infini d'exceptions qui se distinguent elles-mêmes en genres, sous-genres, etc., etc.

Quant au traitement, c'est bien pis encore. C'est un labyrinthe sans fil d'Ariane, ce sont les étables d'Augias, c'est la tour de Babel, au milieu desquels l'esprit le mieux trempé se perd ahuri, hébété, idiot.

Et que d'érudition on dépense dans l'exhibition des innombrables doctrines qui ont eu cours dans les écoles ! Dernièrement un illustre professeur de Florence commença son cours par l'histoire de la dermatologie, et conduisit pas à pas les élèves depuis Adam jusqu'à nos jours; il mit trois mois à faire ce long voyage, qu'il émaillait de noms d'illustrations de tous les temps, à provoquer des spasmes à la gorge, rien qu'à les voir écrits ! (1)

Mais qu'est-ce que c'est qu'une maladie cutanée ?

C'est une irritation, une espèce de brûlure qui se manifeste à la peau, où elle produit des changements plus ou moins notables de son tissu, lesquels changements affectent les formes les plus variées.

Quelle est la cause efficiente de cette irritation ?

Elle est double : l'une est externe, et est déposée immédiatement sur la peau ; l'autre est interne.

La première consiste dans tous les agents naturels ou artificiels qui ont une action délétère sur le tissu cutané. Ce sont d'abord les virus, les liquides irritants organiques ou inorganiques (l'ortie, l'acarus de la gale, les cantharides, les abeilles, etc., etc.), puis les agents caustiques.

La seconde, de beaucoup la plus fréquente, a sa source dans la viciation du sang, d'où provient l'âcreté des humeurs en général, et celle des sueurs en particulier.

---

(1) Voir Il giornale italiano delle mallattie veneree, compilato dal dottor G. B. Soresina ; anno I, fascicolo 4°, pagina 244 ; 16 aprile 1866.

La sueur est un liquide qui contient naturellement une quantité donnée d'humeurs viciées, elle constitue l'analogue des excréments et de l'urine. Lorsqu'elle n'en contient pas en proportion désordonnée, la sueur, bien que naturellement âcre et d'un goût salé, s'échappe par la peau (transpiration cutanée), sans y laisser la moindre trace de son passage, absolument comme l'urine à travers le canal de l'urètre. Mais que la sueur soit surchargée d'humeurs viciées, et tout aussitôt elle irrite la peau et y laisse des traces sensibles de son passage ; elle finit même par détruire le tissu cutané. Suivant les dispositions constitution-nelles de l'individu, ou bien suivant les dispositions organiques excep-tionnelles de la peau elle-même, cette irritation détermine sur la peau des expressions très-variées du mal qu'elle y produit. C'est-à-dire que l'expression locale du mal varie suivant une infinité de circonstances, mais au fond, le mal a sa source première dans la viciation du sang, et au fond, la cure sera la même, à savoir le traitement dépuratif général, et quelques moyens *locaux* subordonnés à certaines circonstances faciles à déterminer.

J'ai déjà dit et je répète, que quelle que soit la cause de la viciation du sang, que le sang soit vicié par la syphilis, par la gale, ou par les scrofules, peu importe, le traitement dépuratif sera toujours le même.

Il est absurde d'espérer une guérison à l'aide d'onguents, de pom-mades ou de tout autre moyen local, sans faire en même temps un traitement général.

Supposons un moment qu'une maladie cutanée fût un mal local.

Tout le monde sait ce qu'en chirurgie on appelle changer la nature de l'irritation. Un ulcère étant donné, on le cautérise, c'est-à-dire qu'une irritation artificielle est substituée à l'irritation morbide. La première étant guérie, tout est rentré dans l'état normal.

Ainsi il en serait des maladies de la peau, si elles constituaient un mal local, non entretenu par une cause générale interne. On cautéri-serait une partie malade ; on substituerait un mal artificiel à la maladie existante, et celle-ci aurait disparu avant même que l'autre fût guérie. — Est-ce bien ainsi que cela se passe ?

Voici un autre genre de preuves à l'appui de ma Doctrine, en ce qui concerne les maladies de la peau.

On peut produire artificiellement les maladies de la peau, aussi bien par des agents externes que par des causes internes.

Tous les agents externes que j'ai signalés plus haut ont cette préro-gative, mais on connaît mieux que cela. Qui ne sait en effet que cer-tains mendiants connaissent des moyens pharmaceutiques qui pro-duiront des affections cutanées capables de tromper l'œil des plus malins ?

Tous ceux qui se soumettent à un traitement dépuratif énergique, s'aperçoivent bientôt qu'il survient chez eux une élimination extraor-dinaire d'humeurs ; ils sentent une espèce de mouvement interne, qu'on prendrait pour de la fièvre, bien qu'il n'y en ait pas la moindre trace. Ce mouvement se porte de l'intérieur du corps vers la peau, où il produit un résultat tout à fait extraordinaire pour qui n'a pas l'habitude d'observer ce phénomène. En effet, il se produit des boutons, des pustules, des plaques, des croûtes, des furoncles, des anthrax, des abcès sous-cutanés, des *dépôts d'humeurs*, etc., etc. Mais peu à peu, à mesure que le sang se purifie, tous ces désordres cutanés disparaissent, et tout rentre dans l'état normal.

Voici une contre-épreuve :

N° 2019. — Pâtissier suisse, établi à Bruxelles, vint me demander un jour de le guérir d'une dartre qu'il avait depuis près de dix ans. Cela ne m'a jamais dérangé beaucoup, disait-il, mais je suis sur le point de me marier, et il me serait fort désagréable de me présenter ainsi devant ma femme.

A cette époque, c'était en 1850, je n'avais pas encore soulevé entièrement le voile qui me cachait la médecine naturelle dans toute sa splendeur.

— Avez-vous jamais eu la vérole ? lui demandai-je.

— Jamais, répondit-il. J'ai eu une seule fois un petit écoulement, il y a environ dix ans de cela, mais le médecin me l'a tout de suite fait disparaître à l'aide de quelques injections de sulfate de zinc ! Depuis lors, j'ai eu tellement peur des femmes, que je n'ai plus, ou que très-rarement eu commerce avec elles, et jamais sans prendre une certaine précaution.

Je soumis le malade à la *salsepareille* et aux *bains de vapeur*.

Un matin, c'était vers le huitième jour du traitement, il entra chez moi comme une avalanche. Docteur ! docteur ! s'écria-t-il du plus loin qu'il me vit, je suis le plus malheureux des hommes ; voilà que depuis hier j'ai de nouveau une chaude-pisse ; je vous jure cependant que je n'ai pas eu de relations avec des femmes.

J'interrogeais le malade avec ténacité. Je ne voulais pas accepter comme vrai ce qu'il disait. Je prétendais mordicus qu'il avait eu commerce avec une femme, je voulais lui en arracher l'aveu, mais il persistait dans ses dénégations avec autant d'opiniâtreté que moi dans mes insistances.

— Enfin, lui dis-je de guerre lasse, et les dartres ?

— Plus rien, répondit-il, mais absolument plus rien !

— Eurêka ! m'écriai-je à mon tour ; ce fut pour moi le couronnement de mon œuvre ; ma *Doctrine Nouvelle* était assise désormais dans mon esprit sur une base inébranlable.

Chez n° 2019 là chaude-pisse s'en alla de soi-même, et les dartres ne revinrent plus.

DES RÉTRÉCISSEMENTS DE L'URÈTRE.

Voici ce que j'écrivis en 1855, à la page 237 de la 5e édition de cet ouvrage, portant alors le nom de *Ttaité d'Anthropologie*, au sujet des *rétrécissements de l'urètre*, et je laisse à la conscience des hommes éclairés le soin de dire si aujourd'hui je devrais modifier quoi que ce soit à ce que j'écrivis à cette époque.

« L'histoire du traitement de ces affections, disais-je, ferait croire que les hommes de science professent la maxime de : périsse l'humanité entière plutôt que notre doctrine !

« Il y a vingt-cinq ans, le traitement des rétré-cissements de l'urètre constituait le Rubicon de l'Art de guérir. Trois faits dominaient la situation : 1° la guérison radicale était jugée impossible ; 2° ce n'était qu'après un long et très-douloureux traitement qu'on obtenait parfois quelque peu d'amélioration ; 3° l'élément constitutif du traitement était la sonde à demeure dans la vessie. De ces trois faits fondamentaux résultaient : 1° la nécessité pour le malade de rester au lit plusieurs mois durant ; 2° l'inflammation de la prostate ainsi que celle de la vessie, et par suite le catarrhe de la vessie ; 3° des abcès et des fistules urinaires ; 4° des dépôts calcaires d'où résultent fréquemment la formation d'un calcul dans la vessie.

« Je laisse à part les nombreux accidents secondaires.

« Les sondes ne pénétraient le plus souvent dans la vessie que moyennant l'emploi préalable de la pierre infernale ou du bistouri. D'où la nécessité absolue pour le médecin de posséder un arsenal prodigieux d'instruments de toutes sortes.

« En 1830, un savant praticien étranger, le docteur *Mayor* de Lausanne, annonça inopiné-

(fig. 50.) *

ment, au grand étonnement, mais surtout à la grande incrédulité du corps médical, que moyennant l'emploi de *sondes métalliques d'un gros calibre*, il guérissait radicalement, *en peu de jours*, les rétrécissements de l'urètre les plus invétérés. Il donna à sa méthode le nom de *cathétérisme forcé* (voir fig. 50).

---

* Sonde Mayor.

« Pendant cinq années consécutives, le docteur Mayor répandit de nombreux écrits en Europe sur sa méthode nouvelle, mais nul n'y prit garde.

« En 1835, cet hardi innovateur, ce *charlatan,* comme on l'appelait alors, se rendit à Paris et se posa courageusement face à face de ses nombreux et puissants adversaires. A part quelques insuccès — les seuls desquels, suivant leur peu louable habitude, les adversaires tinrent compte, — sa réussite fut éclatante.

« Un jour le hasard lui procura un splendide triomphe.

« La France entière sait que feu le duc d'Orléans, alors héritier présomptif de la couronne, était un prince extrêmement instruit et passionné pour les arts et les sciences. Mais, chose rare chez les princes, il aimait à tout voir de ses propres yeux. Il recherchait avidement la société des savants, si pauvres qu'ils fussent ; on le vit plus d'une fois les aller trouver dans les mansardes. Les personnages de sa suite ne pouvaient lui faire un plus grand plaisir que de le mettre face à face de quelque savant ignoré, méconnu ou persécuté, ce qui est le plus ordinaire. C'est ainsi qu'un jour il eut connaissance des faits et gestes du médecin de Lausanne. S. A. R. se rendit immédiatement chez l'illustre opérateur et lui demanda la faveur d'assister à l'une de ses opérations.

« Le docteur Mayor obtint, en présence de son auguste visiteur, un plein succès dans un cas très-grave.

« On sera nécessairement porté à croire que le prestige donné à ce succès par l'assistance du prince royal imprima immédiatement un grand essor au développement de cette brillante méthode !

« Il n'en fut rien !

« A l'heure où j'écris ces lignes (1852), c'est-à-dire vingt-deux ans plus tard, il n'y a pas encore en France douze médecins *spécialistes* qui appliquent *méthodiquement* le procédé Mayor de Lausanne (faut-il dire qu'il n'existe pas de par le monde entier un seul médecin encyclopédiste qui se doute seulement de son existence?) ; en Angleterre, en Allemagne et en Italie, il n'en est encore question que dans les journaux, mais pour le proscrire, bien entendu ! En Belgique, je suis le seul.

« Inutile d'ajouter que du procédé primitif de Mayor aux perfectionnements que les spécialistes y ont apportés, il y a loin, extrêmement loin, à telle enseigne que de tous les inconvénients, voire même de certains dangers, dont le procédé Mayor était parfois la cause, il n'en existe plus un seul aujourd'hui. Et pourtant, malgré d'innombrables écrits et conférences publiques par d'autres et par moi sur cet important sujet, je dois avouer que le procédé est resté jusqu'ici le privilége d'un petit nombre de spécialistes. » (1)

____

(1) « En 1853, je fis gratuitement don au Conseil général des hospices de Bruxelles d'un *bain de vapeur portatif* de mon invention, et d'une boîte avec une série com-

Mais aujourd'hui, c'est-à-dire quinze ans plus tard (en 1867 enfin), la méthode s'est-elle généralisée ?

Voici ma réponse : A qui le veut savoir, qu'il regarde autour de lui, qu'il interroge, et puis.....

On désigne, en général, sous le nom de rétrécissements, toutes les affections qui altèrent les conditions normales du diamètre et de direction de l'urètre.

Ces affections sont de plusieurs espèces, à savoir :

1° La valvule ou godet ;

2° Le gonflement ou turgescence d'une portion de la membrane muqueuse urétrale ;

3° Les brides ou excroissances plus ou moins calleuses, et plus ou moins rétractiles qui s'élèvent à sa surface ;

4° L'occlusion du canal par contraction spasmodique sans coexistence d'altérations matérielles proprement dites ;

5° Les déviations de direction du canal, celui-ci ayant ou n'ayant pas conservé l'intégrité de son diamètre. Ces déviations proviennent soit d'une blennorrhagie chronique, soit du gonflement démesuré d'un organe placé en dehors, mais dans le voisinage du canal et plus particulièrement de celui de la prostate, soit enfin et le plus souvent de la masturbation.

Ces cinq espèces d'altérations prennent leur importance dans les trois points suivants : 1° ou bien l'urine, les sondes et les bougies traversent encore le canal ; 2° ou bien l'urine passe seule ; 3° ou bien, ni urine, ni sondes, ni bougies, rien ne traverse plus le canal ?

Aidé de ces trois dernières circonstances, le médecin qui a le *toucher pratique* de ces altérations peut toujours, à l'aide de l'exploration du canal, en déterminer d'une manière mathématique le caractère ainsi que le genre de traitement qu'il convient de leur opposer.

L'idée dominante qui a toujours préoccupé jusqu'ici les médecins et les fit bien des fois suer à grosses gouttes, tout en faisant le plus souvent encourir de grands dangers à leurs malades, c'était de pénétrer dans la vessie et de les faire uriner immédiatement coûte que coûte. Oui, dès que malade se plaignait de difficultés d'uriner ou de rétention d'urine, n'importe depuis combien de temps, le médecin se mettait à l'œuvre pour pénétrer dans la vessie et faire uriner le malade de suite. C'était chez eux une idée fixe : hors de là il n'était point de salut !

Or, c'est dans cette grave et périlleuse occurrence que j'ai introduit dans le procédé opératoire une modification si profonde et si essentielle, que je puis me vanter d'avoir changé du tout en tout le caractère de la

---

plète de bougies métalliques, d'après mon procédé nouveau, procédé qu'aujourd'hui encore (*) j'estime être le dernier mot de la science.

« Je n'obtins jamais réponse ! »

(*) Il en est encore de même au moment où j'écris ces lignes (6 novembre 1867).

maladie et le traitement à y apposer, à telle enseigne que j'enlève à la première toute sa gravité, et que je rends le second d'aussi facile exécution qu'il était difficile naguère.

Cette importante modification peut se résumer en un seul précepte :

Dans les rétrécissements de l'urètre, quels qu'ils soient, il est toujours inutile, et souvent fort dangereux, de faire pénétrer une sonde dans la vessie.

Voici les éléments pratiques sur lesquels s'étaie ce précepte :

1° La difficulté d'uriner ne dépend pas du degré d'occlusion du canal, mais de l'étendue du rétrécissement ;

2° L'occlusion du canal n'est jamais complète ;

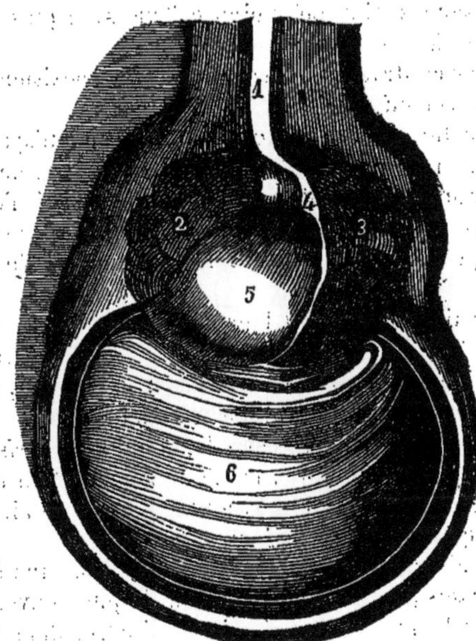

(fig 51.) *

3° La rétention d'urine ne dépend jamais de l'occlusion organique complète du canal, mais d'une occlusion momentanée, provoquée, soit par des contractions spasmodiques, soit par un gonflement accidentel occasionné par des excès de tout genre, mais surtout par des manœuvres imprudentes, faites dans le canal à l'aide de sondes ou d'autres instruments. En conséquence, le *cathétérisme forcé*, la *boutonnière*, et la *ponction de la vessie* sont trois expédients mortels qu'on doit bannir à tout prix de la pratique.

4° *La portion prostatique de l'urètre n'est jamais le siège d'un rétrécissement organique. C'est sur ce fait naturel et constant que j'ai établi un second précepte* PRATIQUE, *à savoir de ne jamais pénétrer dans la vessie lorsqu'il ne s'agit que d'un rétrécissement du canal.*

Ce précepte apporte également une modification telle au traitement, que tous les graves périls dont celui-ci était jadis accompagné ou suivi, se dissipent *ipso facto* comme la neige devant le soleil. C'est ce dont tout lecteur sera convaincu avant la fin de ce chapitre.

En conséquence, lorsqu'il existe une diminution de diamètre de la

---

* Angustie et déviation du canal de l'urètre par le gonflement de la prostate ; 1 et 4, canal de l'urètre ; 2, 3 et 5, prostate ; 6, vessie.

portion prostatique, ce n'est pas à un rétrécissement organique qu'elle
est due, mais à une compression exercée sur elle par un organe sis en
dehors du canal et notamment par le gonflement de la prostate (voir
fig. 51). Aussi ne l'appellerai-je pas rétrécissement, mais *angustie* de la
portion prostatique. Cette angustie peut encore se produire par la présence d'un corps étranger (calcul) dans cette portion du canal : n° 4061
(de mon registre d'Italie), est actuellement en traitement pour un cas
de ce genre.

Cette angustie provoque parfois de singulières déviations de cette portion du canal, et rend l'évacuation de l'urine extrêmement pénible.

Le rétrécissement pro-
prement dit, celui qui résulte soit d'un gonflement
partiel de la muqueuse
urétrale, soit de brides
fibreuses, peut occuper
circulairement le canal
ou bien n'exister que sur
sa paroi inférieure, ce
qui est fréquemment le
cas. Il peut occuper un
espace plus ou moins

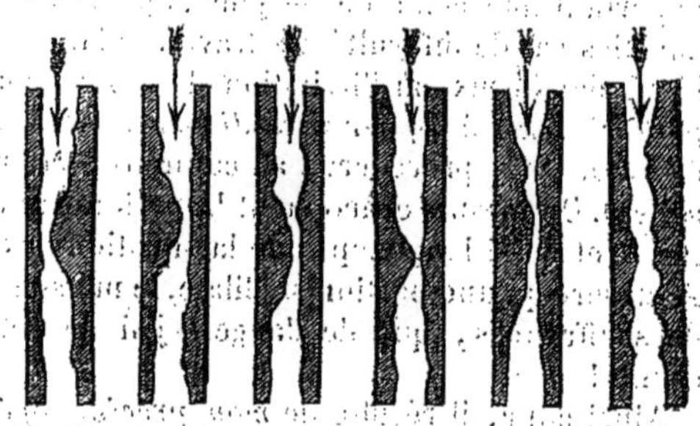

(fig. 52, fig. 53, fig. 54, fig. 55, fig. 56, fig. 57.)

étendu, et présenter des formes diverses, des zigzags,
être continu, ou bien laisser une espace libre entre plusieurs portions rétrécies, et former ainsi une espèce de
rosaire (voir fig. 52, 53, 54, 55, 56, 57 et 58).

L'ouverture laissée à l'urine peut être réduite à un millimètre de diamètre. C'est la dernière limite où elle arrive ordinairement. Le malade n'urine plus qu'à la condition de faire des efforts de défécation, et, à la moindre
manœuvre imprudente de cathétérisme, il est pris de
rétention.

Hors le cas d'inflammation accidentelle et tempo-
raire, la difficulté d'uriner dépend de l'étendue et de
la forme du rétrécissement. Plus celui est irrégulier et
son étendue considérable, plus la difficulté d'uriner est
grande.

L'urine qui s'arrête nécessairement et dans la portion
rétrécie, si celle-ci a quelque étendue, et dans la portion
du canal restée libre, entre la vessie et le premier rétrécissement, ou bien entre deux portions rétrécies,   (fig. 58.
cette urine-là irrite la muqueuse urétrale et finit par l'enflammer. Il
en résulte une sécrétion muco-purulente plus ou moins abondante.
C'est là le secret du mécanisme, si je puis m'exprimer ainsi, de la
goutte militaire.

Malheureusement, cette action irritante de l'urine se change bientôt en action corrosive et finit par perforer la muqueuse. De là, naissent des dépôts urineux, des fistules urinaires, etc., etc.

C'est cette même sécrétion muco-purulente qui a longtemps fait croire à l'existence de chancres dans l'intérieur de l'urètre. Une plus saine appréciation des faits a prouvé qu'il ne se développe jamais des ulcères syphilitiques sur la muqueuse qui tapisse l'urètre.

La pratique démontrant à toute évidence que la difficulté d'uriner depend de la longueur qu'occupe le rétrécissement dans le canal, j'ai introduit dans le procédé opératoire un *nouveau précepte,* tout aussi important que celui de ne jamais pénétrer dans la vessie. Il consiste, dans les cas de difficulté de traverser la partie rétrécie tout entière, ou bien, dans ceux où l'irritation de la muqueuse est considérable, *à ne point chercher à dilater immédiatement le rétrécissement dans toute son étendue.* On y procédera, au contraire, par petites portions d'avant en arrière. On mesure exactement la profondeur à laquelle pénètre l'instrument, et aussi longtemps que la situation l'exige, on ne va pas au delà. A mesure qu'une portion se dilate, le malade urine plus facilement. Que de souffrances, que de dangers j'ai de cette façon épargnés à mes clients !

Ainsi donc, il résulte de *mon procédé opératoire, entièrement nouveau et que nul n'a jamais entrevu avant moi,* deux faits essentiels, fondamentaux, à savoir : 1º ne jamais pénétrer dans la vessie; 2º attaquer les forts rétrécissements par petites portions à la fois.

Je le répète, il n'y a jamais d'occlusion complète *permanente* de l'urètre, à moins qu'il ne se soit établi une fistule entre la vessie et le point rétréci, par laquelle toute l'urine puisse s'échapper ; ces cas sont excessivement rares. Lorsqu'un médecin arrive auprès d'un malade atteint d'une rétention d'urine, il est très-rare que celui-ci n'ait pas uriné quelque temps auparavant. Le malade accuse parfois des douleurs atroces, cela est vrai, mais il n'arrive presque jamais qu'il y ait péril en la demeure.

Donc la rétention d'urine, je ne dis pas la difficulté d'uriner, est toujours due à des causes étrangères à l'affection elle-même. Ce sont des excès quelconques ou bien et le plus souvent des manœuvres de cathétérisme intempestives, imprudentes ou démesurées. En conséquence il s'agit d'une complication *accidentelle,* à savoir d'une inflammation avec gonflement des parois du canal.

Que j'explique d'abord ce que j'entends par manœuvres de cathétérisme imprudentes.

Jusqu'ici le *cathétérisme* (extraire l'urine de la vessie) a toujours été considéré par la grande majorité des médecins comme le Rubicon à franchir. Aucun d'eux n'introduit une sonde dans l'urètre sans avoir peur de ne pas arriver jusque dans la vessie. Sa peur s'explique d'abord parce que son amour-propre en est cruellement froissé, et puis parce que, par le fait même de sa tentative inutile, il a aggravé la situation tant physique que morale de son malade.

De son côté le malade — il n'en est point qui n'aient entendu parler d'accidents terribles arrivés dans ces cas, — tremble d'effroi rien qu'à voir les fers, comme on appelle généralement les sondes.

Et ce qui couronne l'œuvre, outre la défiance et la peur réciproques, c'est que le procédé opératoire est tout à fait de nature à faire naître des frissons, même chez les plus courageux.

Voici l'ancien procédé :

Le médecin couche le malade en travers du lit ou bien sur une table, les jambes écartées et fléchies sur les cuisses et celles-ci sur le bassin. Pour peu que le malade soit pusillanime, le médecin appelle trois ou quatre aides à son secours pour le maintenir. Il y en a toujours un qui tient un vase de nuit à la main.

Il n'est pas rare de voir des médecins se mettre en manches de chemise !

Bref rien ne manque pour effrayer le malade. Aussi il n'y a rien de plus curieux que de voir toutes les figures se dilater, celle du médecin surtout, à la vue du premier jet d'urine. C'est à s'embrasser de joie comme au retour d'un ami que l'on croyait naufragé !

Mais si le médecin ne réussit pas à sa première tentative — ce qui est très-fréquent, et je démontrerai plus loin pourquoi, — c'est alors qu'il faut voir l'épouvante qui s'empare de tout le monde !

Le médecin change et rechange d'instruments; il met le malade en des positions impossibles; il introduit le doigt dans l'anus et se livre à des efforts violents, désespérés : le sang jaillit du canal. Pour comble de malheur le médecin sent qu'à mesure que ses tentatives se multiplient, à mesure aussi le succès s'éloigne de lui. C'est là un résultat inévitable.

Que de fois il occasionne des déchirures et fait fausse route ou bien perfore le canal !

Lorsque l'anxiété du médecin et celle du malade sont à leur comble, on souscrit de part et d'autre à une trêve; le malade se met au bain, et le médecin se retire la douleur dans l'âme !

L'instrument qu'on introduit dans la vessie pour en extraire l'urine s'appelle *sonde* ; on appelle au contraire *bougie* l'instrument qui sert exclusivement à la dilatation ou à l'exploration du canal. La sonde est un cylindre creux, à une ou à deux courbures. La bougie est pleine: ces deux instruments sont ou en métal ou bien en un tissu élastique.

La bougie élastique est faite d'un cordonnet de soie sur lequel on étend une couche d'huile grasse dans laquelle on a fait bouillir de la litharge. Un nommé *Daran* en fut l'inventeur ; son nom parvint aux oreilles de la reine Marie Leczinska, qui voulut savoir la cause de tout de bruit qu'on faisait à l'entour du nom de Daran. Un courtisan répondit : « C'est parce qu'il s'obstine à prendre nos vessies pour des lanternes ! (1) »

Afin d'éviter une longue description scolastique, je vais décrire minutieusement la façon dont je me comporte lorsque j'arrive auprès d'un malade atteint d'une rétention d'urine. Ce mode d'enseignement sera plus pratique et plus bref.

Avant toute chose, je m'efforce, quoi qu'on ait pu me dire sur e compte du malade, de ne pas montrer l'air convaincu d'avoir été appelé pour un cas grave ou difficile. Autant que possible, je cherche à entamer une conversation plus ou moins étrangère au sujet dont il s'agit, tout en laissant percer clairement à jour que j'y prends intérêt. Ce n'est que petit à petit que je me fais donner des renseignements clairs et précis sur la maladie. Je pose toujours mes questions de façon à éviter de longues réponses. Je ne veux connaître des traitements antécédents que ce qui m'est rigoureusement indispensable de savoir pour mieux agir. On ne discute pas le mérite d'un traitement en l'absence de celui qui l'a ordonné. Ce serait se faire tout à la fois juge et partie. Un médecin a mauvaise grâce de faire tomber un blâme sur un confrère. Il arrive toujours un moment où le malade lui-même lui en sait mauvais gré.

Lorsque je crois le moment opportun venu de procéder au cathétérisme, c'est alors surtout que je cherche à détourner l'attention du malade. La raison en est toute simple et péremptoire.

L'urètre est susceptible de se fermer *spasmodiquement* d'une façon si absolue, qu'on se trouve arrêté comme devant un mur d'airain. Ce qu'il y a de plus extraordinaire en ce fait, c'est que ce spasme et par suite l'occlusion du canal augmentent en raison directe des efforts qu'on fait pour passer outre avec l'instrument.

Cet état spasmodique peut se produire dans un canal sain, aussi bien que dans un canal envahi par des rétrécissements organiques. C'est ordinairement au-devant de la portion bulbeuse qu'on butte contre cet obstacle absolument *invincible par la force ou la violence.*

Ce qu'il y a de plus curieux, de phénoménal, dirai-je, dans la production de ces spasmes, c'est qu'ils se manifestent pour ainsi dire en dehors de toute influence directe ou réciproque du reste de l'économie. N° 3687, caissier d'une société maritime à Gênes, avait ces spasmes urétraux d'une façon épouvantable. Il était des moments où l'occlusion du canal était si complète, que celui-ci n'admettait plus même la plus fine bougie-aiguille. J'ai plusieurs fois *chloroformisé* ce malade sans que l'anesthésie la plus complète eût la moindre influence sur ces spasmes.

Or, cet état spasmodique se produit neuf fois sur dix chez des malades qu'on va sonder pour la première fois dans les conditions susmentionnées.

---

(1) Rapport lu à l'Académie des sciences, par Peley, en 1807.

En conséquence, ainsi que je l'ai déjà dit, je m'efforce de ne pas avoir l'air d'attacher de l'importance à ce que je vais avoir à faire, et je mets le plus de simplicité possible, soit dans mes préparatifs, soit dans mon mode d'agir.

Lorsque le malade est capable de se tenir debout, je ne le fais jamais se mettre au lit ou sur une table. Le médecin qui a acquis un peu d'expérience pratique sait sonder un malade en quelque position que se trouve celui-ci.

Il est inutile d'avoir préalablement un vase devant soi pour recueillir l'urine. Je n'ai pas besoin de voir l'urine s'échapper par la sonde pour m'apercevoir que je suis dans la vessie. Je sais toujours à temps mettre le doigt indicateur devant l'ouverture de la sonde pour empêcher l'urine de couler à terre ou dans le lit.

La première question à résoudre est celle de savoir si on a à faire à une occlusion spasmodique du canal, ou bien à un rétrécissement compliqué accidentellement d'inflammation, ou enfin à une affection du col de la vessie.

Les circonstances commémoratives aident ici puissamment le médecin à asseoir son diagnostic. Mais cela ne suffit pas : il faut qu'il s'en administre mathématiquement la preuve matérielle.

Parmi les circonstances commémoratives, en voici deux d'un caractère saisissant : ou bien, la rétention est survenue inopinément, ou bien, le malade souffrait déjà depuis longtemps de difficultés d'uriner. Dans le premier cas, l'état spasmodique est la cause efficiente ; dans le second, c'est un rétrécissement ou une affection du col vésical inopinément aggravés par une cause accidentelle quelconque.

Il est entendu que l'obstacle organique qui s'oppose à l'émission de l'urine peut être compliqué d'un état spasmodique.

Lorsque la rétention d'urine existe par suite d'un rétrécissement, c'est dans le chapitre relatif à ce genre d'affections que le lecteur trouvera le procédé opératoire. Il ne s'agit donc ici que d'une simple rétention d'urine par contractions spasmodiques, soit du canal, soit du col de la vessie.

Ce cas échéant, il n'est nul besoin d'un arsenal d'instruments, car il ne s'agit que de faire cesser le spasme ; celui-ci cessant, le canal n'ayant en aucune façon perdu ses dimensions, reprend *ipso facto* ses proportions naturelles, et l'émission de l'urine se fait de suite aussi librement que par le passé.

Or, j'ai découvert un moyen qui dissipe le spasme comme par enchantement, dans quatre-vingt-dix-neuf cas sur cent : il consiste tout simplement à introduire dans le canal une bougie élastique, de forme conique, très-fine, et que j'appelle *bougie-aiguille*. Il n'est occlusion spasmodique, si forte qu'elle soit, qui ne livre passage à cet instrument absolument *inoffensif* (voir fig. 59 et 60). Les exceptions sont excessivement rares. Dès que la bougie-aiguille a pénétré dans la vessie, le malade sent immédiatement un soulagement extraordinaire ; pour la première fois depuis longtemps il respire à pleins poumons. De suite, il sent que l'urine ne demande qu'à s'échapper, et souvent même elle s'échappe en coulant tout le long de la bougie. Dans le cas où cela n'arrive pas, on laisse la bougie dans la vessie pendant quatre ou cinq minutes ; puis on ordonne au malade de faire un effort pour expulser l'urine. Pendant qu'il fait cet effort, on retire prestement la bougie, et d'ordinaire un gros jet d'urine succède à la bougie. Le malade est sauvé.

Il y a cependant des cas exceptionnels ; ils sont rares, il est vrai, mais il y en a, c'est-à-dire que l'urine ne succède pas au retrait de la bougie.

Que faire alors ?

Introduire immédiatement une sonde, et la chose va comme de soi.

Un précepte *pratique* aussi immuable que les deux précédents et également porté par moi à l'état d'axiome, c'est de *ne jamais pénétrer dans la vessie avec des instruments* MÉTALLIQUES, *hors les cas de présence d'un corps étranger dans sa cavité.*

Ajouterai-je que l'emploi d'un mandrin ou tige de fer dont on munit la sonde élastique doit être relégué, aujourd'hui, dans l'histoire des temps barbares ? Je ne veux pas même m'arrêter un seul instant sur ce qu'il y a d'inepte et de dangereux à avoir recours à ce moyen.

Pour extraire l'urine de la vessie, il faut donc ne jamais avoir recours qu'à une sonde élastique, et celle terminée par une extrémité olivaire très-flexible réussit admirablement dans la grandissime majorité des cas (voir fig. 61) ; elle s'appelle *sonde-Leroy.*

(fig. 59, 60.) Une excellente précaution à prendre est que dans les cas ci-dessus comme dans les cas de l'exploration du canal dont il va être question ci-après, c'est qu'il ne faut jamais négliger de montrer et faire palper les bougies et sondes élastiques au malade avant d'en faire usage, de lui en expliquer le mécanisme et surtout l'inoffensiveté.

De l'exploration du canal de l'urètre.

Cette exploration a pour but de déterminer la nature du rétrécissement, d'en reconnaître l'étendue et fixer le mode de traitement.

La façon dont l'urine sort du canal peut faire présumer à un spécialiste expérimenté s'il existe un rétrécissement, de quelle nature il est et où est à peu près son siége. Lorsque le jet d'urine est en spirale, en genre de tire-bouchon, ou bien s'il est bifurqué, on peut se tenir pour certain que le rétrécissement est dans la courbure de l'urètre; il se rencontre, au contraire, au méat, si le jet est en lame de couteau, mince au milieu et épais aux bords. Parfois le jet dévie en sortant du canal : l'obstacle est alors vers le milieu de la portion pénienne du canal.

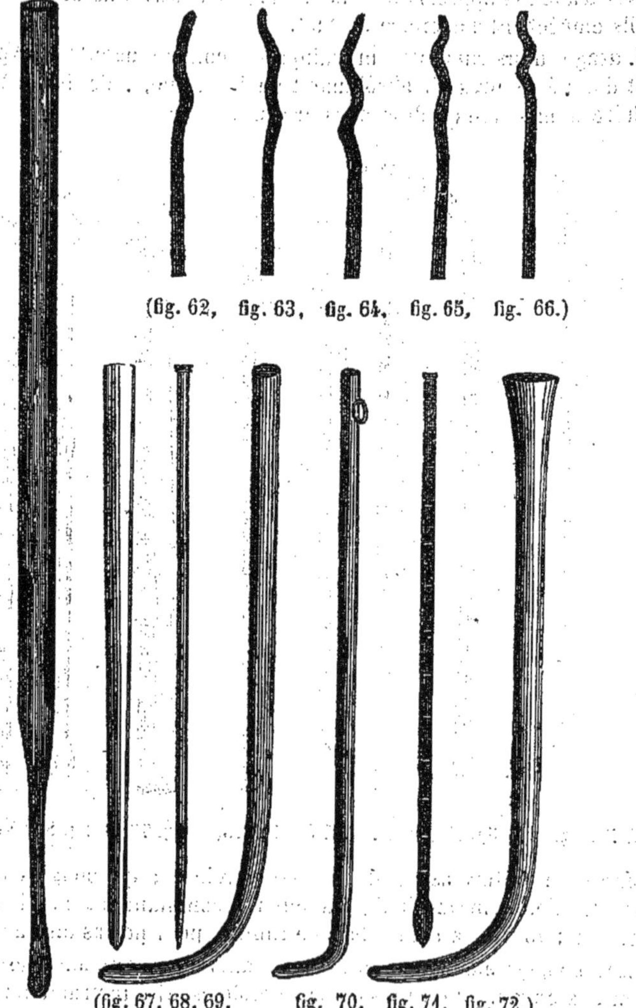

(fig. 62, fig. 63, fig. 64, fig. 65, fig. 66.)

(fig. 67, 68, 69, fig. 70, fig. 71, fig. 72.)

(fig. 61.)

L'urine qui sort goutte à goutte est une preuve certaine d'un fort rétrécissement en rosaire.

Mais le jet d'urine ne donne aucune certitude mathématique; il faut explorer l'intérieur du canal.

Un quatrième précepte *pratique,* également imprescriptible, c'est la possibilité absolue d'arriver, à l'aide de bougies élastiques, à la connaissance exacte des trois points fondamentaux susmentionnés, et, comme corollaire, l'impossibilité absolue d'arriver, avec les instruments métalliques, à aucune appréciation, même approximative, de diagnostic, parce qu'ils empêchent l'exercice du tact.

L'usage d'instruments métalliques, comme agents d'exploration, doit donc être proscrit absolument de la pratique. Ils doivent toujours induire le médecin en de graves erreurs.

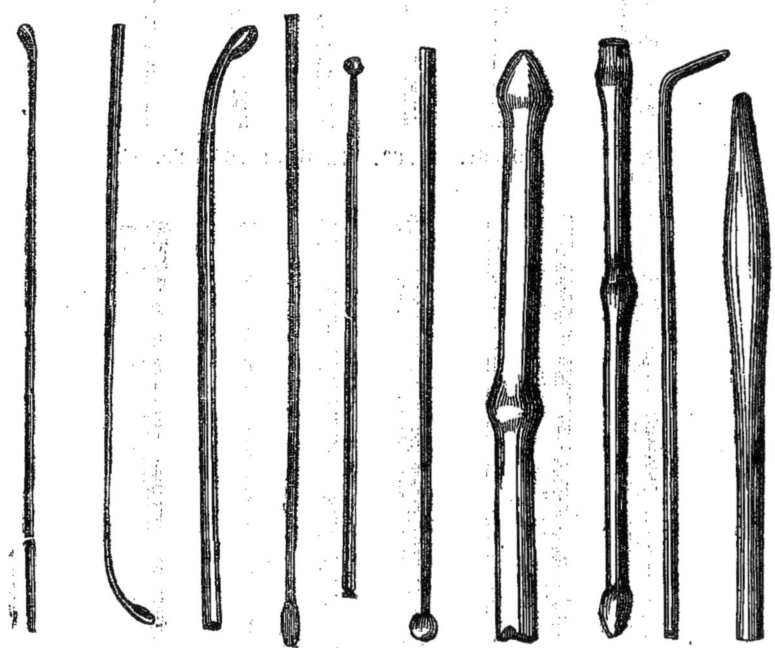

(fig. 73, fig. 74, fig. 75, fig. 76, 77, fig. 78, fig. 79, fig. 80, 81, fig. 82.)

Jadis on faisait usage de porte-empreinte ; de bougies molles en cire, etc., etc. Aujourd'hui, d'aucuns recommandent l'endoscope Désormaux ; tout cela est un bagage inutile, pour ne pas dire autre chose.

Les bougies élastiques, entre les mains d'un praticien exercé, répondent aux exigences de tous les cas possibles. Ces instruments ont, outre l'avantage de servir à l'exploration, celui d'être en même temps les agents de la guérison.

On a imaginé des bougies élastiques de toutes formes et variant de diamètre. Je les exhibe ici en acquit de conscience (voir les fig. 59 et 60, puis les fig. 62 à 95 inclusivement), car j'affirme qu'à part une série de six numéros, la bougie-aiguille faisant le numéro 1 (elle a un quart de millimètre), et la bougie cylindrique de trois millimètres de diamètre, le numéro 6, outre une bougie boutonnée, je ne me trouve jamais dans le besoin ou l'utilité d'avoir recours à aucune autre. Il arrive seulement que les valvules ou godets sont parfois si minces qu'elles échappent à la bougie élastique boutonnée, à laquelle on ne saurait donner une arête bien vive. Pour ce cas exceptionnel et très-rare, j'ai imaginé une bougie métallique double olivaire, pouvant prendre le godet d'avant en arrière et *vice versâ* (voir fig. 96 et 97).

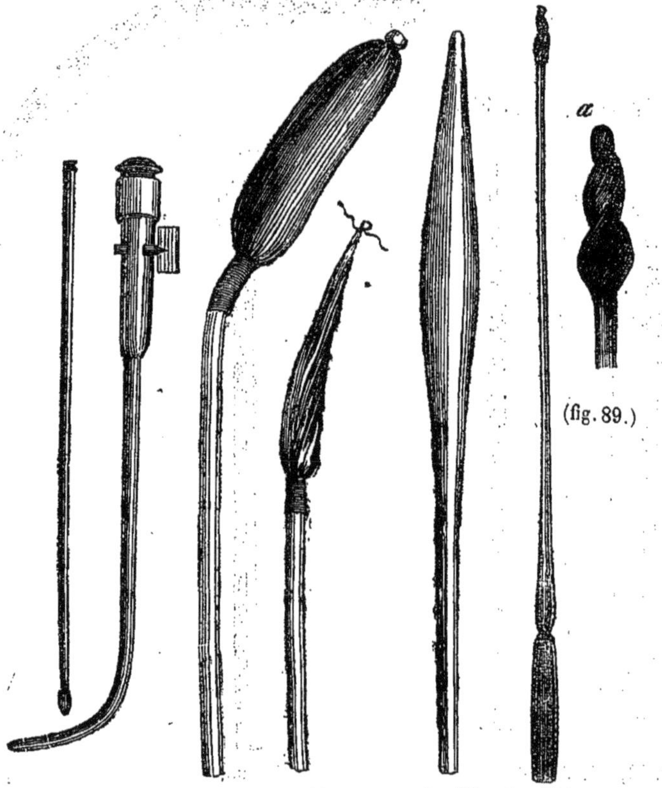

(fig. 89.)

(fig. 83, 84, fig. 85, fig. 86, fig. 87, fig. 88.)

Voici mon procédé opératoire :

Comme dans le cas de cathétérisme, pour obvier à une rétention d'urine, je familiarise d'abord le malade avec les instruments dont je vais faire usage. Je lui en démontre l'inoffensiveté, en même temps que je lui fais comprendre que *l'exploration non-seulement n'occasionne pas la moindre douleur*, mais encore conduit à la constatation mathématique de la nature, du siége et de l'étendue du rétrécissement.

L'exploration accomplie, le malade doit être édifié sur sa maladie autant que le médecin lui-même.

La trousse du chirurgien contient habituellement une sonde en argent ayant de trois à quatre millimètres de diamètre. Outre que pour les motifs susénoncés cette sonde empêche de reconnaître le rétrécissement, elle a encore l'inconvénient grave de pouvoir faire croire, contrairement à ce qui est, qu'il n'existe pas de rétrécissement.

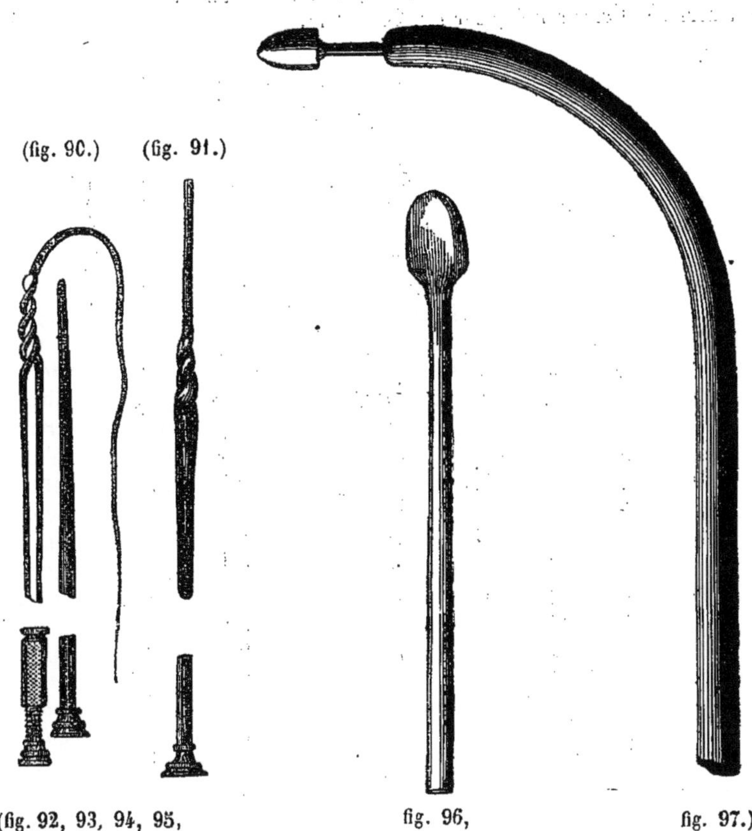

(fig. 90.)   (fig. 91.)

(fig. 92, 93, 94, 95,   fig. 96,   fig. 97.)

Supposons la nécessité d'apprécier la largeur d'une porte d'appartement. Un chien y passe aisément et la croit très-large; un éléphant, au contraire, la trouvera étroite. Pardon de la comparaison. Le médecin qui emploie une sonde de trois à quatre millimètres jugera le diamètre du canal absolument comme le chien; il croira erronément à la non-existence d'un rétrécissement, parce que sa sonde l'a traversé sans rencontrer d'obstacle. Le diamètre normal du canal de l'urètre est de six à sept millimètres. Les exceptions qu'on rencontre sont si rares qu'il ne faut pas s'en préoccuper. En conséquence le canal peut s'être rétréci de trois millimètres et davantage et admettre encore librement une sonde de trois millimètres. Ce mode de procéder à l'exploration du canal pèche donc doublement par sa base.

Règle générale : lorsque le canal est irrité par suite de manœuvres imprudentes, je ne procède à l'exploration qu'après avoir combattu cette irritation. Lorsque celle-ci est au contraire le résultat exclusif du rétrécissement, je n'attends pas une seconde, parce que c'est la guérison du rétrécissement qui fera seule cesser l'irritation. Cependant lorsqu'il n'y a pas urgence, j'essaie, en ce dernier cas, de quelques injections calmantes pendant un jour ou deux avant de procéder à l'exploration.

Je place le malade debout devant moi. J'essaie d'abord, et cela invariablement, d'introduire une bougie boutonnée (voir fig. 96) ayant six millimètres et demi de diamètre. Cette bougie porte en outre un point d'arrêt ou une marque à dix-neuf centimètres de distance à partir de l'olive. J'ai déjà dit que la portion prostatique n'est jamais le siége d'un rétrécissement organique. Or du méat au commencement de la portion prostatique, le canal a approchant dix-neuf centimètres de longueur. En introduisant la bougie jusqu'à dix-neuf centimètres de profondeur, on est sûr de dépasser tous les rétrécissements qui peuvent exister.

Voyez, dis-je au malade, si cette bougie boutonnée pénètre facilement et sans douleur jusqu'au signe qu'elle porte à dix-neuf centimètres de distance de son bouton, ce sera une preuve matérielle qu'il n'existe aucun rétrécissement (la valvule exceptée). Si, au contraire, elle est arrêtée dans son parcours, ce sera un signe qu'il y a rétrécissement.

Supposons-la arrêtée. Après quelques légers efforts qui me permettent de juger le degré de résistance, je saisis la bougie entre les ongles de l'index et du pouce juste au méat, et je la retire. La distance que j'aurai alors entre l'olive et mes doigts sera la profondeur exacte à laquelle le rétrécissement est situé. Je mesure cette distance à l'aide du mètre.

Ce premier fait établi, je passe successivement d'une bougie à une autre en la choisissant chaque fois d'un diamètre inférieur jusqu'à ce que je réussisse à traverser les points rétrécis. Je fais ces diverses épreuves sans user le moindrement de force ou de violence. Je tiens les bougies entre l'index et le pouce le plus légèrement possible. C'est à peine si je parais les toucher.

J'affirme que les résultats que j'ai obtenus ainsi m'ont toujours amplement suffi à déterminer la nature du mal et à me fixer ensuite sur le mode de traitement. Le nombre des cas que j'ai traités en ces dix dernières années s'élève à plus de dix mille.

Je répudie absolument comme inutile toujours, et dangereux très-souvent, tout autre moyen d'exploration, l'endoscope ou uréthroscope Désormeaux très-inclusivement. Celui qui aura acquis un peu de *ta ct pratique* de mon procédé opératoire, brillant tout à la fois par sa simplicité et sa facilité d'exécution, comprendra sans nul effort d'imagination pourquoi j'estime que ce serait faire perdre du temps à mes lecteurs que d'entrer en aucun détail descriptif à leur sujet ou d'accumuler des arguments contre leur emploi.

Non-seulement mon procédé est simple et de facile exécution pour le médecin, mais le malade lui-même en saisit parfaitement le caractère et la portée, et c'est plein de confiance et d'espoir, et à l'abri de toute peur, qu'il s'abandonne ultérieurement au traitement que je juge nécessaire.

Une sérieuse difficulté semblerait cependant devoir se présenter, à savoir comment distinguer si la bougie butte contre un obstacle matériel, une occlusion spasmodique ou bien contre les deux simultanément. Je confesse que le *débutant* se trouvera parfois fort perplexe, surtout lorsqu'il n'a pas sainement apprécié les circonstances commémoratives. Mais sa perplexité ne sera pas de longue durée, attendu que les contractions spasmodiques cessent habituellement aussitôt qu'on a passé une bougie-aiguille dans le canal. Puis la finesse du tact que donne l'habitude permet de juger de la nature du rétrécissement de la façon même dont la bougie butte contre l'obstacle et est ensuite repoussée par lui. Je ne m'y trompe jamais.

C'est le même procédé d'exploration que j'emploie pour la constatation des diverses altérations que j'ai signalées à propos de la masturbation.

Dans les rares cas où la bougie boutonnée élastique pénètre librement dans le canal et s'en retire de même, alors que j'ai des motifs (goutte militaire) de soupçonner l'existence d'une valvule, je pousse immédiatement à l'exploration par ma bougie métallique double olivaire.

Du traitement des rétrécissements urétraux.

Quatre points fondamentaux que j'ai convertis en préceptes pratiques dominent la situation : 1° l'emploi des bougies élastiques exclusivement ne peut jamais conduire à une guérison radicale ; 2° les bougies métalliques seules procurent une guérison absolue radicale ; 3° l'emploi des

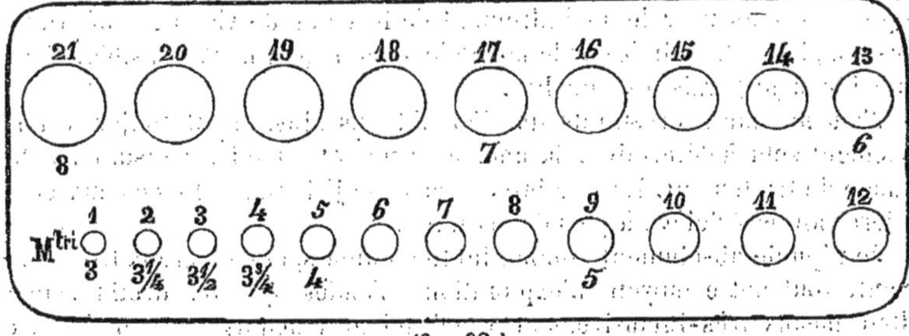

(fig. 98.)

premières doit toujours précéder celui des secondes : c'est ce que j'appelle le *traitement de tolérance* ; 4° on ne doit, il est même absolument
défendu d'user de violence et de vouloir aller vite ; 4° le malade n'est

réputé guéri que lorsqu'il sait lui-même s'introduire dans l'urètre une bougie métallique répondant au diamètre normal du canal, avec aussi peu de façon et sans plus de souci que s'il s'agissait de la mettre en poche. Ce numéro normal porte le n° 15 de ma filière (voir fig. 98).

Quelques mots d'éclaircissements d'abord sur quelques-uns de ces quatre points fondamentaux.

Lorsqu'on arrive auprès d'un malade dont le canal est fort enflammé, il faut agir absolument comme je l'ai dit à propos de l'exploration.

Excepté la bougie-aiguille, aucune bougie ne doit jamais être poussée jusque dans la vessie. Dans les cas graves, on peut laisser la première à demeure dans le canal pendant quelques heures. Il n'y a pas le moindre inconvénient qui en puisse survenir. Le malade urine ordinairement le long de l'instrument. Dès que sa présence irrite le canal ou agace le malade, on la retire. Les figures 99 et 100 indiquent un moyen simple et facile de fixer cette bougie dans le canal.

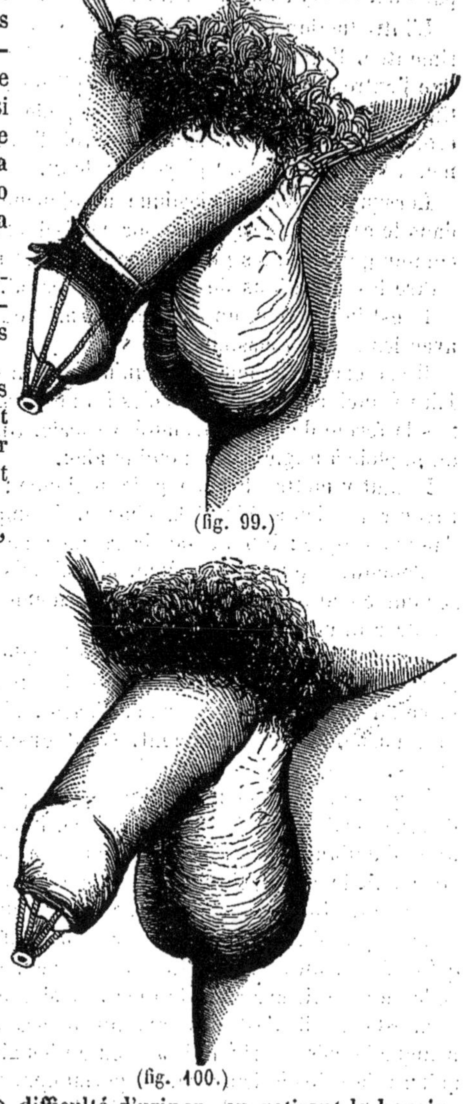

(fig. 99.)

(fig. 100.)

Quelque grande que fût la difficulté d'uriner, en retirant la bougie-
aiguille, le malade urine immédiatement avec une facilité surprenante ;
aisément il se croirait guéri.

— Dès qu'on passe à une bougie d'un diamètre supérieur à celui de la bougie-aiguille, le séjour de cette bougie dans le canal ne peut plus dépasser une durée de dix minutes une fois par jour. On commence par une, deux, trois minutes, et ainsi de suite chaque jour.

L'introduction de la bougie-aiguille exige en général une main expérimentée. Il arrive fréquemment, lorsqu'on n'a pas le toucher délicat, que l'extrémité butte contre un repli de la muqueuse, et si l'on continue à la pousser en avant, elle se ploie. Il est des fois qu'alors qu'on croit s'avancer dans le canal, on voit l'extrémité vésicale reparaître au méat, la bougie s'étant ployée en deux.

Lorsqu'une bougie élastique a séjourné pendant quelques minutes dans le canal, elle se moule sur celui-ci, et en la retirant elle a conservé comme qui dirait les plis du terrain. C'est un moyen certain de reconnaître les déviations de direction du canal.

Il est impossible, en suivant ma méthode, de faire une fausse voie avec les bougies élastiques.

Il est excessivement rare qu'une main exercée ne parvienne pas à faire franchir tous les obstacles à une bougie-aiguille. On varie quelque fois la forme de son extrémité vésicale. On la roule en spirale ou bien on la ploie à angle plus ou moins aigu.

Il faut y mettre beaucoup de patience ; il n'est pas rare de devoir revenir plusieurs fois à la charge. Il importe de ne pas y mettre de l'amour-propre ; il faut savoir reculer au besoin la réussite jusqu'au lendemain, à plus tard même. J'y ai mis souvent plusieurs jours, en recommençant chaque jour avec la même patience. Il faut savoir ne montrer ni ennui ni dépit.

Il faut toujours faire choix d'une bougie élastique qui soit d'un diamètre inférieur à celui du degré de dilatation acquise. Dès qu'on use de force ou de violence, le canal s'irrite, s'enflamme et se gonfle, et il faut suspendre le traitement. C'est ensuite à recommencer plus ou moins.

La plus grosse bougie élastique qu'on puisse employer ne peut jamais dépasser trois millimètres de diamètre. Lorsqu'on va au delà, on obtient une dilatation factice ; bientôt il faut user de force pour introduire l'instrument, le canal s'irrite, s'enflamme et se gonfle. Il faut cesser le traitement. Du jour au lendemain cette dilatation factice disparaît, le canal reprend son diamètre rétréci primitif, c'est à recommencer. Quoi qu'on fasse, on arrive sans cesse au même résultat fâcheux, le malade se lasse et finit par abandonner le traitement. Heureux, cent fois heureux est-il, s'il n'est pas survenu de graves complications, ce qui ne manque jamais d'arriver si, au lieu de bougies, on a employé des sondes qu'on a laissées à demeure, en permanence, dans la vessie.

— Immédiatement après avoir retiré la bougie, on fait une injection calmante dans le canal. On répète ces injections plusieurs fois dans la journée, et, le plus souvent que faire se peut, chaque fois que le malade a uriné. J'appelle cela balayer le canal, afin d'empêcher que l'urine n'y séjourne et ne continue à l'irriter.

Dans les cas simples je recommande l'eau froide, ou bien une décoction de têtes de pavots blancs, avec ou sans un peu de laudanum.

Ce traitement s'appelle *traitement de tolérance*; il prépare la voie aux bougies métalliques, tout en soulageant déjà énormément le malade. Sa durée est ordinairement de huit à quinze jours. On l'abandonne lorsque le n° 6 élastique s'introduit facilement et se tolère sans douleur pendant dix minutes chaque jour dans le canal.

Il n'est pour le malade aucun régime particulier à suivre, ni d'autre recommandation à lui faire que celle de ne commettre aucun excès. Hors de là, s'il vit modérément en toutes choses, il peut vivre de sa vie ordinaire, le commerce sexuel, cela va de soi, étant seul prohibé.

Soit dit en passant, il ne faut jamais introduire une bougie ni aucun instrument dans le canal sans s'être assuré de leur parfait état de conservation et d'intégrité. La bougie élastique doit être souple sans être flasque. L'extrémité vésicale doit être bien lisse et un peu conique. Avant de les introduire, on les enduit d'huile d'olive ou d'amandes douces ou bien de cérat simple.

Les bougies en gutta-percha sont d'un emploi dangereux à cause de leur friabilité. Elles se rompent fréquemment. J'ai été appelé plus d'une fois à en extraire des fragments restés dans la vessie.

Autre observation: Lorsqu'on laisse une bougie à demeure pendant quelques minutes dans le canal, il ne faut jamais l'abandonner à elle-même, car la vessie aspire l'instrument, et celui-ci y pénètre aisément. Que le lecteur se rappelle seulement la double histoire de l'huissier de cabinet, que j'ai rapportée dans le chapitre relatif à la masturbation.

Quelle que soit la nature du rétrécissement, le procédé opératoire est toujours le même, avec cette seule différence que dans les cas graves, on doit procéder par petites portions.

Les *déviations* de direction se traitent absolument comme les rétrécissements.

Le degré de dilatation méthodiquement obtenu suivant ma méthode ne se perd plus, dût-on suspendre le traitement pendant quelques jours pour un motif quelconque. Il arrive même très-fréquemment que tel numéro qui passait facilement un jour n'y passe plus le lendemain. Ceci est dû au travail de réaction qui s'opère dans le canal et qui est accompagné de gonflement de la muqueuse; mais ce gonflement disparaît promptement, et, étant disparu, le canal est ouvert autant qu'il l'était auparavant. Ce phénomène peut se reproduire en tout état de cause et à toutes les époques du traitement, et surtout pendant l'emploi des bougies métalliques.

Il est rare aussi qu'il ne se produise pas un écoulement muco-purulent plus ou moins abondant. Il atteint parfois les proportions d'une blennorrhagie du second degré. Cet écoulement est tout au bénéfice du malade ; il contribue à la fonte, si je puis m'exprimer ainsi, des tissus qui constituent le rétrécissement. La guérison radicale s'obtient même beaucoup plus difficilement dans le cas où cet écoulement ne se manifeste pas.

Cet écoulement exige tout au plus la suspension du traitement pendant quelques jours.

Dans tous les cas où, avant d'entreprendre la cure, il existait depuis longtemps un écoulement muco-purulent, il est prudent de faire simultanément un traitement dépuratif général pour les motifs que j'ai fait connaître plus haut.

Aussitôt que le traitement de tolérance est accompli, on passe à la dilatation méthodique du canal au moyen des bougies métalliques.

Ma série compte vingt et un numéros. Il y a une différence d'un quart de millimètre d'un numéro à un autre. Mon numéro 1 (voir fig. 98) mesure trois millimètres. Il est excessivement dangereux d'introduire dans le canal des instruments métalliques d'un diamètre inférieur, car on fait facilement avec elles des fausses routes, quelle que soit l'habileté de l'opérateur. D'ailleurs il n'existe jamais ni nécessité, ni même utilité de leur emploi. Le plus fort numéro de ma filière porte le n° 21 et mesure huit millimètres de diamètre. Le n° 15 représente le numéro normal du diamètre du canal. Il mesure six millimètres et demi.

Mes bougies métalliques sont traversées d'une cheville à dix-neuf centimètres de distance de leur extrémité vésicale. Chacune d'elles porte son numéro d'ordre gravé sur l'extrémité opposée. Leur courbure est moyenne entre celle de la sonde dite à béquille et celle de la sonde de la trousse de chirurgien.

Il ne faut jamais oublier de les chauffer un peu dans la main avant de les introduire dans le canal. Le froid du métal provoquerait des spasmes. On les enduit préalablement d'huile ou de cérat.

Règle générale et sans exception. On ne peut jamais introduire une bougie ou une sonde métallique dans le canal, sans avoir préalablement exploré celui-ci à l'aide de bougies élastiques. C'est ce que j'appelle *dresser l'état des lieux.* Chez le malade pusillanime et sujet à des contractions spasmodiques, il ne faut même jamais introduire une bougie métallique sans avoir préalablement passé une bougie élastique dans le canal et l'y avoir laissée deux ou trois minutes, davantage même suivant le cas.

On ne peut passer d'un numéro plus faible à un numéro plus fort que lorsque le premier se retire du canal sans que l'opérateur éprouve de la résistance.

Ce n'est qu'exceptionnellement qu'on passe deux numéros plus forts le même jour. On a presque toujours à s'en repentir. Vouloir aller vite, c'est reculer.

On débute à chaque séance par un ou deux numéros qui précèdent le plus fort qu'on a introduit la veille.

A moins que le malade ne soit d'une excessive pusillanimité, on l'opère debout devant soi.

L'opérateur qui introduit un doigt dans l'anus pour diriger la bougie, témoigne par ce fait même de son extrême ignorance.

Une bougie métallique ne doit jamais séjourner plus d'une minute dans le canal.

Si l'on me demandait maintenant comment, à l'aide d'un si court séjour de l'instrument dans le canal, la dilatation peut se produire, je pourrais me borner à répondre : le fait existe, il est constant ; la pratique le démontre chaque jour à toute évidence, et cela doit suffire. Le comment n'importe guère au médecin ou au malade, et à celui-ci moins encore qu'à celui-là. C'est parce que le médecin est toujours à la recherche du *quo modo*, espèce de pierre philosophale ou quadrature du cercle qu'il perd l'esprit d'observation. Au lieu de guérir, il raisonne ; d'aucuns diraient peut-être qu'il déraisonne. *Quos vult perdere Deus dementat!*

Mais, dans l'espèce, l'explication est simple. Il n'y a rien de phénoménal.

Dans toute maladie, le principe de guérison repose sur deux faits fondamentaux : premièrement, l'application d'agents stimulants sur un tissu organique y provoque une réaction ; l'énergie vitale en augmente, redouble, quadruple ; secondement, dans toute lutte contre un mal, la nature tend toujours à revenir à son état normal (*molimen naturæ ; vis medicatrix naturæ*). Tout le secret de l'Art de guérir consiste à savoir favoriser ou au moins ne pas empêcher les efforts de la nature.

C'est sur ce même immuable principe que repose la cure des rétrécissements de l'urètre.

En passant avec un corps étranger sur le tissu rétréci ; en exerçant une compression sur lui, de si peu de durée que cela soit, en raison probablement de son extrême sensibilité, il s'établit à l'instant une réaction, dont le résultat final est la fonte des tissus malades et le retour à l'état normal. Ce phénomène explique pourquoi les bougies métalliques ont seules le privilége de procurer une guérison radicale. Les bougies élastiques, au lieu d'exercer une pression sur le tissu malade, en reçoivent au contraire une elles-mêmes ; juste l'opposé des bougies métalliques.

Exercez pendant quelque temps une compression sur un membre, vous verrez bientôt celui-ci s'amaigrir, se fondre en quelque sorte.

La physiologie, en expliquant l'absorption interstitielle, donne parfaitement raison de ce phénomène. J'y renvoie tout lecteur désireux de plus amples détails.

Sous une main exercée, le traitement, d'après ma méthode, suit son parcours, si je puis m'exprimer ainsi, comme une lettre à la poste. Les petites tribulations qui peuvent survenir sont de peu d'importance et ne présentent jamais le moindre danger. Je les appelle des *orages d'été*.

Comme tels, ils passent habituellement d'eux-mêmes. Je vais néanmoins les signaler.

Ils sont au nombre de quatre : 1° l'*hémorrhagie* ; 2° la *fièvre froide* ; 3° la *strangurie* ; 4° l'*orchite*.

Il y a trois causes d'hémorrhagie.

a. — Le simple frottement de l'instrument sur la paroi urétrale peut déterminer un suintement sanguinolent.

b. — En passant d'un numéro à un autre plus fort, on exerce nécessairement une certaine pression sur les tissus, une espèce de dilatation forcée, et conséquemment une distension du tissu vasculaire, d'où il peut résulter un écoulement de sang plus ou moins abondant, mais jamais, au grand jamais, au point de pouvoir inspirer des inquiétudes.

Je ne me suis jamais trouvé dans l'obligation d'avoir recours à aucun moyen pour le faire cesser ; il s'arrête spontanément. Il fait d'ailleurs, en bien des cas, l'office d'une application de sangsues, et prévient l'irritation.

c. — Deux fois, dans ma longue carrière, j'ai rencontré le cas d'une rupture d'un petit vaisseau artériel, donnant lieu à une hémorrhagie qui effraya les malades. La première fois, c'était chez le n° 1880, caporal des pompiers à Bruxelles ; et l'autre fois, chez le n° 4180, employé à la préfecture de Milan. Dans les deux cas, ce qu'il y a eu de plus singulier, c'est que l'hémorrhagie s'est reproduite plusieurs fois après plusieurs jours d'intervalle.

Il y a un moyen aussi simple que prompt et efficace d'arrêter cette perte de sang, à savoir : la compression.

Lorsque le siége de l'hémorrhagie est dans la portion pénienne du membre viril, on n'a qu'à presser celui-ci entre les doigts, et le sang cesse de couler. Au bout de quelques minutes, on peut cesser la compression.

Lorsque le siége de l'hémorrhagie répond à la région périnéale, le malade s'assied à cheval sur le bras d'un fauteuil, et, encore une fois, l'écoulement du sang cesse d'emblée.

J'ai pleinement réussi de cette façon dans les deux cas ci-dessus.

La *fièvre froide* ou *algide* ressemble à un orage qui frappe parfois le malade comme d'un coup de foudre. Cet orage peut survenir à toute époque du traitement, et, quoi qu'on fasse, il survient inopinément au moment même où le malade y pense le moins. Il se plaint tout à coup de froid ; des frissons se manifestent, suivis bientôt de plus ou moins de douleurs de tête. On l'appelle fièvre froide. Elle dure de quelques minutes à une heure, rarement plus longtemps. La réaction se déclare, il survient une abondante transpiration, puis le tout rentre dans l'état normal.

Je n'ai jamais prescrit autre chose que le repos, la diète et le thé chaud à l'anglaise ou quelque autre boisson chaude au choix du malade. Il faut suspendre le traitement pendant quelques jours. Comme un orage auquel je l'ai comparée, cette fièvre se dissipe d'elle-même. Elle survient rarement deux fois dans le cours du traitement ; cependant, ce n'est pas impossible, à moins que le malade ne prenne du sulfate de quinine. En ce cas, le retour de la fièvre est certain.

N° 5124, major aux chasseurs carabiniers, en garnison à Anvers, vint à

Bruxelles pour se faire guérir d'un rétrécissement invétéré du canal de l'urètre. Selon mon habitude, je prévins le major des petits orages dont il était menacé, et notamment de la fièvre. Oh! pour celle-ci, s'écria-t-il, j'ai habité les polders, la fièvre a peur de moi.

Au bout d'un mois, le major était parfaitement guéri, et retourna à Anvers muni d'une bougie métallique n° 15. Trois jours après son retour, le major fut pris d'un fort accès de fièvre froide. Le médecin du régiment intervint, et le major avala le même jour une forte dose de sulfate de quinine.

Un mois après, je reçus un télégramme qui m'appela à Anvers; le major était dans un état si déplorable qu'on craignait pour ses jours. Depuis qu'on lui avait administré du sulfate de quinine, et il n'avait pas cessé un seul jour d'en prendre, il était travaillé par la fièvre à en tuer un bœuf, comme on disait autour de lui.

Le major n'avait osé rien dire à ses médecins du traitement qu'il suivait, et malheureusement il avait continué l'introduction journalière de la bougie métallique. Ce n'est que lorsqu'il se sentit quasi en danger de mort qu'il fit l'aveu de la cure qu'il suivait sous ma direction.

En arrivant auprès de lui, je lui ordonnai de suspendre l'introduction de la bougie pendant quelques jours, et lui prescrivis du thé. Naturellement, il ne fut plus question de sulfate de quinine. Trois jours après, le major était convalescent.

Il est à observer que cette fièvre survient moins fréquemment par le fait du traitement que par celui de l'existence d'une affection des voies urinaires. J'ai rencontré une masse de malades qui avaient pris inutilement des boisseaux de sulfate de quinine.

Cette fièvre ne cesse qu'à la guérison de l'affection urinaire.

La *strangurie* est un besoin incessant d'uriner sans presque y pouvoir satisfaire. Le malade lâche à peine quelques gouttes d'urine à la fois, et au lieu d'en être soulagé, il éprouve au contraire un besoin plus vif d'uriner. Il n'est pas rare de voir des gouttes de sang se mêler à l'urine. Cette strangurie est ordinairement occasionnée par des manœuvres imprudentes de cathéterisme, lesquelles provoquent l'extension de l'inflammation de la muqueuse urétrale au col de la vessie.

Que je dise en passant, cependant, que la strangurie peut encore être déterminée par une cause toute différente. En effet, il n'est pas rare qu'elle soit due à une répercussion du virus blennorrhagique.

Cette répercussion arrive ordinairement à la suite de l'emploi intempestif de copahu à l'intérieur ou d'injections astringentes prématurées.

Pour peu que le mal se déclare fortement, il faut de suite recourir simultanément au traitement dépuratif général et à des moyens locaux. Il ne faut point le négliger, car il gagne rapidement la vessie et y provoque le catarrhe.

L'ancienne méthode de traitement, en raison du séjour des instruments dans la vessie, provoquait la strangurie dans neuf cas sur dix. C'était l'un des motifs pour lesquels il fallait si souvent renoncer à la cure et abandonner le malade à son mal. Par ma méthode, au contraire, la strangurie est une très-rare exception. Je me borne ordinairement à la suspension momentanée du traitement, à des bains de siége calmants (eau froide pendant une heure) et à des boissons rafraîchissantes.

Mais lorsque la strangurie est due à la répercussion du virus ou à des manœuvres violentes et surtout au séjour de sondes dans la vessie, il faut immédiatement instituer un traitement local très-énergique. Il consiste en des applications alternées de sangsues tantôt à l'anus, tantôt au périnée, en y provoquant un fort écoulement de sang, après la chute des sangsues, au moyen de bains de siége chauds prolongés ; en des lavements calmants fréquemment répétés (décoction de têtes de pavots) ; en frictions avec une pommade calmante au périnée ; et enfin en légers laxatifs, diète absolue, force tisane des pauvres et repos. Ainsi énergiquement combattue, elle ne dure guère plus de deux à trois jours.

L'*orchite* ou inflammation des testicules est une affection qui est en tous points le pendant de la strangurie ; il n'y a que le siége du mal qui soit déplacé. Elle donne lieu aux mêmes observations et exige le même traitement. J'en parlerai en détail dans le chapitre des maladies des testicules. Je ferai seulement observer ici qu'on suspend momentanément le traitement lorsque l'orchite est due à une extension d'irritation. Je dirai encore ici que la douleur, quelquefois très-intense, est le point culminant de l'affection, le seul à peu près dont il faille se préoccuper. Heureusement qu'à sa violence on peut opposer un moyen quasi spécifique, aussi prompt qu'efficace, à savoir : une forte application de sangsues suivie de cataplasmes émollients. La douleur ayant disparu, il ne faut point s'inquiéter du gonflement, lequel est parfois énorme, et on peut, au bout de trois à quatre jours, reprendre le traitement, sauf à porter un suspensoir et à appliquer des compresses d'eau froide sur le testicule malade ; je dis testicule au singulier, parce qu'ils s'affectent très-rarement tous les deux à la fois.

Il se peut encore qu'il survienne pendant le traitement le plus sagement conduit une rétention d'urine momentanée. Elle peut dépendre de trois causes différentes : 1° d'un caillot de sang qui s'est formé dans le canal et en obstrue le passage ; 2° d'un gonflement inflammatoire de la muqueuse ; et 3° d'un spasme du canal ou du col de la vessie. Signaler ces trois causes, c'est faire connaître les moyens de combattre la rétention. En aucun cas, elle ne dure longtemps. Elle se dissiperait même spontanément, ne fût-ce la peur qu'elle inspire au malade et lui fait réclamer l'intervention du médecin.

De l'anneau au méat.

Les premiers ouvrages qui parurent en Europe sur la *lithotritie* étaient dus à deux célèbres praticiens spécialistes de Paris, feu MM. Civiale et Leroy d'Etiolles. En lisant leurs précieux écrits, je fus frappé d'étonnement de ce qu'ils signalèrent chaque fois la singulière circonstance d'avoir eu à *débrider le méat,* afin de permettre la facile introduction d'instruments de gros calibre, alors qu'au début du canal le calibre est plus fort que plus avant.

Chez plusieurs de mes malades je fus assez longtemps fort surpris que tout en ayant pu introduire un jour un numéro de fort calibre, j'étais obligé le lendemain de descendre de plusieurs numéros, en suite d'une opiniâtre résistance que j'éprouvais à l'entrée du canal, alors que je sentais celui-ci largement ouvert un peu au delà. Je ne tardais pas à m'apercevoir qu'il s'était formé là une espèce d'anneau fibreux dont le caractère dominant était l'*élasticité.* Bien des fois il m'arriva de passer successivement jusqu'au numéro 21, et une heure plus tard le numéro 10 se trouvait empêché comme s'il s'était trouvé devant un mur.

C'est un véritable *anneau élastique* qui rappelle la bande de fermeture élastique d'un porte-monnaie.

Dans le principe j'essayai vainement tous les moyens de dilatation imaginables. Je suis allé jusqu'à laisser une canule de dix millimètres à demeure pendant plusieurs jours. Rien n'y fit. Vingt-quatre heures après avoir retiré la canule, c'était à recommencer comme si je n'avais rien fait!

Quelle est la cause présumable de la formation de cet anneau ?

En me remémorant que feu MM. Civiale et Leroy d'Etiolles avaient très-fréquemment dû débrider le méat chez des calculeux, je crus pouvoir m'expliquer ce phénomène.

Le calculeux sent continuellement un prurit quasi insupportable au gland et notamment au méat urinaire. Il n'éprouve du soulagement qu'en comprimant le gland entre les doigts. D'où il résulte qu'il exerce une pression constante sur cette partie, pression qui, à la longue, donne naissance à un rétrécissement d'un caractère particulier.

J'ai continué mes observations sous l'empire de cette idée, et je n'ai pas tardé à découvrir que cet anneau se formait très-fréquemment chez les masturbateurs et chez ceux qui avaient longtemps pratiqué des injections intra-urétrales. Lorsqu'il n'existe pas encore, il ne manque jamais de survenir chez ces derniers, s'ils se sont plus ou moins masturbés à un âge peu avancé. Il y a prédisposition, comme on dit.

Chez le masturbateur, phénomène aussi curieux qu'important, l'existence de cet anneau constitue, *ipso facto,* neuf fois sur dix, une cause matérielle d'impuissance. En outre, cet anneau est très-souvent le point de départ d'autres rétrécissements le long du canal. J'ai déjà dit qu'un premier rétrécissement en détermine un second, celui-ci un troisième, et ainsi de suite. C'est le rosaire dont j'ai déjà parlé.

Quoi qu'il en soit, l'anneau existant, il faut s'appliquer à le détruire immédiatement.

Tous les moyens connus de dilatation sont inefficaces. Il faut absolument avoir recours à l'incision. Avant moi, on faisait l'incision sur la paroi inférieure seulement du canal, à l'aide d'un bistouri ou d'un urétrotome à une lame. En jetant un coup d'œil sur les fig. 101 et 102, on aura une idée exacte du procédé opératoire.

Je ne dirai pas que l'opération soit difficile, la seconde surtout, mais elle est désagréable à faire chez un malade un tant soit peu pusillanime. Ce n'est pas tout encore. En dix cas elle échoue huit fois complétement, et dans les deux autres on n'obtient qu'un résultat incomplet et momentané.

Il faut couper l'anneau en deux points *antipodiques*, en haut et en

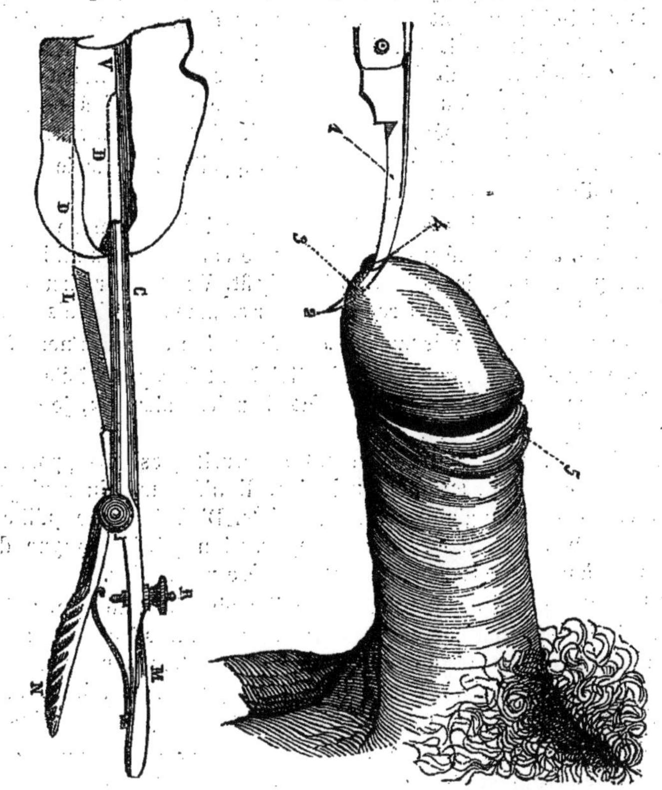

(fig. 101.)   (fig. 102.)

bas. A cet effet, j'ai imaginé un petit urétrotome caché à double lame (voir figures 103 et 104). Je l'appelle *diablotin*, parce que ordinairement je n'informe pas le malade de mon dessein de couper l'anneau.

J'introduis mon diablotin sans en rien dire ; s'il le voit, le malade s'imagine que c'est un instrument de mensuration ; au besoin je le lui fais accroire. L'instrument étant introduit, j'écarte les lames ; le malade fait un mouvement de recul, moi je fais faire en même temps un mouvement de retrait à l'instrument, et en un clin d'œil l'opération est faite à peu près sans qu'il s'en doute. J'introduis alors une canule (voir figure 103) ; si elle entre facilement tout entière, c'est un signe que l'opération est bien faite et le succès assuré. La canule a neuf millimètres de diamétre, ce qui veut dire que l'écartement des lames doit être de neuf millimètres et demi à dix millimètres.

Il n'y a jamais de perte de sang dont il faille se préoccuper. En tout cas on peut la faire cesser à volonté, en comprimant légèrement le gland entre le pouce et l'index.

Afin d'empêcher que par la trop prompte cicatrisation le diamètre du canal ne se rétrécisse, on introduit la canule pendant quelques jours, matin, midi et soir, d'abord; puis matin et soir, et

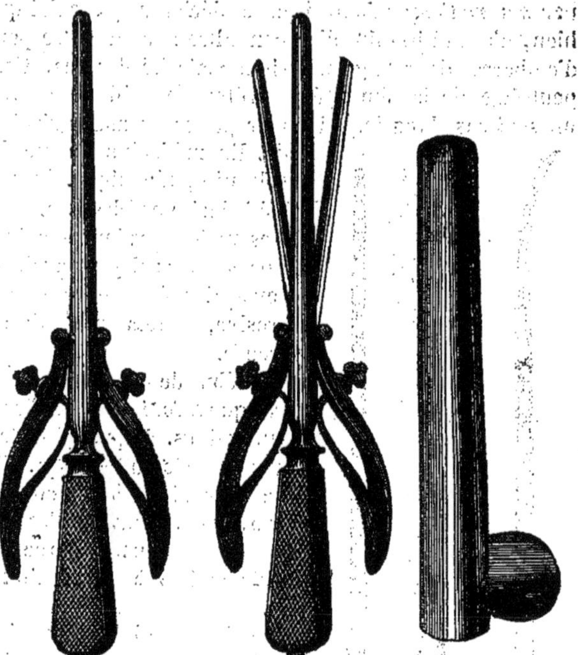

(fig. 103.)   (fig. 104.)   (fig. 105.) *

enfin une fois par jour. Dans le principe, cette introduction est suivie d'une petite perte de sang ; elle finit par n'en plus occasionner.

Il est rare qu'après l'opération il n'y ait un peu de douleur en urinant. Le malade pusillanime n'a qu'à introduire chaque fois la canule, l'urine ne passera plus sur la plaie, ce qu'en tous les cas elle peut faire sans le moindre inconvénient.

Rien n'est absolu en médecine. J'ai parfois rencontré l'anneau beaucoup plus profondément. Le procédé opératoire est le même. J'ai à cet effet des diablotins de différentes longueurs. Il est entendu que lorsque l'anneau est situé plus profondément, dès que l'opérateur sent qu'il est incisé, il continue à retirer l'instrument, mais fermé.

Le diablotin est muni d'une vis de pression pour chaque lame, à l'aide de laquelle on peut à volonté ne faire agir qu'une seule lame.

---

* Ces trois instruments sont de grandeur naturelle.

Quelques mots sur les principaux procédés opératoires anciens et nouveaux.

Les milliers de cas de guérison complète, absolue, que j'ai obtenus par *ma méthode* m'autorisent à déclarer que celui qui la connaît très-bien, n'a nul besoin d'en connaître aucune autre pour savoir se tirer d'embarras dans la grandissime majorité des cas. Cependant ce serait peut-être de la témérité de prétendre qu'il ne se rencontrera jamais un seul cas dans lequel on ne puisse au moins s'aider d'un autre procédé. En médecine on ne doit jamais être ni absolu ni systématique. Ces motifs m'ont déterminé à écrire ce chapitre.

Les anciens avaient imaginé des bougies *médicamenteuses* ; il y en avait de diverses sortes, on en avait même qui contenaient une substance corrosive, et notamment du précipité rouge de mercure.

Au début de ma carrière j'en fis grand usage, parce que *théoriquement* elles promettent monts et merveilles. Depuis plus de vingt ans je n'y ai plus jamais eu recours, d'abord parce que devant les laisser à demeure dans le canal elles y provoquent souvent des inflammations violentes, puis et surtout parce qu'elles ne faisaient jamais arriver à un résultat satisfaisant complet.

Les figures 85 et 86 représentent une bougie terminée par une petite vessie. Lorsque son extrémité est en contaet avec le rétrécissement, on y insuffle de l'air ou on y injecte de l'eau, et elle grossit. C'est superbe en théorie ; en pratique c'est tout simplement un rêve.

La figure 87 représente une bougie élastique à ventre. J'ai déjà fait connaître l'inutilité et le danger de l'emploi de bougies élastiques ayant plus de trois millimètres de diamètre.

Les figures 89, 91, 92, 93, 94 et 95 représentent des bougies à spirale qui sont censées pouvoir se dérouler devant la partie rétrécie. Encore un rêve !

En 1852 on fit grand bruit à Londres d'un moyen de dilatation mécanique imaginé par M. *Wakley*, chirurgien du *Free royal hospital.* Je me rendis incontinent à Londres.

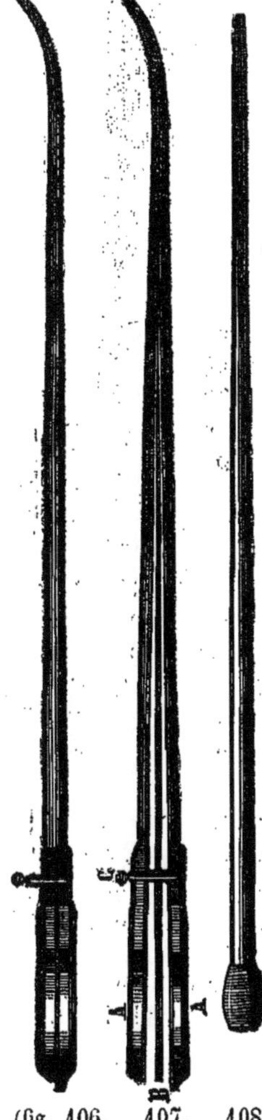

(fig. 106, 107, 108.) L'invention du chirurgien Wakley consistait à introduire *à tout prix* un conducteur métallique, conique et aigu, dans la vessie. Sur ce conducteur on glissait ensuite successivement des bougies métalliques cylindriques allant méthodiquement en grossissant. Les figures 106, 107 et 108 représentent l'instrument dont M. Wakley faisait usage. Sa vue seule, heureusement, est capable d'inspirer un salutaire effroi pour le faire repousser par le malade. Le nº 106 représente l'instrument qu'on doit pousser jusque dans la vessie. Le nº 108 est un cylindre qu'on pousse sur l'aiguille, guide (B) du nº 107. AA démontre l'écartement des lames ou conducteur.

J'ai vu M. Wakley à l'œuvre ; il a réussi à opérer de dangereuses lacérations du canal et rien de plus.

A propos de cet instrument, comme à propos de tous ceux du même genre, y compris celui de feu *Reybard*, de Lyon, auquel l'Académie accorda un prix Argenteuil, je ferai observer que le simple bon sens devrait les faire répudier par quiconque possède un tant soit peu de pratique en ce qui concerne le traitement des rétrécissements de l'urètre. En effet, lorsqu'on est parvenu, de gré ou de force, à introduire dans le canal un instrument cylindrique métallique comme ceux qui, dans l'espèce, servent de guides et qui ont au moins cinq à six millimètres de diamètre, quelle nécessité peut-il encore exister à avoir recours à des moyens de dilatation extraordinaires ? Toutes les fois que je réussis à introduire à fond une simple bougie-aiguille élastique, je me félicite et mon malade aussi, car pour moi c'est un homme guéri. Passer de la bougie-aiguille élastique au nº 21 métallique, ce n'est plus qu'une simple question de temps, quelques jours à peine ! Il y a plus : après avoir passé les deux ou trois premiers numéros métalliques, je confie volontiers le restant de la cure au malade lui-même, s'il possède la série d'instruments nécessaire.

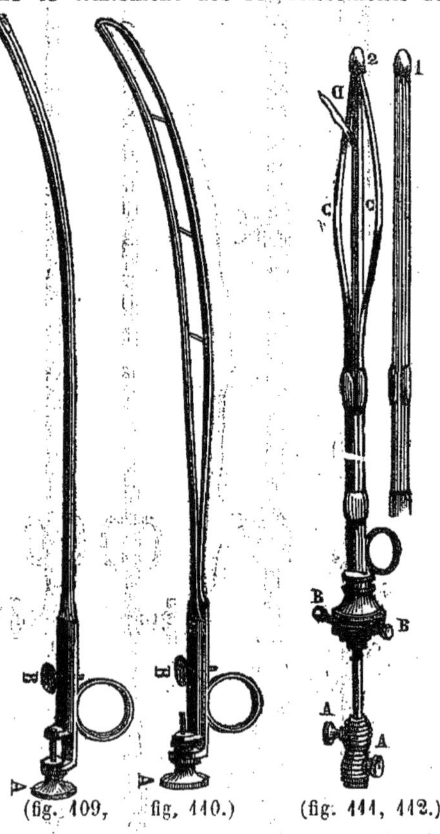

(fig. 109, fig. 110.)   (fig. 111, 112.)

D'autres praticiens modifièrent le procédé Wakley en faisant, au moyen d'une vis de pression, se détendre l'instrument une fois qu'il était parvenu dans la vessie. Voyez, comme échantillons de l'espèce, les figures 109, 110, 111 et 112. Le dernier est celui de Reybard de Lyon. Outre la dilatation, il incise l'urètre à l'aide d'une lame cachée qu'on fait jouer à volonté. Je reviendrai sur ce dernier point, et je démontrerai que, sous ce rapport, cet instrument est toujours dangereux, jamais utile et encore moins nécessaire.

Après les moyens de *dilatation mécanique forcée*, viennent les *scarifications*, les *incisions* et la *cautérisation*.

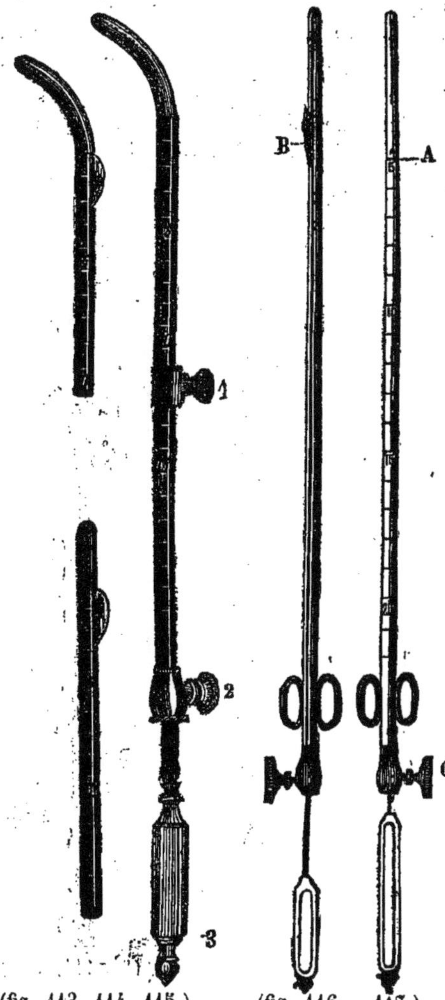

(fig. 113, 114, 115.)   (fig. 116, 117.)

Les scarifications, dont le nom seul indique le caractère, se font au moyen d'une petite lame cachée dans un cylindre droit (voir fig. 113, 114, 115, 116 et 117).

Le premier de ces deux instruments est une modification qui m'appartient. Il est toujours difficile d'introduire un instrument droit dans l'urètre. Dans ce but j'y ai adapté une extrémité courbe pour remplacer à volonté l'extrémité droite. En outre il y a un curseur (n° 1), qui permet de ne jamais se tromper sur la profondeur à laquelle on veut faire agir la lame. Le n° 115 présente l'instrument fermé; le porte-lame (n° 3) est fixé par une vis de pression (n° 2).

Les scarifications sont généralement abandonnées; en se cicatrisant elles augmentent le rétrécissement; en outre elles n'atteignent que l'épiderme de la muqueuse et nullement le tissu rétréci. Je n'en fais usage, moi, que pour inciser les godets, que ni la dilatation ni le déchirement par ma sonde olivaire métallique ne parviennent à enlever. Encore n'y réussit-on pas toujours. J'ai même imaginé un autre instrument porte-lame cachée (voir fig. 118 et 119). Il suffit de les voir pour en comprendre le mécanisme. J'ai réussi là où j'avais échoué avec les autres scarificateurs.

La difficulté principale de l'opération consiste dans l'exacte mensuration de la profondeur à laquelle gît le rétrécissement. Je n'emploie jamais d'autre moyen que celui que j'ai indiqué pour l'exploration du canal, et je réussis toujours : question de pratique.

La *cautérisation* présente de grands inconvénients, de graves dangers même, surtout si elle est faite par des mains inexpérimentées. Elle conduit si rarement au but voulu, qu'en présence de ses résultats négatifs il ne faut jamais y avoir recours que dans les cas exceptionnels où tous les moyens rationnels ont obstinément échoué.

Voici les principaux inconvénients et dangers de la cautérisation :

1° Il est extrêmement difficile de limiter l'action du caustique ; il agit trop ou trop peu ; il reste en deçà ou va au delà de la partie rétrécie ;

2° Elle est fréquemment suivie de violente inflammation avec toutes ses redoutables conséquences ;

3° A la chute de l'escarre, il survient parfois de graves hémorrhagies, pouvant surprendre le malade pendant son sommeil ;

4° N'ayant pas de point de repère, l'opérateur n'est jamais sûr d'avoir cautérisé assez profondément ; en conséquence il se trouve fréquemment dans le cas de devoir la répéter une et même plusieurs fois ;

5° Ainsi que l'illustre Jules Guérin l'a parfaitement démontré, tout tissu sur lequel a agi un agent caustique, change de nature : il devient ce qu'il appelle *inodulaire*. Dans l'espèce il est souvent le point de départ d'un rétrécissement formidable. Donc, si on a absolument besoin de cautériser, il faut veiller de près à cette

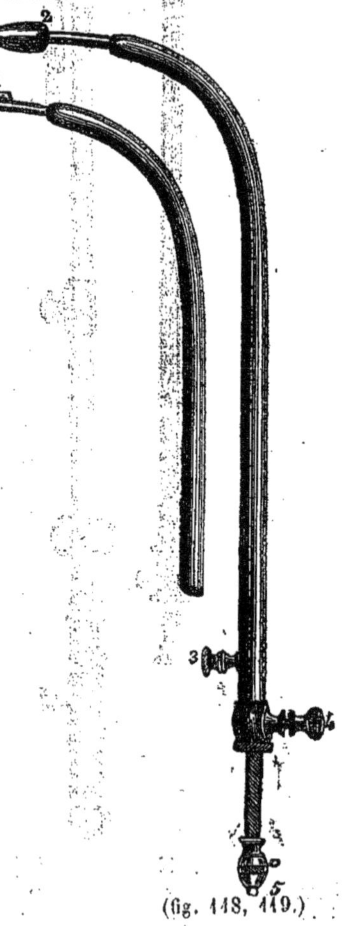

(fig. 118, 119.)

dernière complication. Les figures 120, 121 et 122 représentent les instruments au moyen desquels on pratique la cautérisation. C'est le même mécanisme et le même principe que ceux de la scarification.

L'incision est un moyen sûr, prompt et sans danger.

On a imaginé une foule d'instruments divers. Aucun ne m'a jamais complétement satisfait. Plusieurs m'ont paru d'un emploi dangereux ;

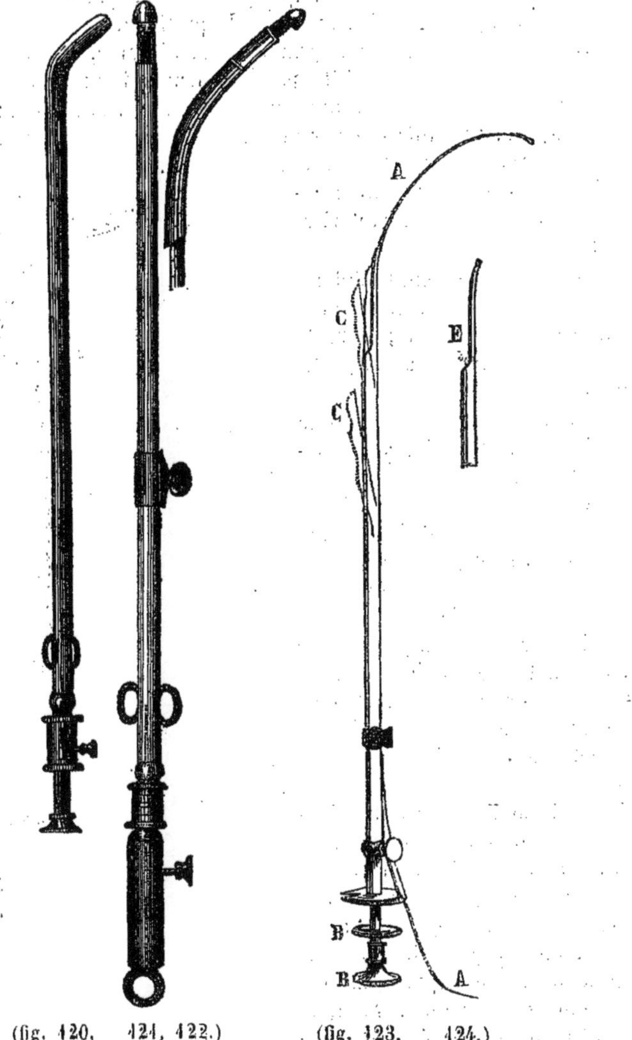

(fig. 120,   121, 122.)   (fig. 123,   124.)

beaucoup d'entre eux semblent être conçus en vue d'un cas que l'auteur semble avoir rêvé.

Lorsque ces instruments doivent agir à l'aide d'un mécanisme dont l'opérateur n'a pas le maniement direct, leur emploi est rarement exempt de dangers. Tel est l'instrument Reybard.

En conséquence, plus l'action de l'instrument se rapproche de celle

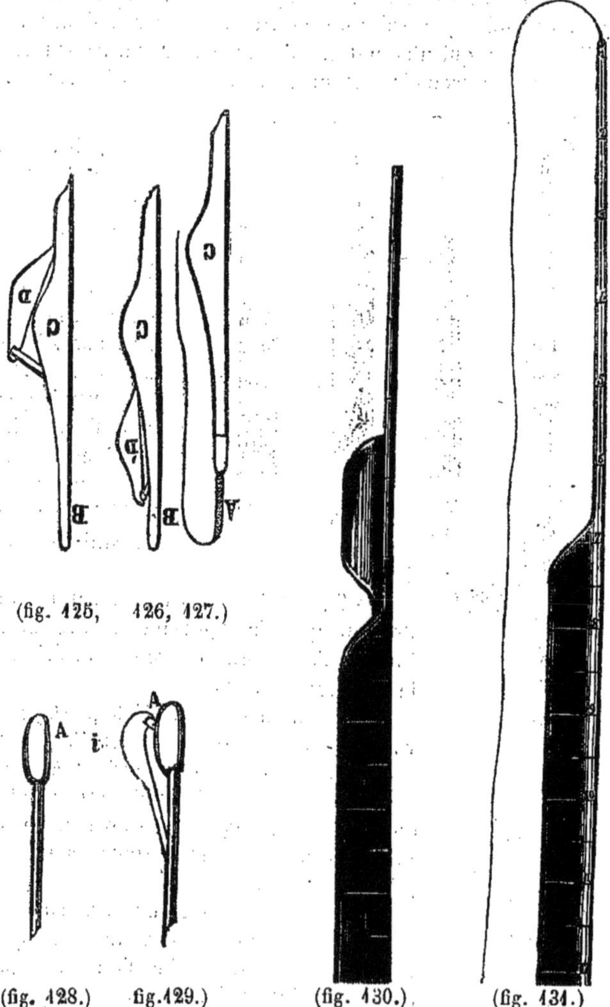

(fig. 125,   126, 127.)

(fig. 128.)   fig.129.)   (fig. 130.)   (fig. 131.)

du bistouri, c'est-à-dire plus il est immédiat entre les mains de l'opérateur, meilleur il est. C'est ce principe que j'ai essayé d'introduire dans ceux que j'ai imaginés moi-même.

Pour éviter les inconvénients des scarifications, l'incision doit être assez profonde (quatre à cinq millimètres), afin d'inciser la partie rétrécie de part en part. Les hémorrhagies qui en proviennent se combattent facilement.

Les rétrécissements qu'il faut inciser se divisent en deux catégories bien distinctes : 1° en ceux qui, à l'instar de l'anneau du méat, se laissent traverser par de fines bougies métalliques un moment et ne le permettent plus une autre fois, par suite de contractions spasmodiques insurmontables ; 2° en ceux qui n'admettent absolument aucun instrument.

Tous ces cas, les seconds surtout, sont d'une excessive rareté.

(fig. 132, 133, 134, 135.)

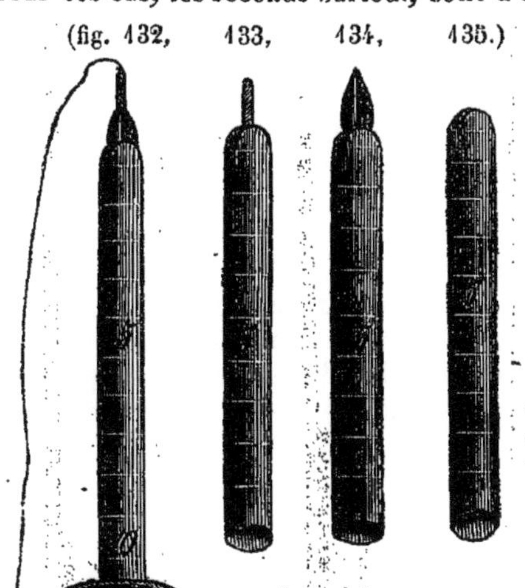

Les figures 123, 124, 125, 126, 127, 128 et 129 représentent quelques-uns des principaux instruments modernes. Un coup d'œil suffit pour en saisir le mécanisme. Les uns s'introduisent directement ; les autres, au contraire, sont munis à l'extrémité vésicale, d'une bougie-aiguille élastique qui sert de guide. Cet ingénieux mécanisme se comprend de soi.

Les figures 130 et 131 représentent une modification que j'ai apportée à l'urétrotome pour inciser d'avant en arrière les rétrécissements de la première catégorie.

Il suffit d'un peu d'habileté *pratique* pour savoir faire ces incisions avec facilité, aussi longtemps toutefois qu'on parvient à traverser le canal avec le double guide, à savoir l'élastique qui sert d'avant-garde et empêche de se tromper de route, et le métallique dans lequel doit glisser la lame.

Il n'en est plus de même, beaucoup s'en faut, dans les cas, heureusement très-rares, où il faut s'ouvrir le chemin à l'aide d'un instrument tranchant. Le plus habile peut se fourvoyer aisément, attendu que les dispositions locales normales ne sont plus les mêmes. Les connaissances anatomiques les plus précises ne guident plus l'opérateur. Il est donc fort naturel de s'aider par l'artifice, si faire se peut.

L'illustre Mayor prétendait que par son procédé opératoire il n'était pas possible de faire fausse route. C'est vrai. L'extrémité fort obtuse de ses sondes ouvre nécessairement devant elle une portion de canal ; si peu que cela soit, c'est dans cette portion que pénètre son instrument. Une sonde aiguë ou fine, au contraire, va buter contre le rétrécissement absolument comme contre une muraille.

Me basant sur ce principe, j'ai imaginé un urétrotome caché dans un porte-lame à grosse extrémité (7 à 8 millimètres). J'introduis l'instrument aussi près que possible de la partie où existe l'occlusion. Arrivé là, je pousse la lame en avant, et l'incision faite, je la retire, je recule le curseur et j'essaie d'y faire pénétrer l'extrémité du conducteur, lequel devient, *ipso facto, bougie métallique droite.* Je puis passer outre toute la portion rétrécie en une seule séance, ou bien me limiter à un fragment par séance.

Il est des cas où le guide élastique passe encore. Mon urétrotome en est pourvu (voir fig. 132, 133, 134 et 135).

Toutes les fois qu'on aura incisé un rétrécissement de part en part, surtout dans la partie courbe de l'urètre, il est utile d'évacuer soi-même l'urine pendant quelques jours, à l'aide d'une sonde élastique. De cette façon on évite l'irritation et quelquefois des arrêts d'urine dans la portion incisée.

DES FISTULES URINAIRES.

Une fistule urinaire est une perforation du canal de l'urètre à travers laquelle l'urine passe en tout ou en partie.

La fistule peut se former accidentellement sur tous les points de la paroi inférieure de l'urètre. Son siége de prédilection est à la courbure de l'urètre entre le col vésical et le rétrécissement ; l'issue de l'urine se fait alors au périnée.

Le siége de la fistule accidentelle sur d'autres points du canal est tout à fait exceptionnel. Le point où l'urine a issue est nécessairement subordonné au siége de la fistule.

Le mécanisme de la formation d'une fistule est des plus simples : ou bien à la suite d'une lacération de la membrane muqueuse ou de la formation d'une fausse voie, l'urine filtre dans le tissu cellulaire sous-jacent, y forme dépôt et par suite un abcès inflammatoire qui s'ouvre au dehors et laisse ainsi un passage artificiel à l'urine ; ou bien le cours de l'urine étant *brisé* par un rétrécissement, il s'arrête chaque fois derrière celui-ci quelques gouttes d'urine, lesquelles y séjournent plus ou moins longtemps ; la muqueuse s'en irrite, s'enflamme et finit par s'ulcérer (qu'on ne prenne pas cette ulcération pour un chancre), ce qui veut dire par se perforer.

Chaque fois que le malade urine, il s'échappe une plus ou moins grande quantité d'urine par l'ouverture artificielle. Dans le cas où celle-ci n'est pas directe, l'urine se collectionne dans les tissus environnants ou bien elle s'infiltre au loin. De là vient que l'ouverture extérieure de la fistule peut quelquefois être bien loin du lieu où le canal est perforé. Ces infiltrations d'urine sont parfois très-dangereuses ; elles sont mortelles lorsque l'urine pénètre dans le scrotum.

Aussitôt qu'un abcès urinaire se dessine, il faut de suite inciser largement la tumeur, afin de donner issue au pus et à l'urine que contient la tumeur.

Il est des cas de *rupture* de l'urètre par suite de distension forcée subite, de chute sur le périnée, etc. D'autres fois le chirurgien y fait des incisions de dehors en dedans pour extraire des corps étrangers, soit du canal lui-même, soit de la vessie. Jadis on pratiquait l'incision du canal de dehors en dedans pour remédier à un rétrécissement insurmontable. Lorsqu'on saura comment on cherchait autrefois à guérir les fistules urinaires, on ne sera pas étonné d'apprendre qu'on a généralement abandonné cette opération, à laquelle on donna le nom de *boutonnière*.

Quelle que soit la cause productrice de la fistule, celle-ci est la même au fond, à savoir, un passage supplémentaire créé artificiellement à l'urine.

Si ce passage est très-étendu, il se pourrait que le sperme y passât également, et qu'ainsi la fistule fût cause de stérilité chez l'homme. Il va de soi que ce cas doit se présenter très-rarement; d'ailleurs un pareil malade serait peu disposé à se livrer à l'acte sexuel.

La *cause* qui entretient la fistule, c'est-à-dire qui empêche la cicatrisation des bords de la plaie, c'est évidemment le passage incessant de l'urine à travers l'ouverture artificielle. Faire cesser ce passage, c'est le moyen direct, *le seul* de guérison.

Avant moi, on ne connaissait qu'un seul procédé opératoire : *Introduire une sonde dans la vessie, et l'y laisser à demeure pendant des semaines et des mois jusqu'à guérison.*

Ce procédé opératoire compte tout simplement par le nombre de ses victimes celui de ses vaines tentatives de guérison.

En effet les accidents que provoque une sonde à demeure dans la vessie sont terribles autant que constants.

En voici les principaux : augmentation désordonnée de la sensibilité de la muqueuse urétrale, contractions spasmodiques, rétrécissements, fièvre froide intense et quasi incessante ; voilà pour le canal. Dans la vessie et au col d'abord, c'est bien pis encore. Il survient bientôt une strangurie insupportable ; on voit bien des fois le malade s'arracher violemment la sonde en s'écriant qu'il préfère mourir !

Si le malade parvient à supporter plus ou moins ces souffrances, et que, par conséquent, la sonde reste longtemps en permanence dans la vessie, il ne tarde pas à se manifester dans celle-ci des signes d'inflammation de la muqueuse, inflammation qui ne manque jamais de prendre de funestes proportions. Ce n'est pas tout encore. Comme on évite de renouveler la sonde, *de crainte de ne plus retrouver le chemin!* il se forme autour d'elle dans la vessie des incrustations calcaires, qui finissent par se détacher et tomber dans le bas-fond de la vessie. C'est le point de départ de la formation d'un calcul. Ce que le malade souffre lorsque la sonde est ainsi enveloppée d'incrustations calcaires, serait impossible à décrire. On conçoit sans peine que la muqueuse vésicale ne tarde pas à s'ulcérer et à donner lieu à une sécrétion muco-purulente très-abondante, à des hémorrhagies et finalement à la mort.

Pour comble de malheur, le malade doit supporter toutes ces inexprimables souffrances sans aucun avantage du côté de son mal. La fistule non-seulement ne guérit pas, mais comme on se croit obligé d'en raviver fréquemment les bords avec la pierre infernale, elle devient chaque jour plus irritée et plus béante. Et elle ne guérit pas, par la simple raison que le passage de l'urine dans la fistule n'est pas empêché complétement et parfois pas du tout, car la sonde est à peine de quelques heures dans la vessie que le col s'irrite, et bientôt l'urine échappe involontairement au malade le long de l'instrument.

Je dois faire ici une remarque à propos de cette cruelle et désolante méthode; mais c'est précisément cette remarque qui me conduisit à *mon procédé, à moi, au moyen duquel je guéris les fistules en trois ou quatre jours, sans même exiger que le malade abandonne ses occupations ou ses travaux quels qu'ils soient.*

Comment extrait-on l'urine de la vessie lorsqu'on y laisse une sonde à demeure?

La sonde est munie d'un bouchon; toutes les fois que le malade doit uriner, on retire le bouchon et on laisse s'écouler l'urine.

Pourquoi le simple bon sens n'a-t-il pas dit depuis longtemps aux médecins : Mais puisque vous ne retirez ce bouchon qu'à des intervalles plus ou moins longs, pourquoi n'introduiriez-vous pas plutôt chaque fois la sonde?

Le docteur *Phillips*, mon illustre compatriote, se charge de la réponse. En effet, voici ce qu'il dit dans son remarquable *Traité des maladies des voies urinaires* : « On ne laissera la sonde à demeure que « lorsque le médecin n'a pas le temps de se rendre plusieurs fois par « jour chez le malade. »

C'est déjà un progrès, cela, dans la nouvelle voie que j'ai ouverte à cette partie de l'Art de guérir; mais ce n'est pas assez. Le médecin n'a pas besoin de se rendre lui-même chez le malade; il n'a qu'à enseigner à celui-ci le procédé de se sonder soi-même. Si cela a été impossible, ou au moins très-difficile jusqu'ici dans les cas de fistule, c'est parce que les médecins s'y prennent à rebours. Leur objectif a toujours été la fistule, alors que ce doit être le rétrécissement. Guérissez d'abord le rétrécissement, recalibrez largement le canal, et dans la moitié des cas, il suffira de la facile et libre émission de l'urine pour voir la fistule disparaître d'elle-même.

Dans les autres cas, remettez au malade une sonde élastique conique (v. fig. 61), et ordonnez-lui de se sonder chaque fois qu'il doit uriner. Il faut rarement plus de trois ou quatre jours pour arriver à guérison complète.

Le malade pousse tout bonnement la sonde droit en avant dans le canal; elle pénètre d'elle-même dans la vessie. Lorsqu'en route un pli de la muqueuse l'arrête (il reste entendu qu'il n'est plus question de rétrécissement), il retire un peu la sonde, la roule entre le pouce et l'index afin d'en changer la direction, ou lui en imprime une en abaissant ou en haussant légèrement la main ou le membre lui-même. L'apparition de l'urine est un indice que l'opération a réussi. Avant de retirer la sonde, on applique la pulpe du doigt index sur l'ouverture extérieure, afin de la boucher; lorsqu'elle est hors du canal, on lâche le doigt et aussitôt toute l'urine restée dans la sonde s'en échappe. Faute de cette précaution, ces quelques gouttes s'éparpilleraient dans le canal et pourraient aller mouiller les bords de la fistule.

Avant d'aller à la garde-robe, le malade a soin de se sonder de façon à ne pas laisser la moindre quantité d'urine dans la vessie.

Rien ne doit empêcher, dès que la dilatation fait des progrès, de remettre au malade une sonde élastique de quatre millimètres de diamètre au plus, et de lui recommander de faire de prudentes tentatives de cathétérisme. Il est rare que je n'arrive pas simultanément à la guérison de la fistule et du rétrécissement.

Lorsque la fistule se présente dans la portion pénienne du membre viril, il n'est pas toujours nécessaire de pénétrer dans la vessie pour en retirer l'urine. Il est des cas où il suffit d'introduire dans le canal, chaque fois qu'urine le malade, une canule métallique droite (v. fig. 105), à deux ou trois centimètres au delà du siége de la fistule.

Cette seconde catégorie de fistules accidentelles est de beaucoup moins fréquente que la première ; par contre, en raison de l'absence de tissu cellulaire à l'entour de la plaie, la cicatrisation de ses bords est plus difficile, et par conséquent la guérison de la fistule moins certaine. On a imaginé divers procédés *d'autoplastie*, pour recouvrir la plaie.

Toutefois, avant de procéder à une autoplastie quelconque, il est nécessaire d'empêcher l'urine de passer par le canal. A cet effet, on fait d'abord l'opération de la boutonnière au périnée ; en un mot, on fait soi-même une large fistule artificielle par laquelle on introduit une sonde dans la vessie, pour l'y *laisser à demeure* jusqu'à guérison, ce qui veut dire qu'on se précipite volontairement de Charybde en Scylla.

Afin de faciliter cette téméraire opération, un célèbre chirurgien de Bruxelles, M. André Uytterhoeven, a imaginé un cathéter pourvu de deux stylets mousses qui, à l'aide d'un ressort, s'en échappent au moment où sa courbure correspond à la courbure de l'urètre. Ainsi, dit-il, on est sûr, après avoir incisé la peau du périnée, de tomber dans le canal, puisqu'il est indiqué par les deux stylets faisant saillie. La figure 136 en dit plus que les explications.

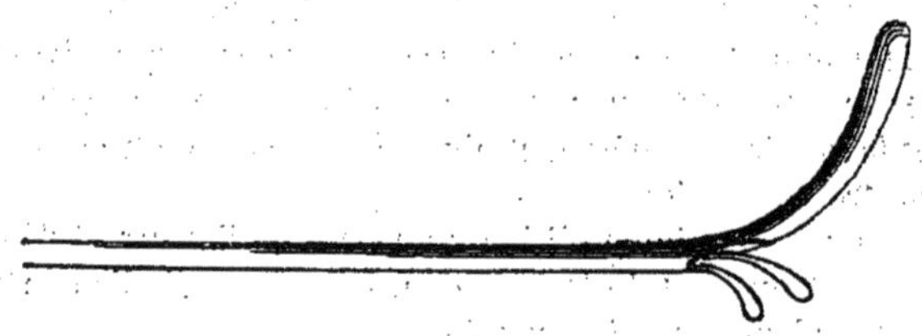

(fig. 136.)

Quoi qu'il en soit, en me plaçant au point de vue général de la question, si je pouvais employer un terme vulgaire, je dirais que les cas sont rares où l'enjeu vaille la chandelle. On obtient par mon procédé sinon la guérison, au moins tout ce que l'Art peut obtenir sans faire encourir au malade des dangers inutiles. L'ouverture fistuleuse se réduit à un mince pertuis par où filtre parfois, non toujours, quelque gouttelette d'urine. C'est plutôt un ennui qu'une véritable affection.

De quelques affections et accidents particuliers
du canal de l'urètre.

On a vu des cas, très-rares du reste, où l'urine à l'issue du col vésical, se trouvant immédiatement arrêtée dans la portion prostatique du canal, au lieu de le perforer et y former fistule, y provoque au contraire une dilatation de la muqueuse urétrale, telle qu'il paraît s'y être formé une vessie supplémentaire, d'où le malade expulse l'urine, en exerçant une compression d'arrière en avant sur le périnée.

En voici un cas très-remarquable et qui en dira plus que de longues explications.

En 1861, à ma clinique du *Dispensaire Vésale*, à Bruxelles, en présence de MM. les docteurs *Limauge*, médecin en chef de l'École militaire ; *Kœpel* et *Wiener*, médecins de S. M. Léopold Ier ; *Servais*, chevalier de l'ordre Léopold ; *Légros*, médecin de régiment ; de M. *Boniotti*, mon adjoint, et de plusieurs élèves, je pratiquai la taille chez un nommé *Wenckeleer*, de Malines, jeune garçon de 14 ans, et lui retirai de la vessie un calcul pesant 44 grammes.

Voici pourquoi je dus choisir la lithotomie en place et lieu de la lithotritie.

Immédiatement derrière les bourses, il se formait plusieurs fois dans la journée une tumeur au périnée de la grosseur d'un œuf de poule. Cette tumeur avait commencé peu à peu après des tentatives de cathétérisme qui avaient déterminé une fausse voie, sans que toutefois le chirurgien réussît à pénétrer dans la vessie. Le jeune malade, en y exerçant une pression modérée, faisait écouler par le canal de l'urètre une quantité d'urine équivalente au volume de la tumeur. Les médecins avaient diagnostiqué, les uns une hernie, les autres un déplacement de la vessie. En le sondant, tous ces illustres collègues, en arrivant dans cette espèce de pochette ou vessie supplémentaire, croyaient avoir pénétré dans la vessie elle-même, et n'y trouvant aucune trace de calcul, opinèrent contre l'opération.

Je leur expliquai alors la condition anormale de l'urètre et démontrai qu'au fond et tout en haut de la pochette, on retrouvait l'ouverture du canal de l'urètre aboutissant à la vessie.

Ceux qui savent ce que c'est que la lithotritie comprendront que, dans l'espèce, elle n'était point praticable, car outre la difficulté d'introduction des lithotripteurs, aucun fragment n'aurait pu trouver issue à travers le canal.

L'opération n'offrit rien d'extraordinaire. Sur la fin de la convalescence, je traitai le jeune malade comme un fistuleux, et il sortit quinze jours après du Dispensaire, guéri tout à la fois et de son calcul et de sa vessie supplémentaire.

En raison de tout ce que je viens de dire concernant les rétrécissements du canal de l'urètre, je pourrai me borner à indiquer les noms des autres affections et accidents qui font le sujet de ce chapitre, pour que le lecteur sache à quoi s'en tenir à leur égard.

Ce sont :

1° Les *déchirures* du canal soit par les instruments, soit par contusion immédiate, chute, etc., etc.

2° Les *plaies* provenant d'incisions.

Les circonstances commémoratives servent à établir le diagnostic.

3° L'*oblitération* ou *imperforation* du canal. Elles sont à peu près toujours congénitales, sinon elles dépendent de circonstances fortuites. Le médecin doit se guider d'inspiration sur ce qu'il y a à faire.

4° L'*imperforation du prépuce.*

5° Les *corps étrangers* et *calculs*, introduits dans le canal, prennent leur importance dans les conditions qui les ont précédés ou suivis. Leur extraction repose à peu près tout entière sur les données que fournit la lithotritie.

6° Les *polypes* de l'urètre sont des excroissances charnues qui prennent racine sur sa membrane muqueuse. La plupart des praticiens en nient l'existence chez l'homme, ce qui, en tout cas, signifie qu'ils sont très-rares chez lui.

On les rencontre fréquemment au contraire chez la femme. D'habitude on ne s'en aperçoit que par hasard, et souvent pas du tout. La femme n'accuse en général qu'une sensation de brûlure en urinant, et quelquefois des besoins un peu plus fréquents. Le praticien non spécialiste se borne à prescrire des tisanes et des lotions, mais les polypes persistent. Lorsqu'on les découvre, — ce qui ne manque jamais d'arriver à un praticien spécialiste, car il a appris à ne jamais se fier qu'à l'exploration et à ne jamais la négliger, si peu alarmants que puissent paraître les symptômes,—on les excise ou bien on les cautérise, suivant les circonstances.

DES MALADIES DE LA VESSIE.

Les maladies de la vessie sont rarement idiopathiques; neuf fois sur dix elles ne sont qu'un symptôme d'une affection d'abord étrangère à cet organe.

Restant fidèle à mon système de ne point m'occuper de ce qui a été, mais qui n'est plus, ce chapitre sera nécessairement fort court. J'y perdrai toutefois la gloire d'avoir écrit un gros volume, deux, trois, peut-être, en reproduisant tout ce que mes devanciers et mes contemporains ont écrit sur ce sujet, mais qui appartient aujourd'hui à l'histoire comme un objet de curiosité à l'usage des oisifs.

Je résume, en conséquence, la question dans les quatre points suivants :

1° La plupart des maladies de la vessie ne sont qu'un symptôme ou un ensemble de symptômes dont la cause productrice n'est pas dans cet organe ;

2° Avant toute chose, il faut combattre et vaincre cette cause productrice ;

3° Dans quatre-vingt-dix-neuf cas sur cent, cette cause productrice est mécanique, c'est-à-dire matérielle (organique) ;

4° La cause productrice étant enlevée, l'affection de la vessie disparaît d'elle-même, dans la même proportion que ci-dessus.

Corollaires. — Toutes les fois qu'un médecin se trouve devant un malade qui accuse une affection de la vessie, il doit avant toutes choses en préciser mathématiquement la cause productrice.

Toutes les fois qu'un médecin se permet d'indiquer un traitement sans avoir précisé d'abord mathématiquement la cause productrice, c'est comme s'il jouait un quine à la loterie.

Les principales affections de la vessie sont :

1° La *rétention d'urine* ;
2° L'*incontinence d'urine* ;
3° La *cystite aiguë* ;
4° La *cystite chronique* dite *catarrhe vésical* ;
5° L'*hématurie* ou *pissement de sang* ;
6° Les *abcès* ;
7° Les *tumeurs* qui peuvent se développer dans l'épaisseur de la membrane muqueuse ;
8° La *rupture* et les *plaies* ;
9° Le *gonflement hémorrhoïdal* du *col* ;
10° La *hernie* ;
11° La *paresse* et la *paralysie* ;
12° Les *corps étrangers* (calculs, gravelle).

De la rétention d'urine.

Elle peut dépendre de l'une des quatre causes suivantes :

1° D'un obstacle matériel s'opposant à l'émission de l'urine ;

2° De la *contraction spasmodique* du col de la vessie ou bien de celle du canal de l'urètre ; quelquefois de l'une et de l'autre simultanément ;

3° D'un *gonflement hémorrhoïdal* ou autre du col de la vessie ;

4° De l'*inertie* ou de la *paralysie* de la *vessie*.

Parmi les obstacles principaux, citons :

A. Les *rétrécissements* du canal de l'urètre. Il n'est plus besoin de revenir ici sur le caractère de ces affections.

B. Les *tumeurs* qui peuvent se former sur le parcours du canal de l'urètre, consistent :

1° En un *gonflement* de la prostate ; 2° en un abcès urinaire ou autre.

Tout ce qui concerne chacun de ces obstacles se trouve décrit dans le chapitre relatif à ces affections. Il en est de même du traitement à y opposer.

Le *rectum* peut également être le siége d'une tumeur qui comprime le canal de l'urètre et détermine une rétention d'urine.

Signaler cette cause, c'est dire que le traitement est entièrement subordonné à la nature de la tumeur.

Chez les femmes, les affections de la matrice sont fréquemment causes déterminantes de rétention d'urine. Comme dans le cas précédent, le traitement est entièrement subordonné à la nature de l'affection utérine.

C. Les *corps étrangers* consistant soit en un calcul, ou bien en un *fragment de calcul* après l'opération de la *lithotritie*, ou bien encore en un gros *grain de gravelle*, ou enfin en un *corps étranger* introduit *artificiellement* dans le canal de l'urètre. Ceci se voit tout particulièrement chez les masturbateurs.

On voit encore, après une opération, un caillot de sang faire corps étranger, obstruer le canal et devenir cause de rétention d'urine.

Des grains de gravelle peuvent s'arrêter simultanément dans chacun des uretères et *simuler* une rétention d'urine. J'ai souligné ci-dessus le mot *simuler*, parce qu'il ne s'agit plus ici d'une rétention d'urine proprement dite, mais bel et bien d'une affection profonde très-grave, mais heureusement très-rare, et dont je reparlerai plus loin.

Feu l'illustre *Civiale* opéra un prêtre qui, dans un but facile à deviner, se poussait un haricot dans le méat de l'urètre chaque fois qu'il allait se livrer à l'acte sexuel. Un jour le haricot avait glissé dans le canal et l'obstrua complétement.

Chez la femme, surtout, après un accouchement ou une grossesse laborieuse, on voit survenir une *hernie* de la vessie avec rétention d'urine. Chez l'homme, cela peut arriver, et j'en ai rencontré quelques cas après une violente chute sur le périnée.

Ces diverses causes de rétention impliquent d'elles-mêmes la nature du traitement à y opposer.

Nous savons déjà à quoi nous en tenir sur la rétention d'urine par *contractions spasmodiques* du canal de l'urètre ou du col de la vessie, soit isolément chacun, soit simultanément.

Le *gonflement hémorrhoïdal* ou autre du col de la vessie mérite une mention spéciale.

Il y a peu de temps encore, cette affection était totalement inconnue. Elle consiste en un besoin d'uriner qui se répète à chaque instant. Le malade n'émet qu'une petite quantité d'urine à la fois, et à peine s'en sent-il soulagé. Il y a en même temps difficulté d'uriner, quelquefois même un moment de rétention. D'autres fois, l'urine échappe involontairement. On voit des malades obligés, la nuit surtout, de se promener d'abord pendant quelques minutes, dans leur chambre, avant de réussir à uriner. C'est encore pendant la nuit que les besoins d'uriner sont plus fréquents. En chemin de fer, la situation devient intolérable.

La jeunesse et l'âge viril sont rarement affectés de ce mal; la femme presque jamais.

Dans le principe, le malade est fort loin de soupçonner la gravité, et même l'existence de son mal. Il s'imagine au contraire qu'il urine mieux que jamais, d'autant plus qu'au début il émet encore chaque fois une quantité d'urine relativement considérable. Peu à peu cependant la situation change de face : les besoins d'uriner deviennent plus fréquents et la quantité d'urine qu'il émet chaque fois plus petite.

Ce n'est pas tout encore. Mais pour bien saisir le caractère des symptômes qui surviennent peu à peu, il faut connaître le mécanisme de la maladie.

Il y a peu d'années, on attribuait généralement cette affection à une faiblesse, et, d'aucuns, à une paralysie de la vessie. *La vessie ne sait plus retenir l'urine*, disait-on. D'autres fois, comme le malade sent peu à peu survenir un poids considérable au bas-ventre et celui-ci se distendre, il y en avait qui croyaient à une hydropisie. J'ai été consulté de nombreuses fois pour cette prétendue hydropisie.

Or, il n'est rien de tout cela : ni inertie, ni paresse, ni paralysie de la vessie, ni hydropisie surtout.

Le mal consiste dans un gonflement plus ou moins considérable du bord inférieur du col vésical. Ce gonflement est tantôt *hémorrhoïdal*, tantôt c'est un simple gonflement du tissu cellulaire lui-même. En ce dernier cas, on l'appelle *valvule urétro-vésicale*, car le bord inférieur du col fait plus ou moins de projection sur le bord supérieur, et, ensuite de cela, fait l'office d'une valvule qui se relève devant l'urètre, lorsque le malade veut uriner. Quelques auteurs l'ont appelé *valvule prostatique*.

Cette affection, considérée en elle-même, constitue une barrière mécanique qui s'oppose à l'évacuation complète de la vessie. Ce viscère n'arrive plus jamais à l'état de vacuité. Chaque fois que le malade urine, *malgré tous ses efforts*, une plus ou moins grande portion d'urine reste en arrière, dans la vessie, si je puis m'exprimer ainsi.

Deux résultats fâcheux surviennent bientôt du fait de cet état de choses.

Premièrement, la vessie ne peut plus recevoir des reins la quantité d'urine ordinaire sans être pleine. De là naissent des besoins plus fréquents d'uriner. Plus la quantité restée en arrière augmente — et cela va de jour en jour *crescendo*, — plus ces besoins deviennent fréquents. Bientôt la sensibilité du col s'en irrite et l'urine échappe involontairement, ou bien encore l'urine échappe, déborde comme qui dirait à cause du trop-plein. On appelle cela *uriner par regorgement*.

Secondement, en restant à demeure, en se collectionnant pour ainsi dire dans le bas-fond de la vessie, l'urine y devient en quelque sorte corps étranger, et irrite la muqueuse vésicale. Il survient un *catarrhe vésical* avec toutes ses fâcheuses conséquences. L'infirmité va chaque jour de mal en pis.

Je viens de parler des *grands efforts* que fait le malade. Ce mode de faire a également de fâcheux résultats. D'abord, si le mal dépend d'un col hémorrhoïdal, à chaque instant, en raison de cette forte pression qu'exerce le malade, surtout pour donner ce qu'on appelle le dernier *coup de piston*, il s'exprime, il transsude du sang du col de la vessie comme d'une éponge qu'on comprime. Tantôt ce sang se mêle à l'urine et sort avec elle du canal, tantôt il rétrocède dans la vessie. Or, comme nous le verrons plus loin, le sang est un ennemi acharné de la vessie ; sa présence y occasionne des spasmes et des douleurs parfois intolérables. D'autre part, en vertu des lois de la gymnastique, le tissu musculaire de la vessie, par ces continuels efforts, acquiert un développement anormal ; les colonnes charnues s'hypertrophient et constituent un foyer permanent d'irritation.

Un exemple entre mille. M. ***, ex-commissaire de police à Bruxelles, souffrait depuis cinq ans de cette infirmité. L'urine lui échappait le plus souvent involontairement (par regorgement). *Je n'ai plus de vessie*, s'écriait-il douloureusement, et je n'ai encore que quarante ans !

Je constatai un gonflement hémorrhoïdal du col très-prononcé ; la vessie, pleine à déborder, faisait une projection considérable au-dessus du pubis. Des médecins avaient soupçonné un commencement d'ascite (hydropisie du ventre). Rien ne saurait décrire la surprise du malade lorsqu'il me vit extraire en une seule séance un litre et demi d'urine !

Une dernière conséquence fatale de cette affection est qu'à force d'être démesurément distendues, les parois de la vessie perdent leur contractilité, ce qui amène peu à peu une véritable rétention d'urine comme s'il y avait paralysie de la vessie. Dans ces cas, ou bien le malade n'urine plus du tout sans le secours de la sonde, ou bien il n'urine que par regorgement ; on croit qu'il y a *incontinence.*

Il va de soi que toutes les fois qu'il y avait rétention d'urine constatée, on avait recours à la sonde. Nouveau malheur ! neuf fois sur dix le chirurgien ne réussit pas à pénétrer jusque dans la vessie. Il avait beau enfoncer la sonde jusqu'au pavillon ; il avait beau introduire le doigt dans l'anus, nulle goutte d'urine ne venait mettre fin à son angoisse, ni faire cesser les souffrances du malade.

Pourquoi ?

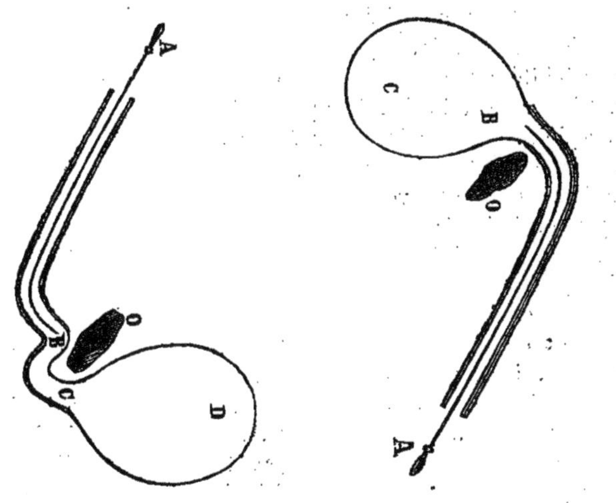

(fig. 137.) (fig. 138.)

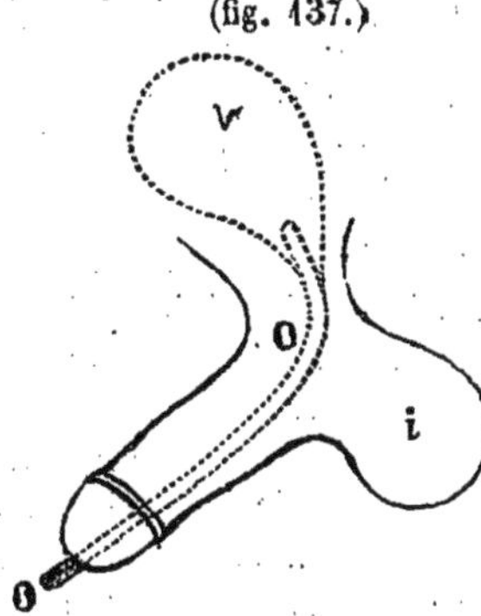

(fig. 139.)

Parce qu'en raison de la projection du col de la vessie, le bec de la sonde allait sans cesse se buter contre lui ; puis, à force de pousser sur l'instrument, le chirurgien lui faisait forcer et pousser en arrière l'espèce de cul-de-sac formé par la vessie et le rectum. C'est dans ce cul-de-sac que se perdait en quelque sorte la sonde ; comme le chirurgien sentait l'instrument en introduisant le doigt dans l'anus précisément là où la topographie anatomique lui indiquait la situation dans la vessie, il se croyait bel et bien dans ce viscère, et il suait à grosses gouttes pour s'expliquer ce phénomène (voir figures 137 et 138).

Il appartient à l'illustre *Mercier* d'avoir fait connaître le vrai caractère de l'obstacle qui s'oppose à l'issue de l'urine et à le vaincre.

On comprend d'avance qu'il ne s'agit que d'avoir une sonde dont l'angle de la courbure soit tel à passer *devant* le col gonflé et à ne pas se buter derrière lui. A cet effet, le docteur Mercier imagina d'abord la sonde à petite courbure dite *sonde à béquille*, tantôt à angle aigu, tantôt à angle droit (voir figures 69, 70 et 71), et pour l'application, les fig. 139 et 140.

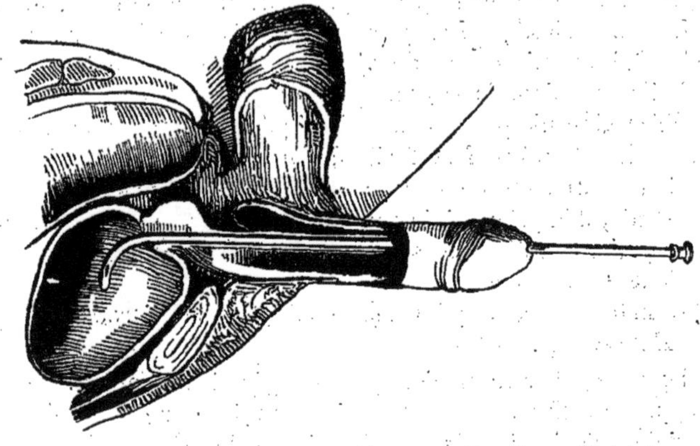

(fig. 140.)

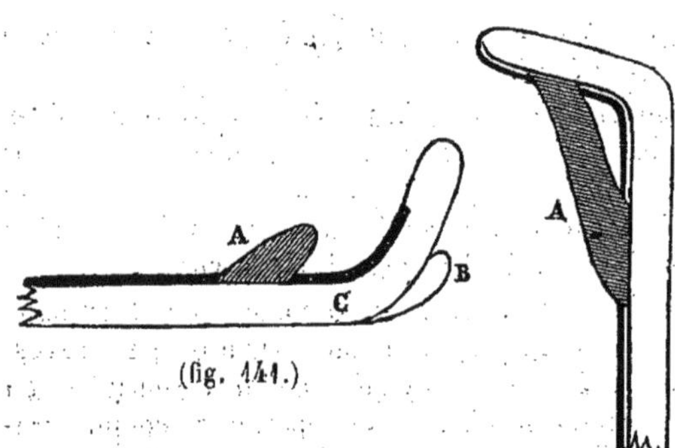

(fig. 141.)

(fig. 142.)

Ces sondes sont tantôt en gomme élastique, tantôt en métal. Outre l'avantage d'évacuer l'urine, celles en métal ont encore celui de pouvoir servir à la mensuration exacte de l'épaisseur du bord inférieur du col de la vessie.

Voici le procédé opératoire : Lorsque la sonde a pénétré dans la vessie, on la retourne le bec tourné vers le bas-fond de la vessie, et on la retire lentement dans ce sens jusqu'à ce qu'elle se trouve arrêtée. Le point d'arrêt indique le bord de la valvule ou du col qui fait projection. On marque le point au méat comme lorsqu'on veut mesurer la profondeur à laquelle un rétrécissement est situé dans le canal. Le second temps de cette exploration consiste à tourner la sonde en un sens antipodique, c'est-à-dire le bec en haut. On retire de nouveau lentement la sonde comme s'il s'agissait de la retirer du canal. Bientôt il se présente un nouveau point d'arrêt, mais beaucoup moins résistant. On le marque au méat. La distance qu'il y aura alors entre le premier et le second est la mesure de l'épaisseur du bord inférieur du col. Sachant que cette distance mesure, en l'état normal, de dix à douze millimètres, on n'a plus qu'à calculer la différence pour avoir une idée exacte de l'épaisseur que le col a acquise. Comme on le voit, c'est une question d'arithmétique.

Hâtons-nous de dire que lorsqu'il s'agit tout simplement d'évacuer l'urine, il est excessivement rare qu'il soit besoin d'une sonde à béquille. La sonde élastique Leroy (voir figure 61) se ploie généralement assez bien, si on n'use pas de violence pour suivre le détour et pénétrer facilement dans la vessie.

Si le chirurgien n'a pas de sonde à béquille ou une sonde Leroy à sa disposition, il est encore fort facile de sonder avec une sonde à courbure ordinaire. Il suffit pour cla, aussitôt qu'il sent avoir dépassé l'arcade du pubis, d'imprimer à la sonde un fort mouvement de bascule de haut en bas. Le bec de cette sonde glisse également au-devant du col. Le malade doit être couché.

C'est le même procédé qu'on doit employer pour introduire le *lithotripteur Heurteloup.*

Dans les cas de rétention d'urine prolongée, il ne faut jamais évacuer toute la quantité d'urine en une seule fois ; il en surviendrait à coup sûr un violent accès de fièvre froide. Il faut le faire en deux ou trois fois.

Le *traitement* de la rétention d'urine par gonflement du col de la vessie est radical ou bien *palliatif.*

Le traitement radical consiste à inciser la partie excédante du col, et mieux encore, à l'enlever. Voici deux instruments imaginés *ad hoc* (voir figures 141 et 142). A la simple inspection de ces figures on comprend que ce sont deux sondes à béquille cachant une lame qu'on fait mouvoir en temps voulu pour inciser le col de la vessie.

Je n'oserai plus conseiller cette opération, le malade étant presque chaque fois mis en danger de mort par une hémorrhagie qu'il est excessivement difficile d'arrêter. Ce ne serait rien encore, puisqu'on en échappe ; mais malheureusement le résultat de l'opération répond rarement à son but.

Je conseille le traitement *palliatif*, lequel enlève tout danger pour ne laisser debout qu'une légère incommodité. Il s'agit tout simplement d'apprendre au malade à se sonder lui-même, trois ou quatre fois par jour. Tout danger cesse ; le mal lui-même finit par diminuer, si bien que j'ai vu des personnes obligées de se sonder au début plusieurs fois par jour, finir par ne plus devoir le faire que de temps à autre. J'en ai vu pouvoir attendre quinze jours.

Si le malade est pusillanime ou incapable, on l'enseigne à sa femme ou à un serviteur de confiance. L'opération n'est pas plus difficile que de s'administrer un lavement.

Mme ***, femme de l'honorable représentant C...., fit un appel à ma
générosité pour donner des soins à un pauvre vieux de 79 ans, atteint
de rétention d'urine et forcé de rester au lit avec une *sonde à demeure*,
ce dont il souffrait le martyre.

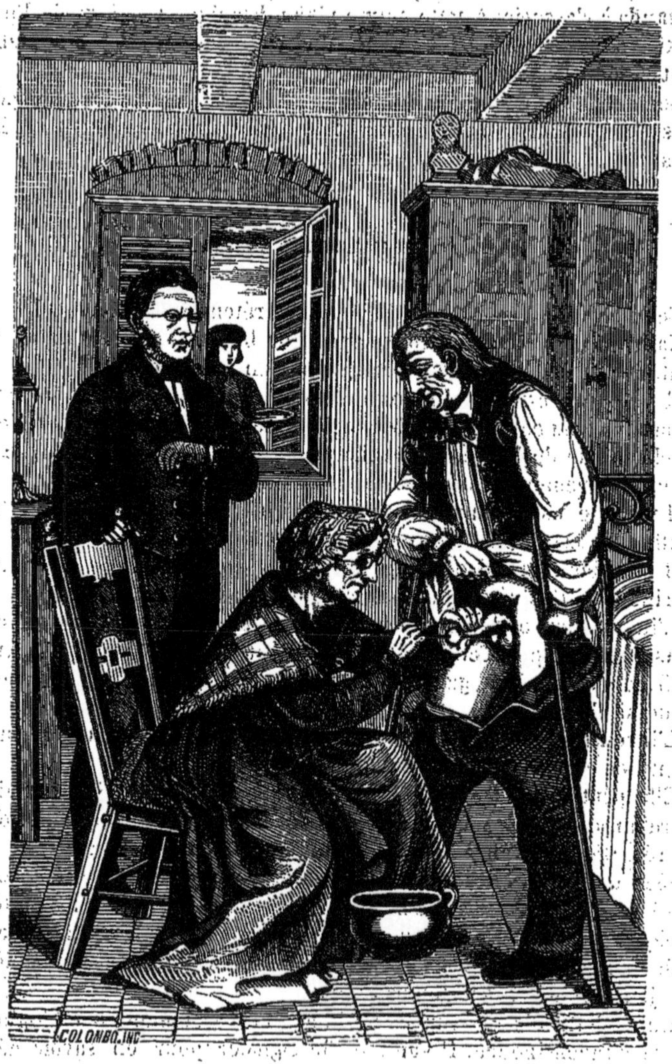

UNE LEÇON DE CATHÉTÉRISME (fig. 143).

Le malade étant incapable de se sonder lui-même, je l'enseignai à sa
vieille femme. Un jour, pendant que j'étais en train de donner cette

leçon de cathétérisme, un peintre passant par là me surprit sur le fait en regardant par la fenêtre, sans rideaux, de la pauvre maisonnette.

Je fus à peine sorti qu'il entra à son tour dans la maison et demanda aux vieillards un mot d'explication. Le peintre alla trouver Mme *** et demanda à s'associer à cette œuvre philanthropique ; ce à quoi elle consentit volontiers. A quelque temps de là je reçus un magnifique tableau dont ci-joint le dessin (voir figure 143).

Lorsque le gonflement est dû à un état hémorrhoïdal, des applications de sangsues tour à tour à l'anus et au périnée, fréquemment répétées, constituent un auxiliaire souverainement efficace.

De l'incontinence d'urine.

Cette affection est l'antipodique de la rétention : l'urine échappe au malade sans qu'il en ait conscience ; ou bien, en dépit d'une volonté contraire, à peine le plus léger besoin s'en fait-il sentir.

Il y a deux espèces d'incontinence d'urine : la première dépend de la paralysie du col de la vessie ; la seconde d'un état inflammatoire aigu ou chronique de la membrane muqueuse de la vessie. Le catarrhe vésical est fréquemment accompagné d'incontinence d'urine.

Il y a une espèce d'incontinence d'urine chez les enfants. Cette incontinence est le plus souvent une affection nerveuse.

Il faut bien prendre garde de ne pas confondre une incontinence d'urine avec une rétention où l'urine échappe par *regorgement*.

L'incontinence d'urine par suite de catarrhe vésical est facile à constater. Cette affection est relativement de guérison facile, attendu qu'il ne s'agit que de guérir le catarrhe vésical par les moyens que j'indiquerai plus loin.

L'incontinence par paralysie du col de la vessie se déduit ordinairement des circonstances commémoratives.

Elle peut dépendre d'une affection de la moelle épinière ; mais aujourd'hui que le praticien spécialiste sait distinguer l'incontinence d'avec la rétention compliquée d'émission d'urine par regorgement, cette espèce d'incontinence a été reconnue excessivement rare. On conçoit que lorsqu'elle existe réellement, les ressources de l'art sont limitées à quelques mesures hygiéniques, si l'on n'ose pas entreprendre le seul traitement qui puisse triompher de l'affection de la moelle épinière et que j'ai indiqué en son temps et lieu.

Une chute directe sur le périnée peut également occasionner ce genre d'incontinence. Il suffit de le signaler pour en savoir déduire toutes les conséquences.

Chez la femme il est d'autres causes d'incontinence et qui la rendent plus fréquente. En outre, c'est la plus triste et la plus cruelle infirmité qui puisse affliger le beau sexe. Chez l'homme on recueille aisément l'urine dans un urinal, que l'on peut porter nuit et jour ; chez la femme, au contraire, aucun appareil ne réussit d'une manière un peu satisfaisante. Malgré tout, l'urine coule sans cesse entre les grandes lèvres et baigne les parties génitales externes ainsi que la partie interne des cuisses, où elle cause à la longue des désordres épouvantables en dépit des mesures les plus rigoureuses de propreté. J'ai vu des femmes souffrir un véritable martyre et invoquer la mort à grands cris, laquelle, du reste, est, par suite de ces désordres extérieurs, le terme fatal et plus ou moins rapproché de la maladie.

Un accouchement laborieux ou bien une application maladroite de forceps provoque fréquemment cette désastreuse infirmité.

La grossesse, par la pression que l'utérus exerce sur la vessie, peut devenir cause momentanée d'incontinence. Telles sont aussi les tumeurs qui se développent dans le bassin chez la femme.

Le *traitement* de l'incontinence est subordonné à la nature de la cause efficiente.

Parmi les moyens directs les plus efficaces, indépendamment de toute cure s'adressant à la cause première, il faut placer au premier rang les injections intra-vésicales d'eau froide, pratiquées de la façon que je l'indiquerai au chapitre concernant le catarrhe vésical.

La *strangurie*, dont j'ai déjà parlé, est une espèce d'incontinence qu'il faut combattre ainsi que je l'ai déjà dit, soit qu'elle dépende de la masturbation — quelques auteurs l'appellent alors *contracture du col de la vessie*, — soit qu'elle provienne d'un rétrécissement ou bien de l'emploi des moyens qu'on a dirigés contre lui.

L'incontinence chez l'enfant est le plus souvent due, ai-je dit, à une influence nerveuse, et notamment à l'effet de la peur de se lever la nuit. Si à cette peur s'ajoute la crainte d'un châtiment, l'incontinence peut devenir une véritable infirmité. Le cerveau du pauvre enfant devient le jouet d'illusions décevantes : il pisse au lit alors qu'il se croit au coin d'une rue !

Que d'enfants j'ai guéris de cette incontinence en faisant allumer une veilleuse auprès de leur lit durant la nuit, ou bien en faisant coucher quelqu'un dans leur chambre ! Inutile d'ajouter que la menace d'un châtiment est chose ridicule et l'exécution de la menace odieuse, outre qu'elles sont toutes les deux dangereuses.

N° 2010, âgé de 21 ans, était un chasseur-carabinier. Depuis neuf ans il souffrait d'incontinence d'urine, la nuit surtout. Ses parents et plus tard ses supérieurs lui avaient vainement infligé d'innombrables punitions.

Il tira au sort comme conscrit et dut partir en dépit de toutes ses protestations. A la caserne toutes les punitions échouèrent, et il fut soupçonné de simuler l'incontinence ; on l'envoya en observation à l'hôpital militaire de Bruxelles.

Le malheureux fut mis à une diète des plus sévères, et pendant la nuit on mit un infirmier de garde à côté de lui, pour l'éveiller de deux en deux heures. Ce supplice ne servit à rien, et on le renvoya au corps comme *indisciplinable*.

J'avais guéri son capitaine d'un rétrécissement de l'urètre ; il s'en souvint et m'amena le jeune soldat afin de savoir ce que j'en pensais.

On ne lui avait jamais examiné les parties génitales, et encore moins exploré la vessie, juste par où je commençai. Bien m'en prit pour cet infortuné, car je constatai un catarrhe de la vessie, ensuite d'une forte déviation du canal de l'urètre occasionnée par une masturbation excessive. La guérison ne se fit pas longtemps attendre.

De la cystite aiguë.

C'est l'inflammation aiguë de la muqueuse vésicale. Les causes de cette affection sont multiples. Toutes celles qui déterminent la stagnation de l'urine dans la vessie, de même que tout corps étranger qui y séjourne plus ou moins longtemps, peuvent la provoquer.

Un médicament, en grand usage dans la thérapeutique, est pour ainsi dire une cause spécifique d'inflammation de la vessie, à savoir les *cantharides*, dont on fait les vésicatoires, et desquelles on fait encore un inutile et dangereux emploi comme aphrodisiaque.

La suppression violente d'un écoulement blennorrhagique est encore très-fréquemment une cause violente de cystite aiguë. On l'appelle alors cystite par répercussion.

Le principe rhumastimal, dans les mêmes conditions que l'écoulement blennorrhagique, peut également se jeter sur la muqueuse vésicale. Il est seulement à observer qu'on prend très-souvent une cystite blennorrhagique pour une cystite rhumatismale.

Des coups, des efforts, des chutes sur l'hypogastre, etc., peuvent également occasionner la cystite aiguë.

Les *symptômes* de la cystite aiguë ressemblent à tous les symptômes dus à une inflammation aiguë d'un organe quelconque, en plus les symptômes propres à la nature spéciale de l'organe. Pour la vessie, ce sont particulièrement la tension et la douleur à l'hypogastre, et des besoins fréquents d'uriner qui constituent l'individualité de la maladie.

Le *traitement* doit avant toute chose se préoccuper de la cause productrice ; c'est contre celle-ci qu'il faut le plus souvent diriger les moyens les plus efficaces, car il s'agit de vaincre promptement à tout prix le mal par l'aggravation continuelle qu'il emprunte au séjour de l'urine dans la vessie irritée ayant une tendance fatale à se convertir en affection chronique.

Les moyens à diriger contre la cause productrice sont nécessairement subordonnés à la nature de cette cause elle-même. Quant à ceux capables de combattre l'état inflammatoire, on les emprunte à la série des moyens dits antiphlogistiques, et d'abord l'application *locale* de sangsues à l'anus, à l'hypogastre ou au périnée. En somme on a énergiquement recours à tous les mêmes moyens que j'ai indiqués pour combattre une blennorrhagie au 3e degré.

Du catarrhe vésical.

Le catarrhe vésical est une dénomination universellement employée aujourd'hui en place et lieu de *cystite chronique*, parce que l'urine charrie toujours des glaires muqueuses, quelquefois du muco-pus; il n'est que très-rarement *idiopathique*, c'est-à-dire succédant à une cystite aiguë ; dans la plupart des cas, au contraire, la cause de l'affection gît hors de la vessie. En conséquence, toutes les fois qu'un médecin se trouve en présence d'un catarrhe vésical, il n'est aucun motif plausible qui puisse le dispenser de l'exploration directe des organes. Agir autrement, c'est s'appliquer l'adage de l'aveugle qui choisit les couleurs, ou mieux encore, ainsi que je l'ai déjà dit, c'est jouer un quine à la loterie, dont la vie du malade est l'enjeu.

Jamais, non plus, un médecin ne peut se référer à l'opinion de son prédécesseur, beaucoup moins encore à celle du malade lui-même.

M. Branca, de Milan, propriétaire de l'Elixir Fernet, m'amena un jour un sien cousin, âgé de 33 ans, et atteint de catarrhe vésical depuis vingt-sept ans et davantage peut-être, car c'est tout au plus si sa mère pouvait positivement affirmer à quel âge le mal avait débuté. Il avait nécessairement épuisé toute la kyrielle des médicaments balsamiques, diurétiques et autres, sans jamais éprouver le moindre soulagement.

Parmi les nombreux médecins que le malade avait consultés, deux seulement, tous les deux professeurs à l'Université de Pavie, lui avaient tout récemment exploré la vessie, mais ils n'y avaient trouvé aucune trace de calcul. Malgré cette puissante affirmation, et un peu en dépit du malade, car on lui avait fait beaucoup de mal, j'explorai la vessie et y découvris une pierre de la grosseur d'un petit œuf de poule ! (Dans le chapitre relatif à la *lithotritie*, on verra pourquoi ces deux illustres professeurs n'avaient pas découvert le calcul.)

Je dis donc que les causes du catarrhe vésical sont ordinairement *mécaniques* (organiques) et gisent hors de la vessie, à l'exception de la gravelle, du calcul et des tumeurs implantées sur les parois vésicales. Ces causes constituent un obstacle à la libre émission de l'urine et à l'évacuation complète de la vessie, d'où résulte à la longue l'inflammation de la muqueuse vésicale.

Parmi ces causes mécaniques, les principales sont :

1° Le rétrécissement du canal ;

2° Le gonflement du col de la vessie ;

3° Le gonflement de la prostate ;

4° Un calcul dans le canal de l'urètre lui-même.

Le catarrhe vésical présente plus ou moins tous les symptômes de la cystite aiguë ; au début, cependant, ou bien lorsqu'il demeure d'un caractère bénin, c'est à peine si le malade s'en aperçoit. Mais cet état de bénignité ne manque jamais de faire place à des symptômes plus alarmants. On ne saurait donc ni assez tôt ni assez énergiquement le combattre.

Dans certains cas, surtout lorsque le catarrhe est dû à la présence d'un calcul, la muqueuse s'ulcère, devient sanguinolente, et sécrète du pus qui se mêle à l'urine ou bien s'y dissout. L'urine sanguino-purulente acquiert constamment une odeur fétide et repoussante. C'est l'avant-coureur de la mort, si on n'y porte promptement un remède efficace.

Lorsque le catarrhe vésical chronique est accompagné d'une abondante sécrétion muqueuse, et à plus forte raison lorsqu'il y a sécrétion de pus et exhalation de sang, il infecte promptement l'organisme tout entier. La physionomie du malade en décèle promptement les traces, outre que toutes les fonctions de l'économie en pâtissent considérablement.

Le *traitement* du catarrhe vésical doit toujours reposer sur une double base.

On sait déjà comment s'y prendre pour les deux premières. On saura bientôt que faire pour les deux autres.

Premièrement, on attaquera les causes efficientes. Dans la majorité des cas, la cause étant enlevée, l'effet disparaît de lui-même. Toutefois, on ne doit jamais perdre de vue que, lorsqu'il y a eu simultanément infection du sang, nul résultat durable n'est à espérer, si le malade ne se soumet pas au traitement dépuratif général.

Secondement, dans les cas où le catarrhe persiste après l'enlèvement de la cause efficiente, ou bien dans ceux où il fait suite à une cystite aiguë, ou bien encore lorsqu'il s'est produit des ulcérations de la muqueuse vésicale, il faut combattre le mal par des moyens appliqués directement sur les parois de la vessie. On leur donne le nom d *injections intra-vésicales.*

Il va de soi qu'on corrobore l'action bienfaisante des injections à l'aide de tous les moyens que j'ai signalés à propos de la blennorrhagie au troisième degré.

La plupart des médecins parlent des injections intra-vésicales avec un laisser-aller et un sans-façon tels qu'on croirait qu'il ne s'agit que de puiser l'eau à la pompe. C'est une erreur grossière dont les malades sont fréquemment victimes!

La vessie est un organe doué d'une exquise sensibilité. Le moindre écart qu'on lui fait subir peut avoir de graves résultats. En conséquence, on n'y fera des injections que prudemment, avec mesure et à bon escient.

Le col de la vessie est une espèce de porte à deux battants, placée à l'entrée de la vessie et qui ne s'ouvre devant un liquide que du dedans au dehors. Pour y pénétrer du dehors au dedans, il faut forcer le passage avec un corps plus ou moins résistant. Quelle que soit la force qu'on imprime à un jet d'eau à partir du méat, devant traverser le canal, le liquide ne pénétrera jamais dans la vessie. Il faut donc préalablement y introduire une sonde et de préférence une sonde élastique Leroy. C'est au moyen de cette sonde, en appliquant à son extrémité externe la canule d'une seringue appropriée, qu'on parvient à introduire l'eau ou tout autre liquide dans la cavité vésicale (voir figure 144).

On a imaginé une foule d'expédients ainsi que diverses sondes à irrigation, à double courant (voir figure 145), à pulvérisation, les unes métalliques, les autres élastiques, etc., etc., mais rien ne vaut la simplicité de mon procédé et que voici :

On introduit une sonde Leroy dans la vessie ; on laisse échapper un peu de l'urine qu'elle contient, mais pas toute, afin de ne pas irriter la vessie par l'application de ses parois sur l'instrument. On y pousse ensuite *lentement* une quantité d'eau égale à celle qu'on a extraite (on peut la recevoir dans un verre gradué) ; la seringue (figure 144) est graduée pour venir en aide au malade s'il s'injecte lui-même. Le praticien expérimenté juge à vue d'œil.

Pousser vite et avec violence le liquide dans la vessie, c'est provoquer à coup sûr un grave désordre.

Outre la mesure, on a encore un signe certain qu'il est temps d'arrêter l'injection ; à savoir le besoin d'uriner qu'éprouve le malade ; mais il faut même ne pas pousser jusque-là. Ce n'est jamais sans péril qu'on dépasse la quantité relative de liquide que peut contenir la vessie.

Il faut faire usage d'une seringue à piston élastique, afin que l'eau ne pénètre pas dans la vessie par saccades.

On laisse le liquide mêlé à l'urine restée dans la vessie, pendant quelques minutes dans la cavité vésicale. On en laisse échapper ensuite une certaine quantité qu'on remplace par une quantité égale d'eau. Au bout de deux ou trois renouvellements, il ne reste plus que de l'eau claire ou du liquide injecté dans la vessie.

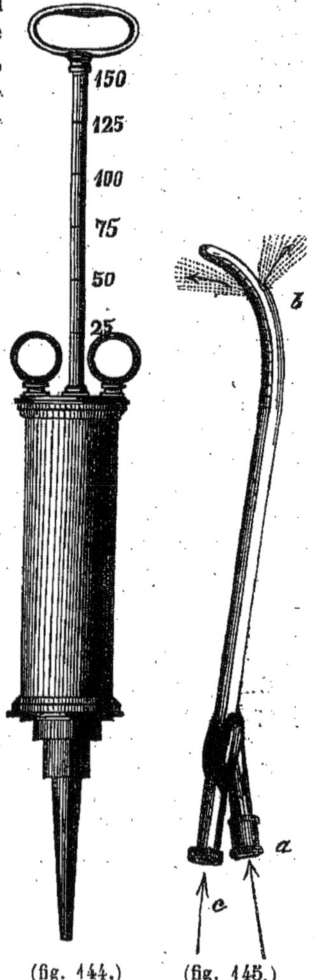

(fig. 144.)   (fig. 145.)

Si bien qu'aille la chose, il ne faut jamais se départir de ces précautions. Le moindre écart, un rien, je le répète, on dirait quasi que c'est fantastique, fait surgir un cortége de symptômes terribles et met inopinément le tout en question:

Quel liquide faut-il employer de préférence ?

On a recommandé des préparations médicamenteuses de toute nature, la solution de nitrate d'argent concentrée. inclusivement. Je suis persuadé, moi, que toutes les fois qu'on en fera un emploi judicieux, l'eau, à divers degrés de température, ou, en cas de grande irritabilité de la muqueuse vésicale, une décoction de têtes de pavots blancs, suivant les cas, répondra constamment à l'attente du malade, sans jamais lui faire encourir aucun des graves périls, pour un résultat fort problématique encore, auxquels les injections astringentes ou caustiques donnent très-fréquemment lieu.

A la moindre irritation du col de la vessie, ou de fièvre intermittente, irritation et fièvre beaucoup plus fréquemment provoquées par l'emploi des sondes métalliques que par les sondes élastiques, il faut immédiatement suspendre le traitement pendant deux, trois, quatre jours et davantage.

Dans les catarrhes chroniques, accompagnés de fréquents besoins d'uriner, la capacité interne de la vessie a toujours plus ou moins diminué, et par cela même cet organe ne peut naturellement plus contenir autant d'urine qu'auparavant. Mais peu à peu cette capacité revient à son état normal, et on s'en aperçoit promptement par l'augmentation de la quantité de liquide que l'on peut injecter en une seule fois sans le moindre inconvénient. Le malade s'en aperçoit également par la plus grande quantité d'urine qu'il finit par pouvoir retenir sans sentir le besoin d'uriner. Seulement il y a quelquefois ici un funeste effet de l'habitude qui consiste à uriner au premier petit besoin qui se manifeste. Il faut engager le malade à y résister *doucement* ; il est entendu que je ne veux parler ici que des cas où le mal commence à céder déjà devant le traitement.

On injecte en une seule séance tout ce qu'on peut injecter de liquide jusqu'à concurrence d'un litre à un litre et demi, sauf à s'arrêter à quelques grammes si le cas l'exige.

On répète en général les injections deux ou trois fois dans les vingt-quatre heures, rarement davantage. Cependant, en cas de purulence ou de débris de calculs restant dans la vessie après la lithotritie, on peut les répéter plus souvent.

De l'hématurie.

L'hématurie (pissement du sang) est très-rarement due à une exsudution de sang (affection scorbutique) des parois de la vessie. C'est, au contraire, dans la grande majorité des cas, un symptôme du catarrhe vésical, et elle reconnaît par conséquent les mêmes causes efficientes. Parmi celles-ci l'état variqueux des vaisseaux sanguins (hémorrhoïdes) du col de la vessie et de la vessie elle-même tient le premier rang.

Il n'est jamais difficile de savoir si le sang provient de la vessie ou bien du canal de l'urètre, puisqu'il suffit de pousser une sonde dans la vessie, et suivant qu'elle donne issue à de l'urine sanguinolente ou à de l'urine claire, on est édifié sur la nature de la maladie.

Comme dans le catarrhe de la vessie, toutes les fois qu'un médecin se trouve devant une hématurie, son premier soin doit être d'en recher-cher la cause efficiente parmi celles que j'ai assignées au catarrhe vésical.

Les lacérations directes et les plaies de la vessie se déduisent des circonstances commémoratives.

J'ai déjà dit que le sang est l'ennemi par excellence de la vessie. Chose étrange ! la vessie, qui héberge le liquide le plus âcre de l'éco-nomie, souffre horriblement de la présence, dans sa cavité, du plus sucré des liquides, le sang. Il faut donc avant toute chose l'en débarrasser au plus vite. A cet effet, les injections intra-vésicales sont souveraines, en même temps qu'elles sont le moyen curatif le plus efficace de la ma-ladie elle-même, bien entendu après en avoir combattu ou tout en en combattant simultanément la cause efficiente.

De même que dans le catarrhe vésical, on recommande en injection toutes sortes de liquides et notamment le perchlorure de fer. Le tort de ceux qui ont dû avoir recours à ces agents est d'avoir méconnu le principe de rechercher et de combattre d'abord la cause efficiente. N'agissant jamais ainsi, et n'ayant par conséquent jamais eu affaire à l'hématurie que comme à une complication en quelque sorte secondaire, l'eau froide m'a toujours pleinement réussi.

Des abcès et des tumeurs.

Les abcès constituent une complication avec aggravation des symp-tômes de toutes les affections de la vessie indistinctement. Ils se forment ordinairement dans l'épaisseur de ses parois. Il n'est aucun indice certain de leur existence, sinon un subit écoulement du pus mêlé à l'urine.

Leur traitement rentre dans le cadre du catarrhe vésical.

Quant aux tumeurs (*squirrhes, cancers, fongus, polypes*), il suffit de prononcer ces noms pour donner la mesure de l'impuissance de l'Art. Le seul bienfait que la science moderne peut revendiquer, c'est une plus grande facilité de diagnostic, à l'aide des sondes à béquille, ce qui permet, d'une part, de moins tourmenter le malade par l'application de remèdes inutiles, et d'autre part, de se borner à des moyens palliatifs.

De la rupture de la vessie.

Soit par une distension forcée en raison de la grande quantité d'urine qu'elle contient, soit par une lacération directe au moyen d'une sonde ou d'un lithotripteur, soit enfin par une chute sur le bassin, il peut survenir une rupture des parois de la vessie. Cet accident est extrêmement grave, l'urine se répandant immédiatement dans la cavité abdominale.

Il est des cas où, faute d'un examen convenable, on pourrait confondre cet épanchement d'urine avec celui provoqué par une déchirure du canal dans le voisinage du col de la vessie. Mais la confusion est impossible lorsqu'on sait que, dans le premier cas, outre une péritonite extrêmement violente qui se déclare incontinent, on voit l'urine remonter vers les parties supérieures du tronc (ombilic, aisselles), tandis que dans le second cas, on les voit au contraire gagner les parties inférieures (scrotum, pénis, cuisses). Dans les deux cas cependant, on les voit s'épandre dans le tissu cellulaire tout autour de la vessie.

La gravité de chacune de ces affections n'échappera point à la sagacité des lecteurs, et ils comprendront que la première est à peu près nécessairement mortelle, tandis que la seconde le deviendra promptement, si on ne réussit à y opposer immédiatement une barrière efficace.

De la hernie de la vessie.

Cette affection est aussi rare chez l'homme qu'elle est relativement fréquente chez la femme. La grossesse avec distension démesurée du ventre et l'accouchement laborieux y peuvent donner également lieu. Elle se montre à la paroi inférieure du vagin sous la forme d'une tumeur molle qui disparaît plus ou moins chaque fois que la vessie se vide. L'Art est ordinairement impuissant. Cette affection est heureusement peu fréquente, et donne rarement des soucis à celles qui en sont affectées.

Quelques auteurs signalent des cas où la vessie serait retournée comme un gant : mais où s'arrête la nature lorsqu'elle se met à être bizarre ?

De l'inertie et de la paralysie.

La première de ces affections a été fréquemment soupçonnée en suite d'une fausse appréciation des faits. Grâce à l'illustre Mercier, on sait aujourd'hui à quoi s'en tenir sur cette prétendue inertie ou faiblesse, laquelle n'est le plus souvent autre chose, nous le savons, qu'une rétention ou un incontinence due à un gonflement du col de la vessie. En outre, nous savons que les parois de la vessie, par suite de la gymnastique violente à laquelle elles s'adonnent forcément dans ces cas, s'hypertrophient au lieu de s'amincir.

Il est cependant des cas où il s'agit réellement d'une inertie de la vessie. C'est lorsque la vessie a été outre mesure distendue par une prolongation de rétention d'urine volontaire ou forcée.

Les cas de rétention forcée reconnaissent pour causes tous les obstacles matériels et spasmodiques qui peuvent momentanément s'opposer à l'émission de l'urine. Il suffit de rappeler cela pour pouvoir passer outre.

La rétention volontaire est très-fréquente chez les jeunes personnes. Elle l'est surtout et chez tout le monde dans les convois de chemins de fer. On croirait difficilement à quel nombre chaque année s'élève les hommes atteints d'une affection grave de la vessie, et notamment de rétention par inertie, à la suite d'une retenue forcée dans un convoi. Nul homme ne devrait entreprendre un voyage de deux à trois heures seulement, sans préalablement se débarrasser de toute l'urine que contient la vessie.

Les enfants auxquels on interdit la sortie pour satisfaire à leurs besoins pendant les classes, sont également très-sujets à cette infirmité. Je sais que les enfants abusent volontiers de la permission ; mais cela n'arrivera guère chez un professeur qui sait conduire les enfants comme je veux qu'on les conduise. Quoi qu'il en soit, entre deux maux, il faut choisir le moindre : la liberté de sortie sera absolue dans les classes.

L'inertie par l'une des causes ci-dessus signalées peut se convertir en paralysie, si cette cause est poussée au maximum de sa violence. L'affection est la même, mais plus grave.

La paralysie de la vessie peut également dépendre d'une affection de la moelle épinière. Signaler ce fait, c'est en déterminer l'extrême gravité.

Le traitement est des plus simples. Ablutions-frictions générales à l'eau froide ; bains de siége froids de dix minutes de durée ; lavements froids ; injections glacées ; application de compresses excitantes sur les bourses et le bas-ventre. Boissons rafraîchissantes et en petite quantité. Evacuer quatre fois par jour la vessie.

On a beaucoup recommandé en ces derniers temps l'électro-galvanisme appliqué directement : on introduit une sonde élastique dans la vessie contenant un stylet métallique boutonné. On le met en contact avec l'un des pôles de l'électrophore ; l'autre s'applique tour à tour au périnée, au bas-ventre ou dans le rectum.

J'affirme que toutes les fois que j'ai échoué avec mon traitement, j'ai constamment échoué avec l'électro-galvanisme.

Quelques médecins recommandent certains médicaments internes, tels que les cantharides, la noix vomique, etc. S'il y a paralysie de la moelle épinière, leur emploi est insensé ; s'il y a simplement inertie de la vessie, il est inutile. Pourquoi dès lors faire affronter au malade leur dangereuse intervention ?

DES MALADIES DES TESTICULES.

Elles sont au nombre de quatre : l'*orchite*, l'*hydrocèle*, le *varicocèle* et le *squirrhe* ou *cancer*.

De l'orchite.

C'est un gonflement inflammatoire de l'un des testicules. Il est très-fréquent de les voir s'affecter l'un avant, l'autre après, rarement tous les deux à la fois.

L'importance de cette affection gît dans sa cause efficiente : ou bien l'orchite est l'effet de la répercussion du virus blennorrhagique, ou bien elle est le résultat d'une cause directe externe ou interne.

Dans les deux cas, les symptômes sont les mêmes : gonflement et douleur, avec tension pénible du cordon spermatique et douleurs rénales.

Le *traitement* est de là plus grande simplicité et d'un succès certain.

Il faut avant toute chose s'occuper de la douleur, car elle devient promptement intolérable, et s'étend le long du cordon spermatique. Elle est due à une stase sanguine dans le parenchyme même du testicule. Il existe un remède héroïque, spécifique, pour ainsi dire, à savoir, une forte application de sangsues *loco dolenti*. La douleur disparaît comme par enchantement, et on peut dire que le mal a cessé, car le gonflement, si fort qu'il soit, n'est que chose secondaire. Il est rare qu'il faille répéter l'application des sangsues.

Lorsque la douleur est supportable, et qu'il n'existe aucun symptôme de réaction générale, on peut se borner à l'application de compresses trempées dans l'eau roide, renouvelées de temps à autre.

Lorsque la douleur cesse, et que le gonflement persiste, on aura recours à des compresses d'eau froide, dites excitantes.

Dans tous les cas, un repos relatif est nécessaire, et il faut porter un suspensoir ; au besoin, on se mettra au lit pendant quelques heures.

S'il y a répercussion de virus, on prescrira de suite le traitement dépuratif général.

On a imaginé une foule d'expédients pour faire avorter le mal ou en triompher immédiatement. Les principaux sont : la compression, l'acupuncture, le débridement, l'électro-galvanisme, les frictions mercurielles, l'application de collodion, d'acide nitrique, de teinture d'iode, etc., tous moyens que je conseille fort de... ne jamais employer.

Après la chute des sangsues, il ne faut jamais négliger de s'assurer de la cessation de l'écoulement du sang, le tissu éminemment vasculaire du scrotum pouvant aisément se prêter à une perte de sang considérable.

Le gonflement du testicule met quelquefois un mois à disparaître complétement ; encore en reste-t-il fréquemment quelque trace à l'épididyme, qui ne disparaît jamais.

En cas de répercussion du virus, l'écoulement urétral se tarit plus ou moins complétement.

De l'hydrocèle.

C'est une accumulation démesurée de liquide dans la tunique vaginale ou séreuse qui tapisse la face interne de la peau du scrotum. Elle se produit rarement dans les deux poches scrotales simultanément.

Le plus souvent l'hydrocèle se manifeste sans causes connues. Lorsqu'il en est autrement, c'est ordinairement à la suite d'un coup, d'une chute, d'un excès d'équitation ou d'un bandage herniaire trop serré.

Sa marche est le plus souvent excessivement lente. Ce n'est que par son volume qu'elle manifeste son existence. Du danger, il n'y en a point; ce n'est qu'un inconvénient. Mais, comme la tumeur peut acquérir des proportions énormes, le malade vient ordinairemennt de lui-même demander qu'on l'en débarrasse.

On peut confondre l'hydrocèle avec la hernie, le varicocèle et le sărcocèle. Outre les symptômes propres à chacune de ces trois affections, il existe, à l'effet de reconnaître l'hydrocèle, un moyen à peu près infaillible, à savoir la transparence de la tumeur. On s'en assure facilement en mettant le scrotum entre l'œil et une bougie allumée. Il est entendu qu'on doit placer la partie malade dans l'obscurité.

Le *traitement* est, encore une fois, d'une simplicité extrême et d'un succès à peu près constant. Il consiste dans la ponction de la tumeur, l'évacuation totale du liquide et l'injection de huit à dix grammes d'esprit-de-vin à 36 degrés. Cette opération est si simple et si généralement connue de tous les médecins, que je juge inutile de la décrire.

L'injection d'esprit-de-vin est le dernier mot de la science ; il réussit là où échouent tous ceux qu'on employait jadis (vin, teinture d'iode, etc.). On sait que l'on ne pouvait laisser aucun de ces liquides dans la tunique vaginale, qu'il fallait l'en faire sortir après y avoir séjourné quelques minutes. Il n'en est pas de même de l'alcool. On peut et on doit même l'y laisser, en ayant soin de malaxer la bourse. La douleur est parfois assez violente, mais très-momentanée.

Se borner à la simple évacuation de la sérosité, sans faire l'injection irritante qui doit provoquer une inflammation adhésive de la tunique vaginale, c'est faire un traitement illusoire. Le mal reparaît bientôt, et plus souvent on fait la ponction, plus court devient l'espace de temps que met la tunique vaginale à se remplir de nouveau. Il se passera six mois entre la première ponction et la seconde, trois entre celle-ci et la troisième, un entre la troisième et la quatrième, et ainsi de suite.

Autrefois on avait recours à l'incision, à la cautérisation ou au séton ; tous ces moyens sont relégués aujourd'hui parmi les curiosités de l'art ancien.

On a tout récemment recommandé l'électro-galvanisme ; je n'ai jamais compris pourquoi, car ce n'est certes pas le succès qu'on en obtient qui a jamais pu déterminer quelqu'un à préconiser un moyen aussi douloureux que l'est celui-là.

Des nombreux remèdes externes qu'on a recommandés pour combattre cette affection, il n'en est jamais un seul qui ait réussi.

Il est des cas où l'on reconnaît évidemment la coexistence de la viciation du sang ; peut-être même est-elle la cause efficiente de l'hydrocèle ! Il va de soi qu'alors il est nécessaire de faire préalablement à la ponction ou du moins conjointement une dépuration générale. C'est peut-être là la cause de mes constants succès.

On ne doit jamais non plus conseiller la ponction au début de la formation de l'hydrocèle. Il se forme là une espèce d'élaboration morbide qu'il ne faut pas interrompre à brûle-pourpoint.

Du varicocèle.

Les vaisseaux veineux du testicule et du cordon spermatique peuvent se distendre démesurément : c'est le varicocèle. Les causes occasionnelles en sont multiples ; on cite principalement la masturbation, les excès vénériens, l'équitation habituelle et prolongée, l'application permanente d'un bandage herniaire très-serré, les professions qui exigent que la personne reste constamment debout, etc., etc.

Cette affection est presque toujours visible à l'œil nu : elle se présente sous la forme de tumeurs molles, élastiques, à nodosités, qui roulent pour ainsi dire sous la peau au contact des doigts. Le scrotum est flasque et parsemé de vaisseaux variqueux. Si les tumeurs sont nombreuses et développées, elles se confondent avec le testicule, qu'on finit par confondre avec elles.

Le varicocèle est fréquemment cause d'impuissance, surtout lorsqu'il a son origine dans la masturbation. Hors de là, cette affection est plutôt gênante que dangereuse ; les exceptions à cette règle sont rares. Quelquefois cependant il se manifeste plus ou moins de douleurs.

Le *traitement* est absolument le même que celui de l'orchite, avec cette différence qu'on le doit continuer beaucoup plus longtemps.

Suivant moi, la cause prédisposante organique du varicocèle est la même que celle des *hémorrhoïdes*, à savoir une *viciation du sang*. dans l'un comme dans l'autre cas, je n'ai que très-rarement vu réussir un traitement exclusivement local. Le contraire a eu lieu bien souvent

lorsque j'avais su convaincre le malade à faire simultanément un traitement dépuratif général.

Du sarcocèle.

C'est le *squirrhe* d'abord, puis le *cancer* du testicule. Dans le principe,
cependant, cela ne paraît être qu'un simple engorgement indolent mais
rebelle à tous les moyens ordinaires et surtout remarquable par l'extrême
pesanteur qu'il ne tarde pas à acquérir. Mais bientôt il y survient des
douleurs pongitives, lancinantes, terribles : c'est le *squirrhe!* L'ulcération, une ulcération d'archi-mauvaise nature, s'en empare : c'est le
cancer. Bientôt l'économie entière s'infecte : c'est la *cachexie cancéreuse*,
c'est-à-dire l'avant-coureur de la mort.

Pour le *traitement*, je dois, en principe, m'en référer complétement à
ce que j'ai dit antérieurement à ce sujet. En conséquence, on instituera
le traitement dépuratif général le plus tôt possible. D'autre part on fera
également le plus tôt possible l'ablation de l'organe malade (*castration*).
Le succès n'en sera que plus certain si on la pratique avant que le
squirrhe se soit ulcéré, c'est-à-dire soit devenu *cancer*.

Tout emploi de moyens palliatifs est, dans l'espèce, un acte de haute
culpabilité.

Le sarcocèle ne devient squirrhe que parce qu'on néglige de prescrire le traitement dépuratif général.

Soit dit une fois pour toutes et comme règle générale : toutes les fois
qu'un mal restera rebelle aux moyens locaux appropriés, il faut soupçonner qu'il est occasionné, accompagné ou entretenu par un vice
interne, et ce vice interne est infailliblement une viciation du sang. Si
l'on perdait moins souvent ce principe de vue, le nombre des maladies
chroniques serait beaucoup plus restreint.

DES MALADIES DE LA PROSTATE.

L'importance des maladies de la prostate gît moins dans les maladies dont elle peut être atteinte que dans celles dont on l'accuse faussement.

Sur cinquante malades qui viennent me consulter, il en est au moins quarante-cinq à qui on a fait accroire qu'ils avaient une affection de la prostate. Pauvre prostate ! Comme elle a la réputation de n'être atteinte que de maux incurables, si elle ne se sauve pas elle-même, elle sauve au moins l'amour-propre des hommes de l'Art. Mais ce dont elle s'affligerait fort, si elle en était capable, c'est qu'on l'accuse à peu près toujours sans l'avoir examinée, ni même interrogée, chose si simple cependant et au moyen de laquelle elle prouverait bien souvent son innocence !

Bref, la prostate est aux maladies des *voies urinaires* ce que les pauvres *nerfs* sont aux maladies ordinaires qui résistent opiniâtrément aux efforts des médecins. Ce sont eux qui doivent supporter tout le poids du dépit qu'inspire l'insuccès des hommes de l'Art.

Non pas que la prostate ne puisse être malade, mais c'est infiniment plus rare qu'on ne le pense. Il est vrai toutefois que lorsqu'elle est malade, c'est chose très-sérieuse, le plus souvent du moins.

Parmi les affections de la prostate, les unes sont déterminées par une cause presque directe, telle que l'équitation, les sauts gymnastiques, les coups et les chutes sur le périnée. Les autres sont dues à des causes indirectes, telles que la masturbation, les excès vénériens, la débauche, la blennorrhagie aiguë au 1.er degré, l'abus des injections astringentes, la cautérisation dans la portion prostatique de l'urètre, l'administration du copahu durant la période aiguë de la blennorrhagie, les rétrécissements chroniques de la portion bulbeuse de l'urètre, les tumeurs hémorrhoïdales, la constipation habituelle et la syphilis constitutionnelle.

Quelle que soit la cause efficiente de l'affection de la prostate, le résultat est à peu près constamment le même, à savoir un engorgement de la glande. Cet engorgement peut acquérir des proportions relativement formidables. Lorsque cet engorgement est accompagné d'une vive réaction (vulgairement état inflammatoire), il se termine volontiers par un abcès.

Le gonflement se trahit indirectement par deux symptômes en quelque sorte spécifiques.

D'une part le malade accuse une sensation de pesanteur incommode, insupportable, à l'anus et au périnée.

D'autre part, il survient un trouble plus ou moins grave dans l'émission de l'urine. Ce trouble se présente sous un double aspect : premièrement, en suite du voisinage où est la glande du col de la vessie, celui-ci prend sa part de l'irritation ; de là viennent des besoins plus fréquents d'uriner ; secondement, la glande engorgée comprime la portion de l'urètre qui y correspond, et provoque de cette façon une difficulté d'uriner plus ou moins considérable. Ces deux phénomènes pathologiques s'aggravent réciproquement. En outre, un résultat fatal de cet état pathologique étant une évacuation incomplète de la vessie, il survient nécessairement une stagnation d'urine dans celle-ci, et par conséquent il se développe tôt ou tard un catarrhe vésical.

Le rectum est aussi bien molesté par le gonflement de la prostate que la vessie elle-même. Outre la sensation de pesanteur incommode, il s'y manifeste simultanément deux phénomènes pathologiques en apparence incompatibles : premièrement, il survient une constipation opiniâtre ; secondement, le malade sent le besoin incessant d'aller à la selle (ténesmes), sans y réussir en dépit de tous ses efforts.

Nous avons vu que dans les blennorrhagies sur-aiguës, la prostate s'irrite très-fréquemment. Le même phénomène se produit avec la même violence toutes les fois qu'il y a une répercussion violente du virus sur le col vésical à la suite d'une administration intempestive de copahu ou d'injections astringentes ou caustiques. Dans ces cas la marche de la maladie est ordinairement assez accélérée. C'est également dans ce cas qu'il survient fréquemment un abcès. Mais rien ne décèle celui-ci d'une façon péremptoire ; on ne peut que le soupçonner à cause de la violence des symptômes et de la grande anxiété du malade. Lorsqu'au contraire l'affection est due à d'autres causes, sa marche est habituellement lente et obscure : le jour où on le découvre, l'engorgement est ordinairement déjà très-avancé.

Ce dernier engorgement est assez rare chez les jeunes gens ; il est plutôt l'apanage du vieillard. L'abcès est, au contraire, très-fréquent chez les premiers.

Outre les symptômes précités, il est deux moyens de reconnaître l'affection d'une façon presque absolue. Le premier consiste dans le toucher par l'anus : le doigt du chirurgien va toucher directement la glande et constater, en quelque sorte mathématiquement, l'état et le degré de gonflement de la glande. Le second est fourni par le cathétérisme.

On doit pressentir que le cathétérisme doit offrir de sérieuses difficultés, premièrement en raison de l'*angustie* (non pas *rétrécissement*) dont le canal devient le siége, et secondement par l'extrême déviation qui peut en provenir (voir fig. 51).

L'énoncé de ce double phénomène pathologique suffit pour établir *à priori* la difficulté du cathétérisme, et, dans la plupart des cas, l'impossibilité de pénétrer dans la vessie au moyen de sondes métalliques.

La prostatite se termine de trois manières différentes : 1° par résolution, c'est-à-dire par la cessation progressive de tous les symptômes; 2° par suppuration (abcès). Nous venons de voir que rien n'indique la formation de l'abcès; de même rien n'en peut faire présager le terme. Le plus souvent le pus se pratique une issue par l'urètre ; quelquefois par le rectum. L'Art ne peut guère venir ici au secours du malade. On a proposé la ponction, mais où est le point de repère qui permettrait de guider la pointe du bistouri? En cas de grand danger (rétention prolongée d'urine), le praticien doit s'inspirer des circonstances. La cessation subite des symptômes, coïncidant avec l'écoulement du pus par l'urètre, est un indice sûr de l'ouverture spontanée de l'abcès ; 3° par l'engorgement chronique (gonflement organique) de la glande.

Le *traitement* de la prostatite tant aiguë que chronique (engorgement) est avant toute chose subordonné à la cause efficiente.

Lorsqu'elle est l'effet de la répercussion du virus, qu'elle soit aiguë ou chronique, il faut faire simultanément un traitement local et le traitement dépuratif général.

Le traitement local de la première est le même que celui que j'ai indiqué pour la blennorrhagie au 3° degré. Quant à celui de l'engorgement proprement dit, je recommande absolument le même que celui que j'ai recommandé pour l'engorgement hémorrhoïdal du col de la vessie.

Je crois à peine nécessaire de proscrire comme choses inutiles et dangereuses les cures à l'hydriodate de potasse, à l'onguent mercuriel et à toutes autres *ejusdem farinæ*.

Plusieurs moyens directs ont été recommandés en ces derniers temps, à savoir la *cautérisation* de la portion prostatique de l'urètre ; 2° la *ligature* de la tumeur ; 3° l'*excision* de la tumeur; 4° le *broiement* de la glande ; 5° la *scarification* et 6° l'*électro-galvanisme*.

Ce sont là des moyens de haute fantaisie, dont je laisse la décision d'applicabilité à la conscience de quiconque croit pouvoir en user. Pour ce qui me concerne, je ne les ai jamais vus réussir ; par contre j'ai vu de graves malheurs en résulter.

DU CALCUL.

Le calcul, indifféremment appelé *pierre*, est un corps étranger à base calcaire qui se forme dans l'appareil urinaire, mais plus particulièrement dans la vessie. Cependant il n'est pas rare d'en trouver dans les reins, dans les uretères et dans l'urètre. Toutefois ces deux derniers sont rarement de formation directe ; c'est le plus souvent, dans les premiers, un grain de gravelle qui, après sa formation dans les reins, s'est arrêté en route ; dans le second, c'est un débris de calcul broyé par le lithotripteur également arrêté en route.

On trouve encore des calculs dans d'autres organes, et notamment dans le foie et la vésicule. Je n'ai point à m'en occuper dans cet ouvrage.

J'en ai rencontré chez n° 3074 (registre d'Italie) derrière la couronne du gland, en suite d'un phymosis congénital à ouverture excessivement rétrécie.

Il s'en forme également dans la prostate.

Les causes de la formation *spontanée* du calcul nous restent inconnues. Nous savons seulement qu'il s'en peut former par causes mécaniques, en quelque sorte.

Toutes les fois qu'il y a stagnation d'urine dans le bas-fond de la vessie, il y a à la longue formation de matière calcaire pouvant donner lieu à la formation d'un calcul. En conséquence, le gonflement hémorrhoïdal ou autre du col de la vessie, l'engorgement chronique de la prostate, les rétrécissements chroniques de l'urètre, l'anneau au méat, un phymosis considérable, bref, toutes les causes indistinctement qui s'opposent au libre et facile cours de l'urine, peuvent donner lieu à la formation d'un calcul dans la vessie ou dans la portion prostatique du canal de l'urètre.

Le catarrhe chronique de la vessie se trouve dans les mêmes conditions.

Toutefois la cause mécanique la plus fréquente, c'est l'arrêt d'un gros grain de gravelle dans la vessie.

Le calcul arrive souvent tout formé des reins eux-mêmes, de l'un ou de l'autre.

Viennent ensuite, comme noyaux de formation, des corps étrangers introduits dans la vessie.

Parmi ces derniers, le cas le plus fréquent, c'est le séjour d'une sonde dans la vessie pendant un espace de temps plus ou moins long. Quelques jours suffisent parfois, pour peu qu'il existât un commencement de catarrhe vésical.

Le *nombre* des calculs qui peuvent se trouver dans la vessie varie d'un seul à un nombre tel qu'il faut l'autorité des plus grands noms pour y ajouter foi. En effet, on en a trouvé un jour trois cents dans une vessie. Mais l'*unité* est la règle générale. Tout le reste est exception d'autant plus rare qu'on s'éloigne davantage de ce chiffre.

Lorsqu'il y a deux ou plusieurs calculs dans la vessie, la lithotomie fournit un signe certain : chaque calcul offre une petite surface lisse là où elle était en contact avec un autre.

La forme du calcul est très-variable. On en peut dire autant de leur volume. Les plus gros atteignent le volume d'un œuf de poule. Au delà, cela rentre dans l'exception phénoménale.

Leur consistance est en général dure, quoique friable. Ceux qui ne sont point friables, très-rares heureusement, au lieu d'être blancs, sont noirâtres comme le fruit du mûrier dont ils prennent la forme. On les appelle *pierres murales*. Les lithotripteurs sont sans action sur elles.

Le calcul est de beaucoup plus fréquent chez l'homme que chez la femme, et pour cause.

Les symptômes qui décèlent la présence d'une pierre dans la vessie sont absolument les mêmes que ceux d'un catarrhe vésical, deux au plus exceptés, à savoir : 1° un prurit insupportable au méat urinaire. On voit constamment ces malades chercher à comprimer le gland, pour dompter cette pénible sensation ; 2° l'arrêt subit du cours de l'urine, la pierre se glissant au-devant de l'ouverture vésico-urétrale. Du reste un mouvement brusque peut faire que la pierre se déplace et modifie les douleurs, l'émission de l'urine, etc.

En général, le malade souffre plus ou moins; mais il arrive fatalement un moment où les souffrances deviennent une vraie torture physique et morale. La physionomie du malade prend un air de souffrance inexprimable.

Les symptômes des calculs rénaux, des calculs des uretères et des calculs prostatiques sont à peu près les mêmes que ceux des affections ordinaires propres à ces organes. Il faut s'aider des circonstances commémoratives.

Jusqu'ici la science ne connaît qu'un seul moyen de *guérison*, à savoir l'extraction. Hors de là, point de salut.

Aucun des moyens de *dissolution* des calculs qu'on a préconisés jusqu'à présent n'a résisté à un examen scientifique sérieux ; ce à quoi il faut ajouter qu'il est rare que ce ne fût pas quelque piége tendu à la crédulité publique et dont le Parquet devait seul instruire.

Il est deux procédés opératoires pour débarrasser la vessie d'un calcul. L'un, le plus ancien en date, est la *taille* ou lithotomie ; l'autre, d'invention moderne, est le broiement de la pierre dans la vessie même ou la *lithotritie*.

La *lithotomie* consiste dans l'extraction directe de la pierre par une triple incision faite au périnée, au canal de l'urètre et à la vessie.

La *lithotritie* consiste à introduire dans la vessie un instrument dit *lithotripteur* (voir les figures 146, 147, 148, 149, 150, 151 et 152), au moyen duquel on saisit la pierre et on la broie entre ses mors. Puis, ainsi morcelée, réduite en fragments, les débris sont entraînés au dehors par l'urine.

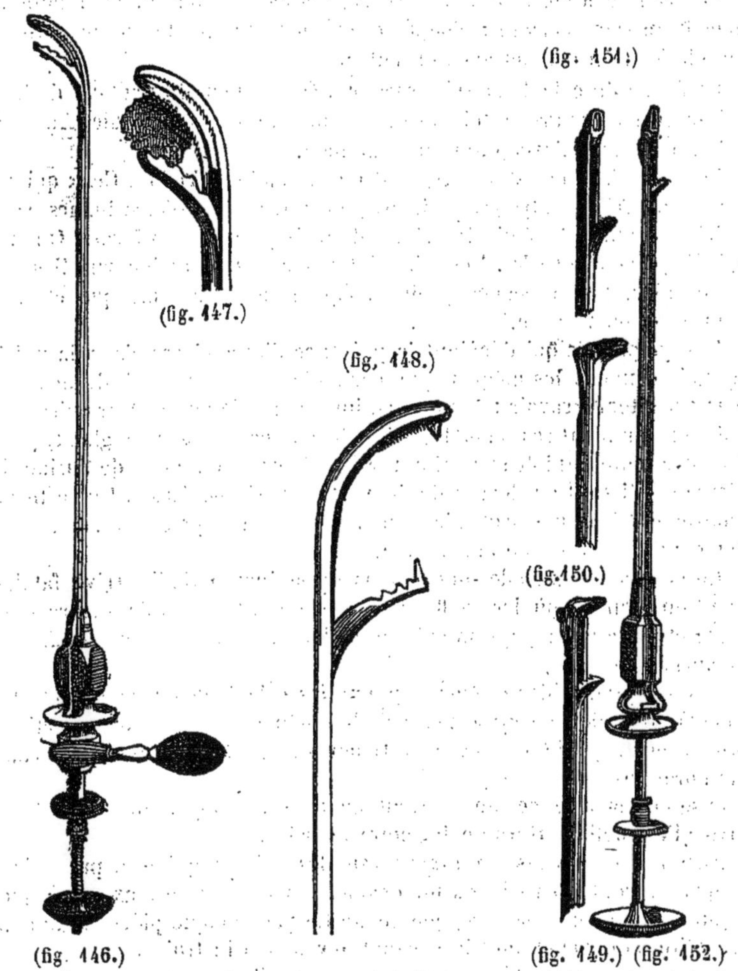

A la simple inspection de ces instruments on en comprend le mécanisme. Cependant il arrive parfois que le calcul résiste à la pression que les cuillères à mors exercent sur lui. On vient en aide à leur action par la percussion au moyen d'un petit marteau ordinaire ou par le marteau à percussion mécanique de feu Leroy d'Etiolles (voir fig. 153).

Tout détail sur les procédés opératoires serait superflu pour les gens du monde. Pour les médecins, ils les trouvent tout au long dans les ouvrages spéciaux.

Je me bornerai donc à consigner ici encore quelques généralités pratiques, fruit de ma longue expérience.

Excepté chez les enfants, la *taille* est fatale aux calculeux dans la grandissime majorité des cas. En outre, si le malade échappe à la mort, il lui reste fréquemment des infirmités déplorables, telles que l'impuissance, l'incontinence d'urine, une fistule urinaire, etc.

La *lithotritie*, au contraire, entre des mains expérimentées et habituées au maniement de la *sonde à béquille*, est une opération, délicate c'est vrai, mais non pas difficile ou dangereuse. Ce qu'il faut surtout à l'opérateur habile, c'est une abnégation d'amour-propre à toute épreuve ; *il doit savoir aller lentement.* Tous les résultats fâcheux de la lithotritie ont été provoqués par l'impatience de l'opérateur : il visait à la gloriole d'en avoir fini en une ou deux séances.

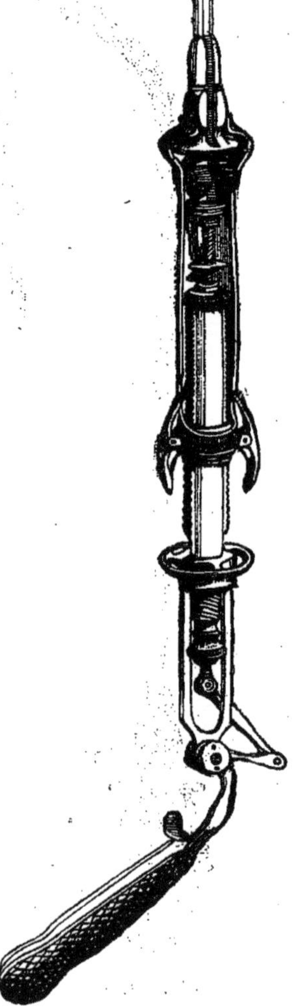

Chose consolante : chaque débris de pierre enlevé par le brise-pierre ajoute au bien-être du malade et augmente les chances de guérison. En conséquence, si peu de fragments, si peu de poudre grossière qu'on enlève à la masse totale, détermine un soulagement notable chez le malade.

Faites vingt séances courtes, à petites distances l'une de l'autre, vous gagnerez cent pour cent en comparaison d'une longue séance qui vous aura permis de réduire en fragments menus un très-gros calcul.

En présence de feu l'illustre Leroy d'Etiolles, j'ai opéré par la lithotritie un enfant, Amand Demanet, âgé de 5 ans. La pierre était énorme, la santé si ruinée qu'aucun médecin n'avait jugé que l'en-

(fig. 153.)

fant, indocile s'il en fut jamais — on ne connaissait pas encore le chloroforme, — pût supporter la taille. Pendant deux mois j'extrayais de jour à autre quelques petits fragments. Dans le principe, je me bornai à *raser* le calcul et à en *rogner* quelque peu de poudre grossière. Dès les premières séances, la santé se rétablissait à vue d'œil. Le retour à la santé a été complet.

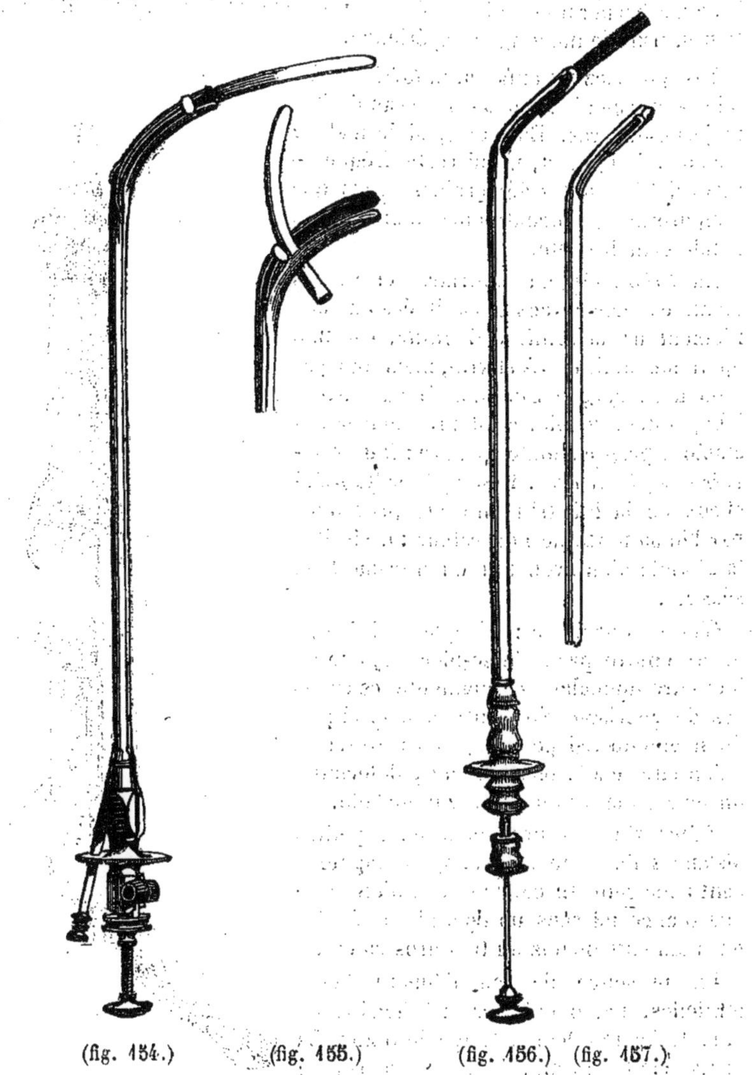

(fig. 154.)   (fig. 155.)   (fig. 156.) (fig. 157.)

M. Berlyans, fabricant de pianos à Florence, âgé de 76 ans, avait un énorme calcul dans la vessie. Les douleurs, les besoins fréquents d'uriner, de formidables hématuries, etc., etc., ne lui laissaient plus ni trêve ni repos. La santé était si délabrée que l'on taxait de folie mon

projet de le guérir par la lithotritie. Pour la lithotomie, autant aurait
valu le condamner immédiatement à mort sans merci ni pitié.

Je l'opérai de la même façon qu'Amand Demanet. La première
séance eut lieu le 7 mars 1866. Au grand étonnement de l'infirmier de
l'hôpital *di Santa Maria Novella*, lequel me prêtait son assistance, je
ne fis aucune injection
préparatoire; je ne voulus
pas non plus que le ma-
lade quittât son lit pen-
dant les premières séan-
ces. J'employai purement
et simplement, *ainsi que
je le fais toujours*, un
petit brise-pierre Heur-
teloup, de cinq millimè-
tres de diamètre, le même
que j'avais employé chez
Amand Demanet. Je me
bornai, dans le principe,
à *raser* le calcul, très-vo-
lumineux du reste, et à
en *rogner* de la poudre
grossière. En un mois de
temps, à raison d'une
séance de jour à autre,
le vieillard était complétement débarrassé de son
hôte incommode et guéri
à dire d'experts.

J'ai retiré trente-deux
grammes de fragments de
calcul de la vessie de
Berlyans. Je n'introdui-
sis jamais le lithotripteur
plus de deux fois dans la
même séance. Berlyans
n'a jamais eu la fièvre.

Le curé Celasio, rue
Pantana, 8, à Milan, ve-
nait à pied chez moi, rue
Solferino, 11, pour se
faire opérer, et s'en re-
(fig. 158,   159,   160.)   (fig. 161, 162, 163.)

tournait de même. Nous demeurions à 1 kilom. l'un de l'autre. Je lui
ai retiré 45 grammes de débris de calcul.

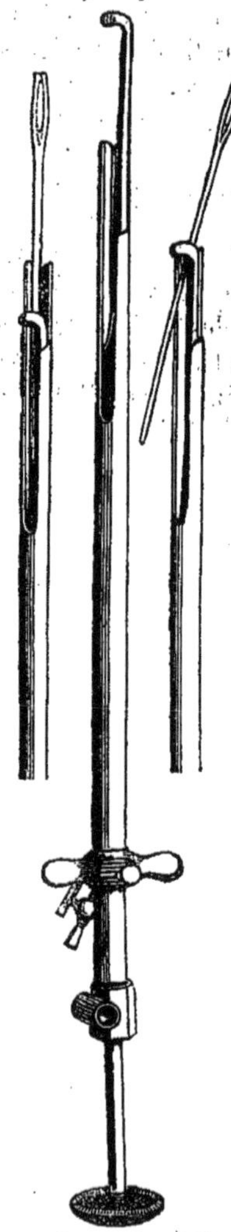

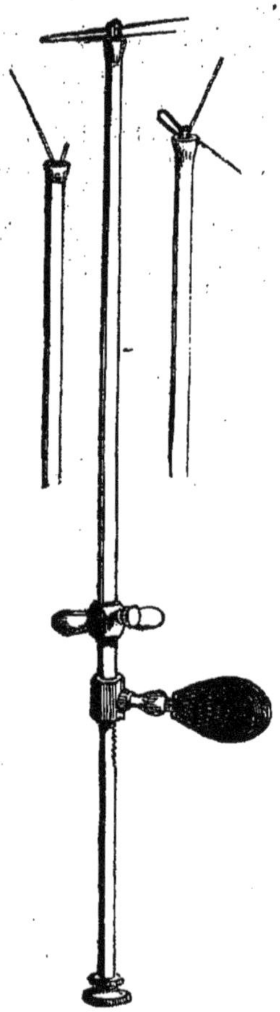

J'ai opéré plus de cent malades de cette façon, et je n'ai jamais eu le moindre insuccès à déplorer. Je n'ai jamais été obligé d'aller leur rendre visite à domicile. Aucun n'a dû garder le lit.

Au fait entre l'opération ainsi exécutée, et la pierre intacte, quelle différence y a-t-il ?

Mais pour faciliter la sortie des fragments par le canal de l'urètre, il importe de dilater préalablement celui-ci jusqu'aux dernières limites du possible (de 10 à 13 millimètres). La nécessité de la disparition de l'anneau au méat coule de source.

D'après mon procédé, les pertes de sang sont chaque fois insignifiantes.

Dès la première séance, le malade va en s'améliorant chaque jour sous tous les rapports.

La simple inspection des figures 154, 155, 156, 157, 158, 159, 160, 161, 162 et 163 démontre de quelle façon on extrait de la vessie des corps étrangers, surtout des fragments de sondes, des épingles, etc., qui s'y sont artificiellement introduits. Dans l'espèce, les circonstances commémoratives et le génie inventif de l'opérateur lui viendront fortement en aide.

DES MALADIES DES REINS.

Le premier j'ai signalé que, depuis des siècles, en tout ce qui concerne les affections rénales, on a toujours envisagé l'effet pour la cause. L'*expression du mal* a sans cesse été prise en place et lieu du mal lui-même. Toutes les fois, par exemple, que la maladie des reins avait pour symptôme dominant la présence de sable ou de gravier dans l'urine excrétée, on appelait cette maladie *gravelle*, et les savants microscopistes, chimistes et autres, s'élançaient à perte de vue à la recherche des qualités transcendantes de ce produit morbide. Puis on s'efforçait de découvrir sur le cadavre, à la pointe d'une aiguille et à travers une loupe, les désordres qui étaient survenus dans le tissu rénal, et ce qui n'était qu'un simple résultat d'un principe morbide dont le siége était bien loin des reins, devenait l'objectif d'innombrables commentaires et de doctrines fantastiques.

C'était bien pis encore si l'urine était sucrée (*diabète*), albumineuse (*albuminurie*), ou chylifère (*laiteuse*). S'il fallait reproduire tout ce qui s'est écrit et dit sur les altérations des reins, comme si elles étaient les causes premières du diabète, de l'albuminurie (encore appelée maladie de Bright) et de l'urine chylifère, ce serait vouloir condamner un homme à représenter une nouvelle tour de Babel.

Disons donc tout de suite, pour écarter cet épouvantail, que toutes ces affections ne sont qu'une expression différente d'un seul et même mal, à savoir un sang vicié, dont l'action délétère s'exerce sur le tissu rénal, d'où il résulte simultanément une altération du tissu organique et par conséquent une modification profonde dans son produit excrété.

Ne savons-nous pas que l'absorption du pus, par exemple, dans une affection cancéreuse où la pourriture d'hôpital détruit l'intégrité de plusieurs organes ; ne voyons-nous pas le tissu pulmonaire en être si cruellement désorganisé que c'est à peine si on reconnaît encore les poumons sur les cadavres ?

C'est absolument la même chose pour les reins sous l'influence de certaines viciations du sang.

Voici la contre-épreuve.

Autant il y a eu des médecins qui ont écrit sur ces affections pour recommander de diriger la thérapeutique contre l'expression du mal, autant on a compté des insuccès, de même qu'il y a eu autant de doctrines que d'écrivains : *Quot capita, tot sensus !* Et la question est tout aussi avancée, que dis-je ? elle est moins avancée qu'au temps d'Hippocrate. Les nouvelles doctrines ne naissent que pour disparaître du monde aussi vite que les malades qu'elles ont la prétention de guérir.

Il n'y a qu'une seule voie de guérison possible, surtout de la terrible albuminurie, à savoir le traitement dépuratif général, pour autant, toutefois, que l'on s'y prenne à temps, c'est-à-dire avant que la désorganisation du tissu rénal soit telle, à ne plus pouvoir se rétablir.

Je vais terminer ce chapitre et ce livre en même temps, en donnant une description sommaire des symptômes de chacune de ces trois affections.

La *gravelle* est un dépôt de sable ou de gravier qui se forme dans le rein en même temps que l'urine et qui est ensuite transporté avec elle hors de l'appareil urinaire en suivant le même chemin que l'urine elle-même.

La forme, la quantité et la couleur de la gravelle varient à l'infini. La forme la plus fréquente est celle des grains de chènevis.

Tantôt la gravelle passe inaperçue au malade ; tantôt elle est précédée, accompagnée ou suivie de tous les symptômes d'une inflammation profonde des reins ou de la vessie. Sa gravité est d'abord subordonnée à cet état de choses. Puis elle augmente également en raison des désordres que produisent son passage et son séjour dans les uretères, la vessie et l'urètre.

Mais ce qui prime la situation, c'est que dans la vessie un grain graveleux devient fréquemment le germe d'un calcul, ou tout au moins la source d'un grave catarrhe de la vessie.

On ne saurait donc y porter trop toute son attention pour le combattre immédiatement dans son origine même, qui n'est autre, je le répète, qu'une viciation du sang.

Le *diabète* a pour expression du mal une sécrétion démesurée d'urine avec altération du liquide lui-même. Ce qui frappe surtout l'attention, c'est le goût *sucré* de l'urine, lequel s'y rencontre, sinon toujours, au moins très-souvent. On a vu des malades qui ont évacué jusqu'à vingt-quatre litres d'urine par jour.

L'altération de la santé est rapide. Le malade est tourmenté par une soif ardente et inextinguible. Cette affection devient promptement mortelle.

L'albuminurie a pour expression dominante la présence de l'albumine dans l'urine et son absence dans le sang. Sous cette funeste circonstance, tous les tissus organiques semblent se décomposer, et bientôt le malade succombe misérablement.

L'urine *chylifère* ou *laiteuse* se décèle par la présence d'un liquide chyleux ou laiteux dans l'urine. C'est une affection analogue à la précédente ; elle se termine de la même façon, mais moins promptement.

L'urine, dans ces trois cas, est profondément troublée dans ses conditions physiques. Cependant, pour pouvoir déterminer sûrement le caractère et l'étendue de ses altérations, il faut avoir recours à des analyses chimiques. Mais à quoi cela peut-il aboutir ? Peut-être à une satisfaction de chimiste, mais, à coup sûr, à rien de profitable pour l'*Ars curandi* du divin *Hippocrate* !

TABLE DES MATIÈRES.

ERRATA.

Page 64, ligne 4, *au lieu de :* voir fig. 13, *lisez :* fig. 19, page 112.

Page 157, ligne 24, *au lieu de :* chaque matin versez dessus......, *lisez :* versez dessus trois litres d'esprit-de-vin, et chaque matin, pendant quinze jours, remuez la dame-jeanne ; c'est-à-dire qu'on ne met qu'une seule fois trois litres d'esprit-de-vin par demi-kilogramme de salsepareille.

FIN DE LA TABLE ET DU VOLUME.